性心理学

[英] 霭理士——著　　潘光旦——译

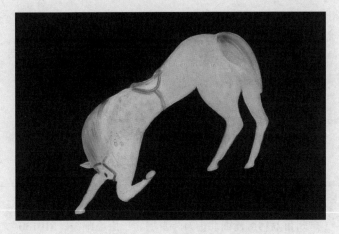

Psychology of Sex

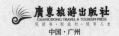
广东旅游出版社
GUANGDONG TRAVEL & TOURISM PRESS
悦读书·悦旅行·悦享人生
中国·广州

图书在版编目（CIP）数据

性心理学 / （英）霭理士著；潘光旦译. -- 广州：
广东旅游出版社，2024. 8. -- ISBN 978-7-5570-3373-6

Ⅰ. R167

中国国家版本馆CIP数据核字第2024MZ7305号

出 版 人：刘志松
责任编辑：张晶晶　黎　娜
责任校对：李瑞苑
责任技编：冼志良

性心理学
XING XINLIXUE

广东旅游出版社出版发行

（广州市荔湾区沙面北街71号首层、二层　邮编：510130）

电话：020-87347732（总编室）

020-87348887（销售热线）

投稿邮箱：2026542779@qq.com

印刷：天宇万达印刷有限公司

（河北省衡水市故城县金宝大道侧中兴路）

880毫米×1230毫米　32开　17印张　342千字

2024年8月第1版　2024年8月第1次印刷

定价：56.00元

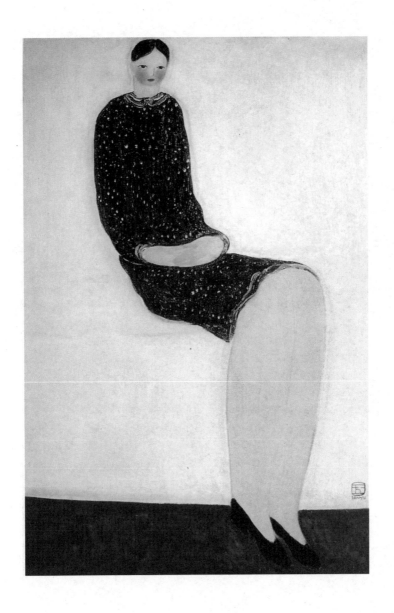

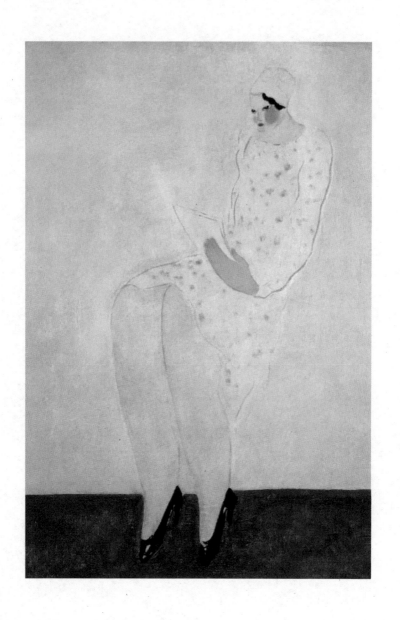

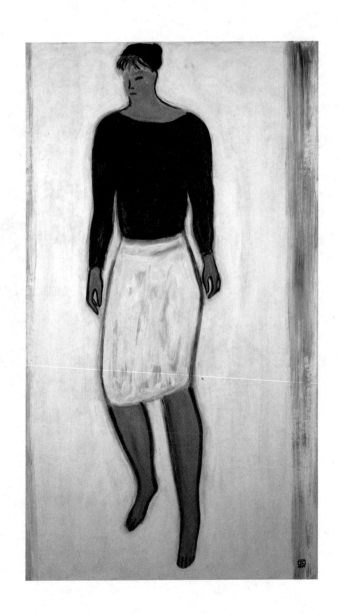

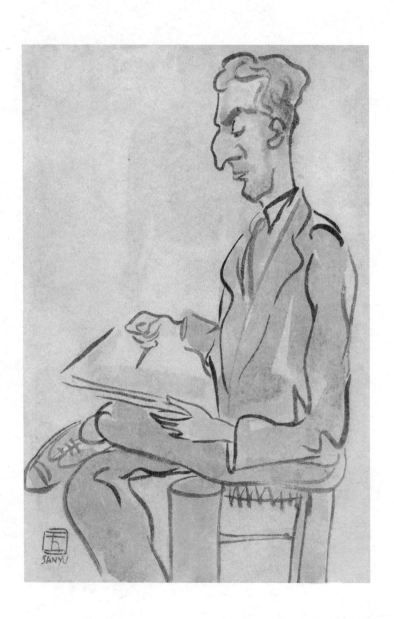

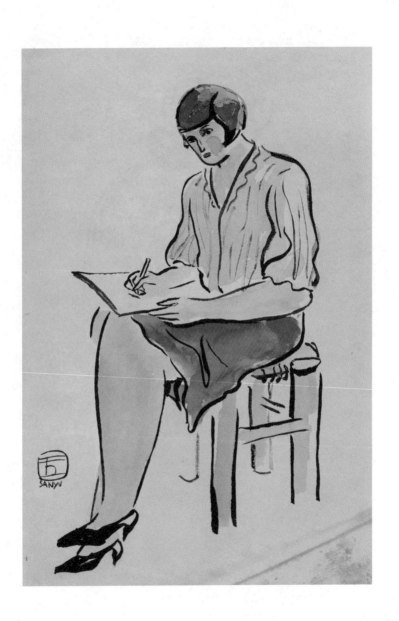

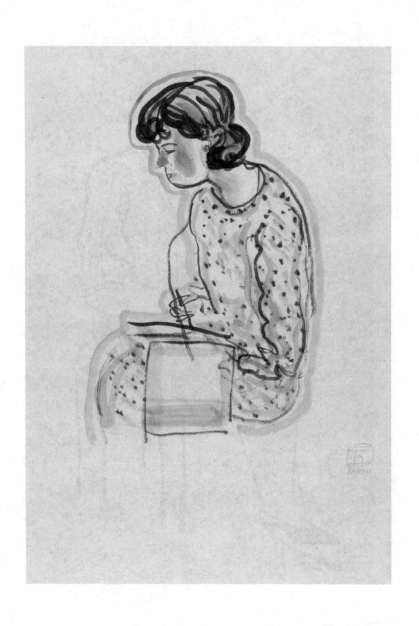

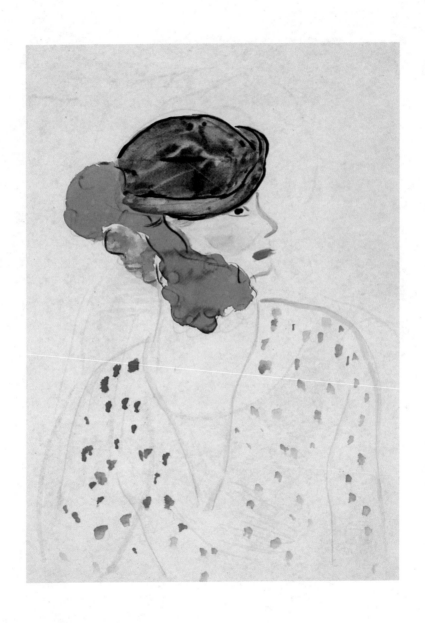

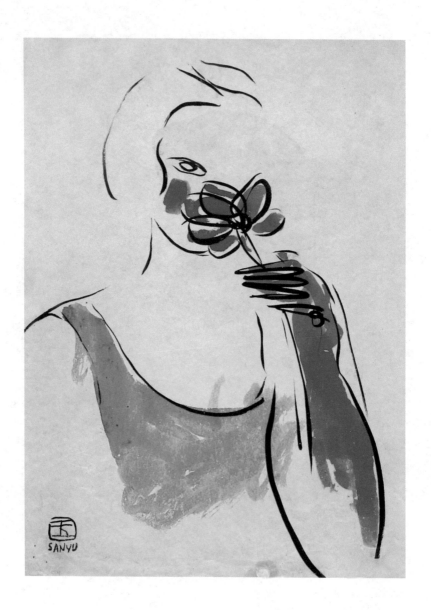

编辑说明

《性心理学》初版于1933年，是英国心理学家霭理士的代表作之一，也是他的名作《性心理学研究录》的"普及本"，同时是我们目前所能见到的最早、最有分量的性心理学著作之一。

作者霭理士（Havelock Ellis）生于1859年，是英国著名心理学家、现代性心理学奠基人。1926年，他当选为国际性学会的常任理事，与心理学家弗洛伊德并称为人类性心理研究的两大泰斗。

《性心理学》全书共分八章，涉及性心理的各个方面，即性生理、性冲动、性偏离、婚姻与性生活、爱情等。出版以来，被翻译成各国语言，畅销全世界，被誉为"性心理学研究大成之作"。通过本书，读者可以比较详细地了解人的各种复杂的性心理活动。

潘光旦先生的译本是公认该书的最佳译本。潘光旦（1899—1967），著名人类学家。他23岁赴美留学，27岁获美国哥伦比亚大学硕士学位。归国后，他曾任清华大学及西南联大教务长、社会系主任，与陈寅恪、叶企孙、梅贻琦并称为清华大学百年历史上的四大哲人。著有《优生学》《中国之家庭问题》等经典性学著作，《性心理学》是其代表译著。其译文典雅，征引丰富，被誉为中文世界翻译典范，学者费孝通、张中行、孔庆东均给予很高评价。

此次出版，编者参考了多个版本的原作和译本，尤其以商务印书馆出版发行的版本为参照进行编校。为保留原作精髓，作品中大部分的文字用法保留原貌，不作修改，只针对原文中的部分字词和标点符号，做了符合当下读者阅读习惯的修订。

全书内容翔实，史料丰富，但本书写作时间距今较为久远，因此书中的一些概念并不完全等同于我们今天所理解的概念。同时，值得注意的是，作者在本书中的看法并非完全中立客观，其认知存在一定的误解，本书具有一定的时代局限性。编者在编校此部分内容时做了部分删减，以便读者更容易、更准确地理解原书所表达主要观点。此外，针对译者潘光旦翻译出版时所添加的注释，此次出版时做了精选收录。另收录多幅绘画大师常玉所作作品，作为本书之插图，以飨读者。

本书是作者霭理士专为医学生和一般大众写作的性心理学指南，既可以作为医学生学习性心理学的专业入门教材，也可以为普通读者提供一本耐读的性心理学读物，帮助其了解性心理学知识，破除对性的误解与偏见。

译序

　　像霭理士（Havelock Ellis）在本书第三章里所讨论到的种切[①]，译者是一个对于性的问题很早就感兴趣的人，既感兴趣，就不能不觅取满足这种兴趣的方法；在三十年前的环境里，向父母发问是不行的，找老师请教也是不行的，小同学们闲话，虽时常涉及这个问题，但偶有闻见，也是支离破碎的一些，足以激发更大的好奇心，而不足以满足正在发展中的知情两方面的欲望。

　　当时只有一条可以走的路，就是找书看，并且还不能冠冕堂皇地看，而必须偷看；所偷看的，不用说，十之八九是性爱的说部，而十之一二包括性爱的图画。记得在十岁前后，到二十岁的光景，这一类的东西着实看得不少。性爱的说部与图画也许有些哲学、道德以及艺术的意义，至于科学的价值，则可以说等于零。

　　在这个时期里，译者所看到的唯一有些科学价值的作品是一个日本医师所著的一本关于性卫生的书，那是先君因赴日本考察之便带回来的。译者那时候大概是十二岁，先君也看到译者在那里看，并且很开明地加以鼓励，说这是青年人应当看而童年人不妨看的一

──────────────

[①] 种切：意为种种。——编者注。若无特别注明，则为译者注。

本书。先君的这样一个态度，对于译者后来的性的发育以及性的观念，有很大的甄陶的力量，在译者后来的《性的教育》一本译稿里，曾一度加以论及，认为是最值得感谢与纪念的。

译者最初和霭理士的作品发生接触是在民国九年（1920），那时候译者是二十岁，正在清华学校高等科肄业。在清华当时就比较丰富的藏书里，译者发现了霭氏的六大本《性心理学研究录》〔*Studies in the Psychology of Sex*，当时全书共六册，后来到民国十七年（1928），霭氏又增辑了一本第七册〕。不过这部书在那时的学校环境里还是一部不公开的书，平时封锁在书库以外的一间小屋里，只有教师和校医可以问津，所以费了不少的周章以后，才逐本地借阅了一遍。别的同学知道以后，当然也有向译者辗转借看的。但大概都没有译者那样的看得完全。青年人处此境地，自不免有几分自豪，甚至有以小权威自居的心理。当时也确实有不少的同学就自动恋和同性恋一类个人的问题向译者讨教，译者也很不客气地就所知逐一加以解答。至今思之，真不免哑然失笑！

又过了一两年，译者又有机会初次和弗洛伊德（Sigmund Freud）的精神分析论和此论所内含的性发育论发生接触。记得当时读到的他的第一本书是《精神分析导论》（*A General Introduction to Psychoanalysis*），不用说，也是在书库里自由搜索的一个收获。同时，因为译者一向喜欢看稗官野史，于是又发现了明代末叶的一个奇女子，叫作冯小青，经与弗氏的学说一度对照以后，立时觉察她是所谓影恋（见下文第三章第六节）的绝妙的例子，于是就借了梁任公先生在"中国历史研究法"班上责缴报告的机会，写了一篇《冯小青考》。译者出国游学后，曾经把它寄交商务印书馆的《妇女杂志》一度发表；后来归国，又把它扩充成一本小书，交新月书店出版，易名为《小青的分析》，再版时又改称《冯小青》，现归商务印书馆。这是译者对于性问题的第一次的研究尝试，所以敢在此一提。这一次的尝试事实上和霭理士没有关系，霭氏关于影恋的一篇论文发表得很迟，我们在《研究录》第七辑里才见到它。不过见到以后，译者也曾把霭氏的理论和小青的实例彼此参证，倒也没有发现什么抵触就是了。

译者游学和游学归来后最初的几年里，因为忙着许多别的题目的研习，没有能在性的问题上继续用什么功夫。固然，所谓别的题目，也大都不出人文生物学的范围，而和性的问题多少有些牵连的关系。不用说，和霭理士也不免增加了好几分的契阔。不过，在这时期里，契阔则有之，忘怀则没有。至少有三件小事可以作证。一、断断续续地阅读过好几种霭氏的其他的作品，其中至少有两种是和性的问题有直接关系的，一是《社会卫生的任务》（*The Task of Social Hygiene*），一是《男与女》（*Man and Woman*）。二、在有一个时候，有一位以"性学家"自居的人，一面发挥他自己的"性的学说"，一面却利用霭氏做幌子，一面口口声声宣传要翻译霭氏的六七大本《研究录》，一面却在编印不知从何处张罗来的若干个人的性经验，究属是否真实，谁也不得而知；和这种迹近庸医的"学者"原是犯不着争辩的，但到忍无可忍的时候，译者也曾经发表过一篇驳斥他的稿子。三、霭氏在这时候已经是一个七十岁上下的人，学成名就，不但在性心理学上是一个最大的权威，在人生哲学与文艺批评的范围以内也有很大的贡献，美国批评家孟根（H.L.Mencken，今译为门肯。——编者）甚至于称他为"最文明的英国人"（the most civilized Englishman）。所以在这几年以内，坊间出版的霭氏的传记至少有两种，其中有一种译者是特地购读过的；抗战以后，书剑飘零，如今虽连书名与著作人都记不起来，但当时曾经在《中国评论周报》（*The China Critic*）上写过一篇稿子，来表示我个人对于霭氏人格的敬慕，叫作《人文主义者的霭理士》（*Havelock Ellis as A Humanist*）。

译者并不认识霭氏，也始终不曾和他通过信；但二十年来，总觉得对他要尽我所能尽的一些心力，总好像暗地里向他许过一个愿似的。以前学问的授受，有所谓私淑的一种，这大概是一种私淑的心理罢。至于译者所许的愿，当然也是一般私淑的门弟子所共有的，就是想把私淑所得，纵不能加以发扬光大，也应当做一些传译的工作。七大本的《研究录》，价值虽大，翻译是不容易的，事实上也似乎是无需的，因为，有到可以读这全部《研究录》的学力的人，大抵也懂得英文，无须传译；也因为，《研究录》是一种细针密缕的作品，最适宜于阅读与参考的人是医师、心理学者和其他有关系的学术专家，对于一般的读者，总嫌过于冗长，过于烦琐。上文所提的那位"性学家"就根本没有考虑到这一层，否则他绝不会把他想翻译这部书的宏愿轻易发表出来。

不过七册之中，第六册或第六辑是比较例外的。它的内容固然是和其他诸辑一样的冗长烦琐，但题材不同，每一篇论文都代表着性与社会关系的一个方面，即在一般的读者也一定会感到不少的兴趣，所以在民国二十三年（1934）的春季，译者特地选译了两篇，《性的教育》与《性的道德》，每篇成一本小书，交由上海青年协会书局出版。和霭氏等身的著作比，可以说是腋之于裘，勺水之于沧海，但历年私许的愿，总算是还了一些了。

译者在翻译这两篇论文的时候，时常联想到以至于抱怨着，霭氏为什么不另写一本比较尽人可读的性心理学，一面把《研究录》的内容择要再介绍一过，一面把《研究录》问世以后二十年里这门学问所已获得的新进步补叙进去，原来在这二十年里，性心理学有过不少的发展，而此种发展又不只一方面；一是由于精神分析学派的继续的努力；二是人类学中所谓功能学派对于比较单纯民族性的生活的调查与研究；三是医学界对于个人性生活的统计的搜集与分析。这三方面的发展霭氏本人虽没有直接参加，但霭氏对于它们多少都有几分启发与感召的影响，并且始终极关切地加以注视。

其实译者在做这种愿望的时候，霭氏已经写好了这样的一本书，题目就叫作《性心理学》（*Psychology of Sex*），并且在英美的出版界已经流行了一年之久！中国坊间对于西文原版书的运售是一向落后的，教科书如此，非教科用的一般课余或业余的读物尤其是如此，所以一直等到民国二十三年秋，译者到清华大学任教，才看到这本新书，那时候它和世人相见已经快有两年的历史了。

译者多年来许下的愿到此该可以比较畅快地还一下了。还愿的心早就有，还愿的心力自问也不太缺乏，如今还愿的方式也有了着落，但是还愿的机缘与时间却还未到。教读生涯本来比较清闲，但加上一些学校的行政，一些零星研究与写作的需要，荏苒六七年间，也就无暇及此。一直到抗战军兴，学校播迁，零星研究既少资料，短篇写作又乏题材，于是又想到了霭氏的这本《性心理学》，译事于一九三九年十一月十三日开始，至一九四〇年十一月二十七日竣事，两年之间，时作时辍，有间断到三个月以上的，但最后总算是完卷了。记得霭氏在《研究录》第六辑的跋里，第一句就引一位诗人的话说："天生了我要我做的工作现在是完成了。"（The work that I was born to do is done。）译者不敏，至少也不妨说："我二十年来记挂着的一个愿现在算是还了！"

《性心理学》原书包括序文一篇，自绪论至结论凡八章，除绪论不分节外，每章分两节至十节不等，名词注释一篇，最后是索引。索引照例未译，名词注释分别见正文中，未另译；序文最后三段未译，原因见译者附注，其余全部照译，丝毫没有删节。

译笔用语体文，于前辈所持的信、达、雅三原则，自力求其不相违背。译者素不喜所谓欧化语体，所以也力求避免。译者以为一种译本，应当使读者在阅读的时候，感到他是在读一本中国书，和原文的中国书分不出来，越是分不出来，便越见得译笔的高明。往年译者摘译美国人文地理学家亨丁顿（Ellsworth Huntington，今译亨廷顿。——编者）的《种族的品性》（*The Character of Races*）和传教士明恩溥（Arthur Smith）的《中国人的特性》（*Chinese Characteristics*）（今均辑入《民族特性与民族卫生》一书中），后来译《性的教育》与《性的道德》两文，也力求不违反这样一个旨趣。至于这个旨趣究属对不对，是要请读者及其他作译事的人加以评论的。

本书约三十四万言，其中约十万言是注和附录。注分三种。一是霭氏原注，占十分之一不足。二是霭氏所引用的书目。这又分两部分，一部分是见于《性心理学》原书的，比较的很简略，一部分则见于《研究录》，由译者就可以查明的查明辑入。这第二种注约占十分之二。三是中国的文献与习惯中所流传的关于性的见解与事例，所占当在十分之七以上。这当然是就译者浏览与闻见所及斟酌的辑录，意在与原文相互发明，或彼此印证，也所以表示前人对于性的问题也未尝不多方注意，所欠缺的不过是有系统的研究罢了。关于同性恋，资料较多，若完全放入注中，颇嫌其分量不称，所以

又做了一个附录。^①

霭氏于去年作古，他的自传《我的生平》（*My Life*），也于去年出版。译者于去年九月杪就从友人处借到这本书，读完以后，还留下一些笔记，准备替他做篇小传，附在本书后面。但是不幸得很，这一部分的笔记，后来在路南石林之游的旅途中全部失落，原书又已交还友人，如今远在几千里外，一时无法再度借读，补此缺憾！今目录附录中虽列有《霭理士传略》一目，恐最早需再版时才有兑现的机会。

1941年12月 潘光旦

---

① 本次出版不收录附录内容。——编者注

原序

　　我以前做性心理学的研究，前后曾经出过七本《研究录》；读到过这《研究录》的人时常谈起最好再有一本篇幅较少、内容比较简括的书，来做一个引论。他们说，普通做医生的人或青年学生，寻常的工作够忙了，再要教他们来精研熟读大部头的《研究录》，事实上是很不可能的；何况，在他们看来，性心理学多少又是一种额外的学问而不是非读不可的。不过，性的题目，就精神生活与社会生活的种种方面看来，毕竟是一个中心的题目；到了今日，它的重要性也多少已经为一般人所公认，甚至于过分受人重视。①从事于医学卫生的人要不加注意，事实上也不可能，他不能像他们的前辈一样，把这题目搁过一边，还可以照常从事他的工作；即使他不

---

① 作者这句话是有些皮里阳秋的。在西洋，像在中国一样，有些人在性的题目上大吹大擂,而借此赚钱的。这些当然是对着借了科学艺术的招牌而大讲其所谓"性学"的伪君子说的，至于专写海淫文字的真小人,那就很容易认识,无须特别提出了。

搁过，而予以适当的注意，事实上也不至于受人批评，认为这种注意是不切题的或有伤大雅的。普通从事于医学卫生的人固然都懂得一些性的解剖学、性的生理学和病理学，但就目前的需要而论，这是断断乎不够的。

　　这一番读者的见地我是很同意的。我一向觉得医学卫生的教育，在这一点上实在显得贫乏和空虚，不能不说是一个大缺陷，而这缺陷是很令人伤心的。五十年以前，当我自己学医的时候，性的心理方面的研究是完全没有这回事的。在我的妇科学的教师的眼光里，性的功能，无论是常态的或病态的，只是纯粹的体格方面的事；当时只有一件事多少还有一点心理的意味，就是，他们警告我们不要听从生育节制一派的胡言乱语——只有这绝无仅有的一件事，所以我到如今还记得。从那时候以来，我们总以为我们已经有很大的进步了。其实不然，我们有的进步都是很零碎的，这里一点，那里一点，要在任何国家找一些比较普遍的或显著的进步，就不可能了。近在二十五年前，法兰克尔（Fraenkel）就说过："大多数的妇科专家实际全不了解什么叫作性。"范·德·弗尔德（Van de Velde）以为这话到现在还适用。固然我们也得承认，我们如今也有少数很有荣誉的例外。近年来的医科学生也对我说，他们在性功能的心理与生理关联的方面，这方面容易因刺激而发生紊乱和变态，以及这方面应有的卫生，他们一点也得不到教师的讲解。近代的医学校里还是保留着个少的古代的迷信，而医科学生所得到的待遇大体上也很像一百年前小学儿童所得到的待遇，那时，教师对他们真是恭敬极了，恭敬到一个程度，连植物学都不敢教给他们，植物不也有雌雄的吗？

经过比较长时间的踌躇之后，我最后决定写这本小小的手册，现在算是完成了。我用不着说，这本书的用意，并不在替代我那七本较大的作品，也不预备就它们的内容做个总结。有人说过，那七本的内容大部分是讲性的病理方面的，那是一个错误。我敢声明，那七本拙作和前人著作不同之处，就在于它们能特别注意到性现象的常态。在这一点上，这本小册倒是和它们相同的。以前有不少变态的人到我这边来商讨他们各自的问题，我的研究经验当然有一部分就用他们做依据，那是不错的，但是主要的根据，还是我对于常态的男女的认识，和对于他们日常生活里种种问题的认识。同时，我以前也再三说过，常态与变态之间，是没有很分明的界线的；一切所谓常态的人多少总有几分变态，所变的方向尽有不同，其为变态则一；同时，所谓变态的人也为许多基本的冲动所支配，和常态的人一样。

有人说得很对："科学探讨的目的是要把用实验的方法所能表证的种种事实，用数学的符号表白出来。"我们距离这目的还很远。我们目前所已达到的不过是第一个阶段，固然也是一个必要的与有用的阶段，就是，把性心理学看作自然历史的一个部门。假使我们再想推进一步，则有如弗洛伊德所说，我们便到处可以遇见许多疑难的问题了；弗氏是一位很有造诣的性心理学专家，这句话是他毕生研究后的一个观察，当然是很对的（弗氏语见《导论演讲集》第二集的序言）。

因此，我对于这本小小的册子不用说什么抱歉的话，它是简单的、概括的。也许因为它是简括的，它更容易达到医学界的读者与学生的手里。这本书原是为了他们写的。不过，人人有性别，人人也有性的问题，这本书的对象当然也并不限于医学一界，有一部分基本的事实，是谁都应当熟悉的。我在这本书里所能做的，不过是供给一些线索，好教有志于深造与应付前途更复杂的问题的读者，知所问津。本书旨在入门，至于这些问题的本身，当然是无法充分加以考虑的。

这些问题可以牵扯得很远。德国著名的妇科专家希尔虚（Max Hirsch）不久以前说过，性的科学——也有人叫作性学——和医科的大部分别的学问不一样，就是它的范围很难确定，它的边疆是没有一定的界石的。从它的中心射出了许多光芒来，光芒所达到的，不止是一切医科的部门，并且是邻近许多表面上和医科很不相干的学术领域，甚至可以说和全部的人类文化都有连带的关系；顺了光芒走，我们可以接触到许多传统的思想和习惯，道德和宗教也可以影响到它。我们也许记得勃拉德福德（Sir John Rose Bradford）的一句话，我们如今所谓的医学，就广义言之，实在是等于一门"人类的自然志"。性的科学当然是医学的一部分，自无怪其与人类生活的各方面都有关联了。

根据上文的说法，可知一个人要从事于性科学的研究而有所成就，必得有很深的阅历和渊博的知识；还有两个条件也是必不可少的，一是专门的训练，二是特殊的性情。近年以来，也已经有不少的人涉足性科学的领域里来，但是他们的踪迹与探寻的结果，是难得有几个禁得起盘查的。要从这性科学的田地里捡觅一些有利的东西出来，实在不是容易的事，所以任何想尝试的人在涉足以前不妨对他本人的能力，多多地考虑一下。我在写这本小书以前，也许已经考虑得够多了，踌躇得够久了，但我本人并不觉得太多太久；这是一本志在提供指南的书，我又何敢轻于尝试呢？①

或许我还应当附带说明一点。许多读者打算把我的这本小书当做性心理学入门的指南来读，他们想必都希望先知道一点我对精神分析学说的态度。因此，我不妨先在这里申说一下，精神分析学说对性心理学的种种解释，从一开始就引起了普遍的争论，而且肯定还会无休无止地争论下去。我对精神分析学说一向采取同情的态度，但又从来不是这个学派的同调的信徒。我的这种态度在本书的正文中表示得很清楚，大家读到适当的地方自然就会明白。我在

---

① 按原序在这后面犹有文字三段：一论作者对于精神分析学派的态度，二叙作者于下文参考书目中专用英文书目的缘故，三说明作者于下文中曾节用他以前所作而曾在他处发表过的文稿。这三段对中国读者，都比较的不关宏旨，所以删去。

1898年英文版的《研究录》第一辑中率先向英国公众介绍了弗洛伊德最早期的研究心得，陈述了我对精神分析学说的见解。从那以后，弗洛伊德又陆续发表了许多作品，我的态度一如既往，始终是友善的，但也常常提出一些批评。我很乐意把弗洛伊德的《精神分析论导论演讲集》推荐给我所有的读者，因为它不仅是精神分析论方面最有权威的一种书，而且，对于时间和精力有限、只想通过读一部书便获得有关精神分析论著的第一手知识的读者来说，或许也是最好的一种书了；即使是对精神分析学说持全盘否定态度的人，要想把这部书里出自睿智卓识和丰富经验的研究成果搁过一边而完全无动于衷，事实上也是很难办到的。如果读者还嫌这部书的篇幅太大，只想读点写得更加简短的文章，那就不妨去读琼斯（Ernest Jones）的《精神分析论文集》，这是一部篇幅不大的小册子，或者干脆去翻一翻《现代知识纲要》一书中关于精神分析学说的部分，那是弗吕格尔（Flügel）教授的手笔，这两种作品都是卓有见地的。希利（Healy）、布朗纳（Bronner）和包尔斯（Bowers）三人合著的《精神分析学说的结构和意义》也是值得一读的好书，它论述详尽，不偏不倚。精神分析疗法的研究已经派分出若干不同的学派，文卷浩繁，读不胜读。如果读者希望大概地知道一点各家的见解，我可以推荐尼科尔（Nicole）所著的《精神病理学》一书；书中对精神分析疗法的主要各家的不同观点一一作了简括明了的叙述。在精神分析的学术领域里，不待说，弗洛伊德是公认的宗匠，但我们也没有理由因此就把从他那里派生出来而分道扬镳的人一概加以排斥。人类的心理是多方面而难于捉摸的，不同学派的研究者各自抓住其中的某些侧面去深入研究，多少总会有些自己独到之处；我们固然要避免陷入完全不加分析的折衷主义，但同时也应该注意采纳所有不同学派的每一个合理的见解。

最后，我应当再说明一下，本书所论的性心理学，指的是性冲动或性能的心理学，和两性的各别心理学并不是一回事，至于两性的各别心理学，我以前在《男与女》一书里，已经充分地讨论过了。①

哈夫洛克·霭理士

---

① 《男与女》也是作者网罗很广的，一本著作，1904年初版，1929年修正版。

目录

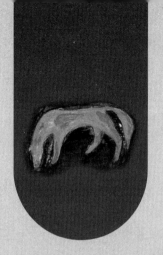

第一章

绪论

Psychology of Sex

常态性心理学、变态性心理学与性卫生学是当代很能唤起普通人注意及兴趣的学问。在二十世纪以前，这种注意与兴趣，可说是梦想不到的。现今的青年男性，对于性的作品或文献常常知道得很多，谈起来头头是道，而青年女性对这个题目也是富有探讨精神的，不再表示回避与忌讳的态度。这在她的老祖母看来，可以说是绝对亵渎神明的一回事。①在几年以前，一个人如果从事于科学的性研究，在凡人的眼光里，这个人至少是有不健全的倾向，甚至于是根本上有恶劣的癖性的。

但在今天，性心理学者与性卫生工作者是颇受人欢迎的，而欢迎得最热烈的，往往是一些提倡私人道德修养与维护公众道德原则最有力的人。

这种社会态度的变化固然和医学的发展有关，但除了近几年外，医学界的贡献实在不能算大。这种变化大约始于百年以前。最初在德、奥两国，后来在别的国家。当时的开山祖师无疑是几个医

① 这种忌讳的态度，在中国要好些。中国以前固然也说不上什么性的教育，但父之于子，母之于女，多少总有些根据经验的告诫的话；在女儿月经初来的时候与将近出阁的时候，做母亲的总要留一番心，说几句话。

生，但他们是孤立无助的，其他同行的人，囿于成见，十分之九不免以白眼相看。在医界的训练中，性心理与性卫生是没有名分的。性生理学的地位几乎是同样的低微。直到二十年前，医学界才有第一本真正科学的和包罗不够全的性生理学与世人相见，这就是马歇尔（F.H.A.Marshall）的那一部书①。

通常大学里的生物教科书根本不理会性的解剖与性的生理，好像性的机能和动物的生活没有一点关系，医学校里的教课书也就完全不理睬性心理究竟是什么东西。这种精神是一贯的。不过这么一来，一个医师在诊治病人的时候，他所必需的这方面的科学知识还不及病者本人所知的多。有时候，他不但吃知识不足的亏，甚至弄出人命乱子来，并且到处受迂腐的成见与习惯的束缚而莫名其妙。为了掩盖他讳莫如深的态度，他往往乞讨于宗教与道德的信条；殊不知当初有一位基督教的教父早就明说过：凡是上帝创造而不引以为羞耻的东西，我们自己也不应当引为羞耻。这些医生名为信教极笃，连这一类的话都记不清，实在可以教人惊诧。

这种知识的缺乏与忌讳的态度还造成一种更严重的恶果，那就是将有性的精神变态的人认为是"邪气所钟"而把他的变态叫作"邪孽"（perversion），因而就把这种人不分青红皂白地叫作"邪孽者"（pervert）。一般人对邪孽与邪孽之人只有一个态度，就是

---

① 马歇尔著有《生殖的生理学》一书，是这方面的一本名著。

如见蛇蝎，避之唯恐不快。所以，性变态的人去访求医师是只有失望。医师不是告诉他说，他的病症无关紧要，可以不必治疗，就是根本认为病人有恶劣根性，无法救药。在以前，这类例子是很多的。失望的例子一多，去访求医师的性变态者便渐渐地少起来，于是便有一部分极有经验的医生也往往对人说，性心理变态的例子是极难得的，他本人几乎没有碰到过。

这种见正不见邪的态度无疑的也有它的用处。一个医师，模模糊糊一口咬定人世间只有正常的东西，而对于变态的东西，故意不闻不见，这多少对患者也是一个良好的刺激，多少有一点点感化的力量，让他往正道上走。不过我们要知道，精神的健康和身体的健康，在这一方面是没有二致的。在想方设法恢复常态以前，医师对于一个患者的变态，应得有一个精确明智的了解。要他前进到一个目的地，我们总应该先知道他目前所处的是怎样的一个起点。应付身体的变态我们就应如此，更何况所谓精神的变态，其范围之广且不易捉摸的程度，又在身体的变态之上呢？更有甚者，部分的精神变态，其程度往往不深，不妨视为尚在正常范围以内，而所谓正常的范围又大概因人而异有不同。要了解一个人的正常范围，在观察他后天的行为而外，我们更需找寻他先天的性心理方面的素质。否则，治疗的结果表面上好像是把他引回了正道，而实际上这条正道也许是张三或李四的正道，道不是他的正路。

由于我们对于性变态了解不深，才有种种很随便、千篇一律、而实际上很不相干、甚至于会闹乱子的对付方法。比如，我们喜欢为这种人出主意，让他结婚，以为结婚之后，变态可以不药自愈。①这种主意有时是出对了。但如果我们对于一个人的变态的具体情况没有充分的了解，这种主意虽好，在起初总是乱出的。试问我们有什么把握来预测这主意一定会产生效力？试问出了更大的岔子又怎么办？

这一番警告可以适用于一切主意与乱出主意的人。性是一个通体的现象，我们说一个人浑身是性，也不为过。一个人的性的素质是融贯他全部素质的一部分了解分不开的。有句旧话说得很有几分道理："一个人的性是什么，这个人就是什么。"我们不了解这一点，而要替给别人在性生活的指导上出主意，是白费心力的。

一个人自己有时候还认不清本身的性面目，他也许正经历着青年期里的一个不大正常的阶段，但这是很暂时的，他如少安毋躁，就会达到一个较正常与恒久的状态。或许因为某种特殊过分的反应，他把本性里的一个不很重要的冲动错认为主要的冲动。要知道凡是人都是许多冲动组合而成的，有正常的冲动，也有不大正常的冲动，而在性的方面所谓正常的人未必一定得天独厚，也不过是能够把一些不大正常的冲动加以控制罢了。就大体言之，一个人的性

---

① 这一类的主意中国人也喜欢出，一个人患早熟癫或俗语所谓桃花痴，一般的亲戚朋友总以为结了婚会好，就乱出主意，劝他家里替他结婚，结果十有九个是非徒无益，而又害之。

的素质是无微不至的，是根深蒂固的，是一经成熟便终生不移的，并且大部分是先天遗传的。

与此同时，我们在指定先天与后天的界限的时候，也要该特别小心。一方面，我们得承认所谓后天也许并不太后，至少比以前的人所相信的要早得多。但另一方面，所谓先天，往往又是非常奥妙或很隐晦，也许终其人的一生也没被人发现。

不过，大体而论，先天与后天，或遗传与习惯是分不开的。一粒种子之所以能萌发，正因为碰上了合适的土壤。在这里也像在别处一样，成就不应只单独归功于种子，也不应单独归功于土壤，而应归功于两者的相和。同一父母的孩子，根据孟德尔的遗传法则（Mendelian inheritance），往往表现很不相同的品性，即所发展而活动的未必是同样的种子。不久以前，伦敦儿童训育所的监督曾经说过：同样的一个刺激或一种压力可以叫哥哥偷东西，而叫弟弟异乎寻常地害羞。遗传与环境相与的道理是异常复杂，不是专重遗传或专重环境的人所能片语决定，也就由此可见了。

这一番考虑也可以帮我们或医师的忙，让我们为性心理变态者出主意时，要谨慎一些，甚至于可以限制我们的主意或劝告对于病人所能产生的影响。性的冲动原是比较不容易接受诊疗的影响的，至少比饮食的冲动要难。这中间还另有一个原因。本来，性冲动在许多情况下也是可以加以指导和控制的，有些人不愿意承认那么多，固然是眼光肤浅，但实行起来也不是可以漫无边际的。性冲动所受的宗教、道德与社会习俗的制约，要远在饮食的冲动之上。性冲动所走的道路，不是这条被宗教堵上，便是那条被道德塞堵。部分的医生到如今还主张这一类堵塞的力量是可以不顾的。他们说"我们是医生，和道德习俗没有关系"，只要对患者有利，他们就劝告患者怎样做，道德或习俗要说什么话，只好由它们说。不过这种态度与行为是很肤浅的，它可以把病人弄得很狼狈，它可以造成种种矛盾与冲突，对于患者的病，有时候非但无益，而又有害。旧病没去，新病又来，而新病比旧病还要难治。要知道性冲动有一个特点，和饮食冲动大不相同，就是它的正常的满足一定要有另外一个人帮忙。讲到另外一个人，我们就要进到社会领域，或道德的领域了。任何方面的行为，谁都没有权利来损人利己，谁也没有权利替人出损人利己的主意。为患者个人着想，假设我们把利害的"利"字用包罗最广与最合理的眼光来看，损了别人也决不会利己，良心与道义上的谴责对他便是大不利的一件事。这一类的考虑，一个有见识的医生是不会忽略的。尽管他打定主意，对于病人的劝告不肯从俗浮沉或与时俯仰，他还要尊重部分善良的风俗习惯。这些考虑也是很真切而极关紧要的，它们是我们传统社会生活的一大部分，融通贯注在社会生活中。由于有这些考虑，一个医生要称心如意地、不顾一切地根据生物科学的知识来开些性心理方面的药方，十有九个是不可能的。^①在这种情况下，他当然不免有束手无策的痛苦，一个患者摆在他前面，请他诊疗，而这患者所以致病的因素，却全不在其控制能力之下，也难怪其举手无措了。不过他应该了解，假设一个病人的病是劳累过度或营养不足的结果，试问他对于所有造成工作过度与营养不足的种种因素，又何尝能控制呢？他虽不能控制于先，他还得设法诊治于后，难道不是一样的么？

我们还有一点应该注意到，病人的道德环境固然不应漠视，我们却也不应该陷入反面的错误中去，就是把道德环境看作一成不变、动摇不得的。道德的标准是不断在变化的。今天所认为合乎道德或至少可以通融的许多东西，在半世纪年前是很不道德的，只可以暗中进行而不敢公开的。现今有许多名医适应着新的环境，在性的方面公开地立说著书，启迪世人，敢在几年以前的环境里，即使他们关门也是不敢谈的。因此就大体而言，医学界对于道德环境的转移，也未尝没有他们的部分贡献；医学界的任务既在为社会谋取福利，也为民族增进健康，这一部分的贡献当然也是应有的事。但是做医生的人所应注意的毕竟还是每一个病人的具体处境。

经过此番讨论后，我们可知对性心理有变态的病者，似可无

———————————

① 西洋医师遇到这种症候，认为性交合也许可以治疗，就教病者去寻觅这种机会，所以作者才有这一番很负道德责任的议论。

需过于悲观，更不应看作超出医学范围之外；悲观或不闻不问的态度总是一个错误。事实应该是相反，性心理的病态正因为其是心理的、精神的，在治疗的时候是可以试用一些间接方法的。这种方法，如果用于偏重体质的病态，或用于直接影响所以造成体质的病态的因素，比如工作过度或营养不足，就不行了，在这方面医生的直接方法也常常无能为力。这种间接方法，或不用药物的方法，常常是很有几分效力的。

一个医师和性变态者一度交谈以后，在医师方面，也许正感觉到一筹莫展，而在患者方面，则已经在暗中表示极诚恳的感激。原来，交谈的结果，他确乎是比以前有进步了。这种结果不一定是由于暗示的力量，而是由另一种相反而同样是自然的力量，就是在交谈之际，患者多少有一个机会能自动地把问题交托给医生，而把他的积压着的心事，倾盆似的从意识里宣泄出来，结果是精神上的积压减轻了，紧张变松弛了。这便是弗洛伊德[①]的全部精神分析方法的一个起点。在患者对医生和盘托出作自白的时候，尽管医生不发一言，只要他能静心听取，表示充分的理解与同情，他已经多少尽了治疗的责任。患者的性冲动，纵不因一两次的交谈而恢复常态，至少变态的程度减轻了，闹乱子的机会也减少了，他的一般精神生活多少也返还到应有的和谐与平衡状态。天主教里发展得很完备

---

① 详见弗氏所著《精神分析导论讲演》。

的认罪与赦罪一类的宗教制度也建筑在这一心理原则之上，尽管它同时有别的用意，但对于服罪者的益处，总是一样的。有许多性心理上有问题的人，不信任医生会对他表示什么同情，往往直接向牧师请教，不管这牧师的宗派如何，但必能给他一个自白的机会与同情的慰藉，他的问题就解决过半了。这一种精神治疗的入手方法，用在解决性心理紊乱方面的特别奏效，也正是做医生应有的一套本事，如果把它看作宗教的一种礼仪或看作和走江湖的催眠或其他暗示的方法同属一丘之貉，从而加以鄙薄，那就不对了。不管我们对弗洛伊德学说的发展怎么看，无论是他亲自证明的也罢，还是经由别人证明的也罢，他的特殊贡献之一便是很早就承认这一种精神治疗的益处，很早就发现精神治疗的一大秘诀，和画家与雕塑家的秘诀一样，是不但要向对象头上加些东西上去，并且要从对象里面取些东西出来。从一个患者中间取出不少莫须有的积压与屈而不伸的情绪来，从而恢复其精神生活的常态，不就是这种手法么？

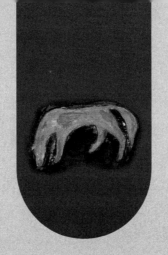

第二章

性的生物学

Psychology of Sex

第一节　性的物质基础

生殖是生物界极古老极基本的一个功能，因此执行这种功能的机构也是十分复杂，即使今天，我们还不能完全了解。生殖不一定与性有关，性亦不一定与生殖有涉，但是性器官与性特征的充分发展，好比全身的发展一样，是建筑在配子或生殖细胞即男性的精细胞与女性的卵细胞的健全之上的。所谓健全，指的不止是双方生殖细胞的本身，而是包括受精后产生的合子或胚胎与后来胚胎的全程发育而言。性是什么？就是再高的性研究权威也轻易不敢下一个定义。但我们不妨解释一下。性的决定是和细胞里的所谓染色体有关的。在生殖腺里尚未分化的生殖细胞中，染色体早就有它足以断定性别的组织。细胞在静止的状态中，所谓染色体还不成其为体，而是细胞核里的一部分的成分，就叫作染色质。到了细胞分裂时，染色质才凝聚成若干条形或棍状的物体，而自动地排成一种阵势，这才是染色体。染色体的数目因物种而有不同，但在同一物种之中，这种数目是不变的。

人类实在都属于一种，所以不论黄种人、白种人或黑种人，也不论男女，这数目是一律的。[①]不过男女之间有一对染色体是不一样的。这一对在女人方面，细胞学上叫作XX，而男人一方则叫作XY，而其中的Y比较短小，可以分辨出来，这就是性别的关键所在。这不单是人类男女之所以区别，也是一切哺乳动物的雌雄相异的原因（其在鸟类动物则雌雄之分适得其反，即雌为XY而雄为XX，或别称为WZ与ZZ）。这里所说的是一般身体细胞与未成熟的生殖细胞的情形。但生殖细胞一到成熟而分裂的时候，又有些新花样出来了。它们实行减数分裂。分裂的结果是两个子细胞或配子各得每对染色体中的一条，至于得那一条，就完全是偶然的事了。

所以，雌性动物经过复杂的步骤生成的雌配子或卵细胞只有一种，即凡属卵细胞皆含有X染色体，而雄性动物经由类似的过程生成的雄配子或精细胞则有两种，一种含X，一种含Y。当性结合而发生受精作用时，假如含有X的精细胞与卵细胞遇合，则两X相偶，成为女性，假如含有Y的精细胞与卵细胞遇合，则成为男性；男女的性别就是这样决定的。这里也是男女的性别一生发育的起点。经过埃文斯（Evans）与斯威齐（Swezy）二氏详尽的研究，已

---

① 中国旧有阳奇阴偶的说法，今就染色体的数目而言，不能不说是一个巧合。下文乾道坤道云云，不用说是译者添上的。

经把这个问题廓清了。按照现在众人公认的孟德尔氏遗传法则，性别的决定和发育常常有各种各样的变异现象，由于本书的范围有限，笔者无法在这里作太细的叙述。有关孟德尔式遗传过程的知识，最初是由研究低级生物取得的，而在人类方面的这些遗传过程则表现出更多的也更复杂的变异。

总之，性是在成胎之际便决定好了的。可见社会上想在胎期内影响性别的种种方法，全都是无的放矢，大家可搁置不提。[①]不过，男女之间的鸿沟也不是分得很清楚的。我们得假设男性中可以有几分女，或女性中有几分男，这几分到底表现不表现或表现到什么程度，就要视情形而定了。遗传家葛吕（Crew）说得很好："在每一个受精的卵里，不论其性染色体的组织是XX或XY，总具备一些发育推动力的物质基础。这种基础和发育推动力是多端的，有的要推动这个个体向男性的型式分化，有的要推动向女性的型式分化。"[②]

要说性染色体而外的这方面的知识，我们就得谈到所谓内分泌腺的作用了。

---

① 论者谓这种左右性别的"学说"，在西洋多至二百五十多个；在中国也不少，可惜还没有好事的人替它们统计过。
② 在这一点上，葛吕氏有两种文稿是值得参考的，一是它的一本专书，叫《动物的性别的遗传学》；二是一篇论文，就叫《性》，是罗斯（Rose）所编《近代知识大纲》中的一篇。

腺学的发展还是本世纪内的事，它和性心理学的关系是非常密切的。

前面我们就可以说性也是腺的组合所决定的，即许多内分泌腺之和所决定的。

接下来我们要说的一点可以说已经是确定的：在腺组合之中，假如睾丸真能处于一个中心的地位、而腺组合的活动受它领导的话，这个人是不成问题的一个男子。

否则，假如处于中心与领导地位的是卵巢，这人便成为女子了。这样的男女各有其正常的第一性征与健全的性器官的发展。到性发育成熟的时候，一切应有的第二性征以至于第三性征也就发展得很完备。所谓第一性征包括性器官的根本不同在内，是最容易辨别的。第二性征，如男子有胡须，女子喉音尖锐等，也是一看可知的。至若第三性征就不容易指认了，我们必须把两性的特点做一番统计的研究，才看得清楚。各级性征都可以有较大的变异。性腺与第二性征可以向间性（介乎男女之间的雌雄间性）的方向移动，其移动得特别多的，可以在身体方面或精神方面，变得像一个异性的人，甚或两方面都像。

我们现在相信这些特征，大都可以追溯到腺的作用上。腺有分泌物，这种分泌物又叫作"荷尔蒙"（hormone），它是一种有激发功用的化学信使。内分泌腺并没有通到外方的管子，分泌物或荷尔蒙是直接由血液输送到身体各部的。性特征的成就是由于荷尔蒙的刺激或抑制的作用，而这种特征的变异也便由于荷尔蒙的大多或太少、或输送的不正常而来。不但性特征如此，就是一般的体格、性情、兴趣也是一样的受荷尔蒙的支配。充其极，原来是男性的，可以弄到像一个女人，或适得其反。一种荷尔蒙的功用失常，也可以牵动其他各种的荷尔蒙。各个内分泌腺本是一个和谐与平衡的系统，到此这和谐与平衡就无法维持了。这方面的研究近来很多，也是各国都有。新的事实与新的观点是不断地在那里出现。

　　近来的一些发现里特别注意到脑下垂体腺（pituitary）的前叶，认为它的荷尔蒙有特殊的激发力量；肾上腺（adrenal）的重要也比以前明显了。而性腺像睾丸与卵巢，相形之下，反比以前见得寻常起来，这也许是对的。贝尔（Blair Bell）早就主张过：卵巢或睾丸的地位和脑下垂体腺、甲状腺（thyroid）等的地位没有什么高下，"大家均是一条锁链上的一环。这条索链就是一个系统，不妨叫作生殖的系统（gametal system）"。①睾丸所分泌的荷尔蒙叫作"雄激素"（proviron），是对于男子第二性征的发挥有特别责任的，这是已经明确的了。

　　卵巢分泌有两种荷尔蒙，一叫"雌激素"（oestrin），一叫"孕激素"（progestin）。这两种荷尔蒙的功用现在还不太清楚。此方

_____

① 见贝氏在《英国医学杂志》所发表的《保守性的妇科的外科论》一文，1931年4月18日。

面的知识离系统化的程度还早。不过从事于性心理学研究的人，对于当前正在进行中的许多生理的与生物化学的研究工作，至少也应当明白一点，即这种研究的结果是一天比一天多，只要翻看各种医学和生物化学的杂志，就可以知其大概了。

对于这些新的发展我们固然无法也无需详细讨论，不过有一点不能不知晓，就是一种生理上的变迁，在以前我们认为是神经系统所主持发动的，现在我们应当认为是内分泌系统所主持发动的了，至少我们认为是内分泌腺系统的主动力量不在神经系统之下。有时，内分泌腺的活动固然也听命于神经系统，但有时，也与神经系统很不相干，甚至于神经系统与神经中枢的活动反要受内分泌的化学节制。

我们要是接受勃朗（Langdon Brown）的观点[1]，我们不妨说，内分泌腺是低级动物各种化学机构的器官化与系统化的精品。当初低级动物的所以适应环境，就靠这些机构。这样说来，它们的历史就在神经系统的发展之先了。内分泌腺的由来已久。有一个很有意思的证明，就是各种分泌或荷尔蒙所从出的器官都是一些进化史上很古老的甚至是退化的结构。例如脑下垂体腺与松果腺（pineal）。

同时，我们也要记住，内分泌的来历虽久，因其激发或抑制

——————————

[1] 详见勃氏《内分泌腺与其联系的神经病》，摘自《英国医学杂志》，1932年，2月6日。

的力量而产生的特点却是一些富有人性的特点。此一点，在数年前，鲍尔克（Bolk）早就特别地提出来过。而且在人类学家基思（Keitlh）的眼光里，人类种族的分化与构成也未尝不是由于内分泌的作用。后来神经系统逐渐发展，以至于占到各系统的高峰，它就和这些早就存在的化学机构发生关系，尤其是它那管脏腑一带的最下级的部分，即所谓交感系统（sympathetic system）和副交感系统（para- sympathetic system）。交感系统，大体上是和代谢作用的"谢"的一方面与生理的兴奋活动有关，所以就和脑下垂体腺、甲状腺及肾上腺有连带关系；而副交感系统的功用既和代谢作用的"代"的方面与生理的抑制活动有关，便和胰腺（pancreas）发生了联系。同时，间接地，也和副甲状旁腺（parathyroid）发生了联系。代与谢的作用是对峙的，而生命的节奏就树立在双方的均势之上。性腺，即睾丸或卵巢的分泌，则和"代"的作用一方面有关，即和交感的神经系统及甲状腺等互相刺激。至于松果腺和胸腺（thymus），虽然不是真正的内分泌腺（就目前所知，它们并没有什么分泌），对于整个腺系统的作用，大体上是另一种的，即对于性发育有抑制的影响，而对于身体的发育，就有促进的影响。

各腺之中，脑下垂体腺实在是一个主脑。有人说过，假设腺组合是一个乐队，它就是队长了。这比喻是不错的。这一个像一粒豆而和脑部用一根小茎连接起来的东西，古解剖学家将其看作一个雏形的脑，现今想来，此种看法是不算太错的。生理学家与内分泌学家库欣（Harvey Cushing）说得好，"在这里，在一个隐蔽得很好的地方，就藏着原始生活的唯一的源泉，原始生活之所以能饮，能食，能发生情绪，能生殖繁衍，饮水思源，都是它的功劳了。而在这源泉之上，到了人类，又努力加上一层大脑的外皮，教饮食、情绪与生殖的生活有所节制，而这种努力是多少已经成功的。"这个腺对于性发育的影响，大家现在也比以前明白了。埃文斯和辛普森（Sinpson）两人的研究，已经发现腺体以内一部分的细胞对于性发育以及体格的一般长大有因果关系。

有人叫甲状腺为"功同造化的腺"，也是和生殖机能有密切关系的。曾有人一度认为它不但和生殖的造化有关，也是和一切创造的活动有关，包括理智的与艺术的创造在内。实际上这种见解过了火。它分泌的精华就叫作甲状腺素（thyroxine）。它对于一般的营养状态，也有一种渐进的影响。同时，我们应该知道这种腺素目前已经可以用人工合成了。

肾上腺的肾上腺素（adrenaline）也可以用人工合成。它对于心、血管、肝、唾腺、肠、瞳孔和脾都有一种非常急速的影响。肾上腺素的支配虽广，但在分泌的时候，是受神经系统的严密控制的，有一位学者图尔纳德（Tournade）在这方面研究得很透彻。

各种内分泌腺之间也自有其互相的影响。如果把甲状腺割除，脑下垂体腺就会畸形地生大。反之，脑下垂体腺的早期割除可以教甲状腺的发展半途而止。甲状腺也可以刺激肾上腺，肾上腺则刺激肝脏，使它将储藏的糖原（glycogen）向血中输送，而糖原的输送又促进胰腺中胰岛素（insulin）的分泌。脑下垂体腺的前叶，似乎产生三种不同的荷尔蒙或分泌物，一是促进体格的长大的，二是刺激卵巢，促使卵胞（graafian follicle）成熟而产生雌激素，而此素的功用则在使子宫内部发生变化，好让它可以接纳受精卵。至于第三种荷尔蒙的功用，则在使子宫内部做进一步的调整，以便受精卵得所居安。雌激素是卵巢所分泌的一种荷尔蒙，它对生殖机能有特殊的实效，女人小便中有它，便是怀孕的一个佐证。佐德克·阿希海姆（zondek-aschheim）的怀孕测验便以此为据。

内分泌的化学作用和药物作用很有密切近似的地方。沙比谢弗（sharpey-schafer）力主把荷尔蒙分作两种，而给它们两个不同的称呼，有激发性的叫"荷尔蒙"或刺激素，而有抑制性的叫"刹笼"（chalone）或抑制素，而两者合起来叫"自动收发素"（aulacoid），所以表示它们是身体自己产生的近乎药物的物质。[1]

综上所述，我们知道我们分析的生理现象。我们不但要归结到神经的调节，而且要推溯到化学的调节才能明白。我们也知道精神或心理现象的背面，不但有神经系统的依托，并且有化学机构的衬

---

[1] 详见沙氏作《内分泌腺生理学》一文，摘自《英国医学杂志》，1931年，8月22日。

托，而后者似乎尤为重要。我们又应了解在我们自己身体之中，存在着许多物质，数量虽小，而种类甚多，力量极大。例如各种的荷尔蒙、维生素以及从外界得来的各种血清物质与疫苗之类，总起来都可以叫作生物化学的药物。我们对这些药物的知识越进步，它们的意义也就显得重大。但事实虽然如此，我们却没有理由把生物化学里的名词或术语输进到心理学的领域中来。我们从前看见人家把组织学里的术语引进到心理学里来，而认为它是一个错误，这种错误我们不应再犯，一种情绪总是一种情绪，当初不问，在体格方面所以促成它的，还是一种有激发性的荷尔蒙呢，还是一种有抑制性的刹笼呢。[1]

----

[1] 可供本节参考之用的书和论文，除前注所引外，霭氏又曾提到下列的几种。利普舒茨（A.Lipschüctz）的《性腺的内分泌》。李约瑟（Joseph Needham）的《化学的发育学》，三册。李氏曾于1943年来中国，1945年年初返英，关于中英文化的合作，特别是在科学方面，是最努力的一位。"李约瑟"是李氏自取的中文姓名。赫斯特（C.C.Hurst）的《造物进化的机构》。译者按，赫氏是把孟德尔的遗传法则应用到人身上的第一个人；他在1908年就著论说明人类睛色的遗传是依照孟氏的法则的。埃文斯（H.M.Evans）与斯威齐（Olive Swezy）的《人类的染色体》，载于美国加利福尼亚大学《纪念文集》，第九集，1929年。柏恩（J.H.Burn）的《最近药物的进步（生物化学诸药物）》，1931年。

第二节　性冲动的性质

我们现在可以从性发育的纯粹生理方面转到心理或精神方面了。

在精神或心理方面，我们到现在还没有什么大家公认的一番理论。在西洋，很老的一个通俗的看法是把性冲动很简单地看作一种排便性质的需要的表示，和大小便一样，并且一样有周期的性质，那当然是一个非正确而且易引起误解的看法。一则男人的精液并不是垃圾一般的东西，非得清除不可。再则在女人方面，不但没有什么东西可排，并且根本没有像要排便似的欲望。比较更堂皇的一套理论是把性冲动解释成一种"生殖的本能"。不过，严格地讲来，这样一种本能是不存在的。并且，就性别已经分化的生物而论，也是不需要的。事实上所需要而已足够的，只是一个动作的冲动，教男女两性彼此可以接近和接触，而使受精作用不落空罢了。只要这一点有着落，子女的生育保抱，就有父母慈爱的冲动做保障。总之，生殖的本能是无需假设的。

近来讲本能论最有力的是心理学家麦图格教授（Mc Dougall）。他那本《社会心理学引论》也最风行一时。不过说也奇怪，在这样一本比较有规模的书里，除了提到"生殖的本能"而外，对于性冲动竟完全没有过问；一直要到这部书的第八版里，我们才找到附加的一章，叫《性本能》。在这一章里，作者对"性本能"下了如下的一个定义："性是复杂的、先天就组织成的、身心两方面都有关系的一种倾向。包括三部分，一是识的，二是感的，三是动的。从神经的功能与结构方面看，一就属于传入神经或感觉神经，二属于神经中枢，三属于传出神经或运动神经。"麦氏又指出：在知觉的一面，有一种内在的倾向去感知与不断地辨别各种事物，同时这种感知与辨别也正是种族的安全所必需，不由我们不做适当的反应。换而言之，我们自有一种能力来辨别异性，而一经辨别，一套适当的反应就如影随形似的连接而来，终于达到性交的最后目的。

麦氏的定义，连他自己也说，实际上是适用于一切本能的，初不限于性的本能。同时，他对一般的本能又有一个定义："本能是一些内在的特殊的心理上的倾向，凡属同一物种的个体所共存而必有的。"总之，这类笼统的说法，对于两性所由接近以至于所由交合的过程，并不能有所发明，并不能增进我们对于这过程的了解。

心理学界早就有一个废止本能的概念的趋势，对于这趋势笔者是赞成好久的。

固然，到当今舍不得它的人还是大有人在，例如麦图格、毕埃隆（Pieron）和许多别的心理学者。也许本能这个名词就根本要不得。一则这名词的来历就不很高明，这是鲍恩（Bohn）以前就说过的。再则它并没有一个可以公认的意义。

当初，斯宾塞（Spencer）曾经把它解释为"综合的反射作用"。就普通的用途论，这种解释也未尝不可以过去，但在学术上，则总成一个问题；例如，本能的行动有没有意识作用，在主张用本能这名词的人，就把这问题轻轻搁过，认为无关宏旨。

一般生物学派的心理学家，包括那些没有受过洛布（Jacques Loeb）的机械学派影响的人在内，大抵赞成回复到当初孔狄亚克（Condillac）的主张。就是，放弃本能的名词不用。他们说我们的任务是在把种种自动的心理作用分析清楚，这已经是够困难了。现今要我们在分析的时候，再用上一个意义既很不明白而历史又极为复杂的名词，不是难上加难么？要他们做难上加难的事，他们并没有这义务。就笔者个人而论，我一向喜欢用"冲动"的名词。这个名词的问题比较少，并且弗洛伊德说过："冲动性原是'本能'的中心要素。"所以我们在下面的讨论里，不预备把性看做一种"本能"，更不准备把它和"生殖的本能"混为一谈。

爱说"生殖本能"的人也许用意在教性的现象见得更雅驯些，但这种做法总是肤浅一见；同时，把一种冲动的目的讲了出来，并不等于把它的性质分析清楚，何况这目的又是间接的，是可以达到而未必达到的呢？我们的对象只是性冲动与性冲动的分析，不过问其他。

以前也有不少的人做过，性冲动的分析，但是到了1897年，冒尔（Moll）的学说问世以后，这种工作才进入一个更高的境界。[①]冒氏认为性冲动中有两个部分：第一部分所以迫使狭义的生殖器官的部分发挥一种功能，在男人就是精液的喷出，这确是和膀胱的排尿功能可以比较的；第二部分则所以迫使一性的人去和异一性的人发生身体上与精神上的接触。前者冒氏称为"解欲的冲动"（impulse of detumescence），后者为"厮磨的冲动"（impulse of contrectation）。[②]

这两个成分都可推源到性腺上去。第一部分是比较初元的，第二部分则是比较后来的，但彼此分得清楚，并且也许是各自独立的。正常完整的性冲动是由于两者的结合。

---

① 冒氏所著《儿童之性生活》一书，为近代性心理研究之一大名著，有中文译本。

② 中国旧有耳鬓厮磨之说。厮磨二字，姑借作冒氏创制的contrectation一名词的译文。

冒氏的分析是很科学的，也是很精湛的。所以，到现在已经得到众人的公认。

但冒氏之说也有它的困难。例如，解欲之说适用于男人，而不大适用于女人。同时，部分之说硬把一个囫囵的过程分一而为二，不免有些牵强。关于后一种的困难，很有数位研究家正经指出过，例如缪勒（Robert Mueller）与圣保罗（Saint-paul）。这些及其他的困难又怎样可以免除呢？笔者在好数年以前就利用了达尔文进化论里最颠扑不破的部分学说，就是用性选择的那一部分来修正冒氏的主张。[①] 如果我们仔细观察一般动物以及未开化人群的性功能的过程，大家便很容易觉察我们决不能拿"解欲"做一个起点。欲而需解，则事前定有一个积累的过程。解欲之前，必先"积欲"（tumescence）。在饲养的家畜中间及已有文明人类中间，积欲是一个易发过程。在自然状态中，却往往不这样容易。在自然状态中，要把性欲积累起来，在雄性方面，要花上许多活动与炫耀的功夫。而在雌性方面，要费上不少旁观与思考的时间才行。冒氏所说的厮磨的过程，无论其为身体的或精神的，其效用也无非在增进积欲的程度。所以厮磨的过程不如说是积欲过程的一部分。这样，性冲动的分析也就比较圆满了。

---

① 详见霭氏《性心理学研究录》，第三辑中《性冲动的分析》，及第五辑中《解欲的机构》两篇。本节就是集这两篇的精要而成。

性选择的决定就发生在积欲的缓慢的过程中。斯登达尔（Stendhal）说的恋爱的结晶化，以及种种个别的性象征，无论其为常态或变态的，也就在这个过程中推演而出。积欲虽然在前，但解欲终究是戏剧的目的和高潮。解欲是一个解剖学和生理学的过程，而同时，无疑的也处处和心理学发生关系。解欲也是积欲的关键。关键不明，我们对于性冲动的心理分析还是模糊和不正确的。

就通常情形而论，积欲与解欲是连接甚紧的。积欲好比积木，解欲好比积木点着后火焰的升腾，这火焰是不寻常的火焰，而是生命的火焰，一经点燃，生命便可以世世代代地不断传递。这全部过程好像是两节的，而实际还是一贯的。好比平地打木桩，打桩的那个极有分量的大铁锤，用了大力举起之后，突然放下，打在桩子的顶上，就把桩子打进好数尺去。积欲的阶段好比大铁锤因蒸汽之力被高高举起的阶段，而解欲的阶段便是它被突然被释放的阶段了。直到桩子进入地里，那积累的力量才完全解放出来。好比把精子推动到目的地才结束解欲的阶段。我们在这里所说的积欲，在文学上或社会学上也叫作求爱。一个男人，因性冲动的力量，而向女人接近，就是求爱。在未婚者，求爱往往是一个很长的过程。

但千万不要忘记，就在已婚的人，每一度的性交，也必须经历这两节而一贯的过程，才算正当，才算有效力，才能对双方满足；

易言之，在解欲以前，多少得经过一些求爱的过程。

这缩短的求爱手续，虽然缩短，却有它的功用。性交的关系，天长日久会生厌烦之心，要避免厌烦的心理而增加欲力的积累，这手续是不可少的。缩短的求爱大部分属于触觉方面。触觉与其他知觉所引起的欲力积累，当到达相当程度以后，积欲的现象就由渐而骤地集中到生殖器官上面，进而到达顶点，而解欲的现象便接踵而来。全部的过程起初原是神经与精神的占大半，到了积欲的后期与将近解欲之际，最活跃的器官倒是许多血管。进化历史上古老的所谓以皮肤为媒介的性关系，到此还有它的地位。积欲到了后期，全身的血好像是完全向皮肤流送灌注似的，因而造成各部的充血状态。脸部变红了，同时生殖器官也起着同样的变化。生殖器官的充血，在男人方面，引起阴茎的勃起。前人说过，"勃起是阴茎的害臊"，虽属比喻，却有道理。不过脸的害臊与生殖器官的害臊有一点不同，在后者，充血的作用是一个确切与特殊的功能，就是在性交的时，可以插入异性的生殖器官。因此，阴茎中的血管的机构是很特别的一种，是由多量的结缔组织、动静脉管与平滑肌肉纤维错综交缠而成的，三者综合，叫作勃起性组织。勃起性组织的勃起可以由神经中枢唤起，也可以由触觉激发。

不但雄性的生殖器官有这些特点，雌性的也有。勃起性的组织和积欲过程的充血与膨胀的现象，雌性是同样具备，不过没有雄性的那么显著罢了。

男人阴茎的勃起与女人阴道的充血都完成以后，性交的条件就具备了。

至此，如果女人是一个处女，还有一个处女膜的问题需我们略加讨论。在以前，我们将这一块小的膜是看作异常重要的，一个处女的名节就挂靠在这块膜上。[①]

不过，现在我们知道这种观点是不对的，至少是不正确的。首先，女子的贞淫并不完全建筑在解剖学之上。其次，处女膜的大小厚薄常常因人而异，这种不同是在自然的变异范围之内而不足为奇的。[②]另外，童年的倾跌或其他意外的损伤，可以就把它很早毁废。固然，女人的手淫也可以有同样的结果。反过来，也有性交以后，处女膜还不破损的，甚至于在娼妓中间也还可以找到完整的处女膜。

第一次性交时，使处女膜破损是不免引起疼痛与不快感的。假设这膜特别厚韧，交合也许根本不可能。在这种情形下，就应请医师用些小手术；否则，女人可以自己用手指的压力，渐渐地使它

---

① 清人采蘅子《虫鸣漫录》说：有十二三岁幼女，服破裆裤，偶骑锄柄，颠簸为戏，少顷即去。一老翁见锄柄有鲜血缕缕，知为落红，捡而藏之，未以告人。数年后，女嫁婿，疑不贞，翁出锄柄视之，乃释然。

② 中国医书称五不女：螺、纹、鼓、角、脉，脉一作线。五种之中，至少纹与鼓两种是属于处女膜变异范围内的，纹是膜大窍小，鼓是膜大且厚，几乎无窍，俗所称石女或实女，大抵不出这两种。

伸张开来，这也是医师的一种指导而已被证明是有效的。在有的文化单纯的民族中间，做母亲的往往很早的为女儿施行这种不用刀具的手术，目的是，一则平时可以增强卫生，二则婚后可以增加性交的便利。这种习惯，虽出于文化单纯的民族，我们不能说没有什么道理。

在一切高等动物中间，包括进化史上与人类最近的在内，性交的方式，总是由雄性一方前进到雌性一方的背面。到了人类，正常的方式，是男的前进到女的前面，即面对面的。这在西洋，有人叫作"爱神正看式"（Venus obversa）。

这所谓的爱神正看式固然可以看作人类特有的性交方式，但别的方式还多，有的是正看式的变通，有的与动物的交配式很近似，往往因民族习惯而异，甚至于久已受民族社会的许可，认为最合理的方式，这些都不出通常的变异范围，假设我们一定要把它们当作秽亵与邪僻一流，那就是大错了。

现在要说到性交时节的肌肉动作了。肌肉动作固然有时候也牵动部分的随意肌肉在内，但大体上是不能随意的。肌肉动作开始之际，也就是解欲的过程发动之初。在这时，除非一个人特别用道学家所说的操存的功夫，可以说十足有意志的动作是几乎完全搁置的。最后我们达到一个关头，就是射精动作。射精作用是这样来的，阴茎与阴道的摩擦引起一种不间断的刺激；刺激的反应是精液被输送到尿道中去，灌输到一个紧张的程度以后，处在脊脑下部的放射中枢以及骨盘部分的神经丛（pelvic plexus）就受到刺激。而这种刺激的反应是让尿道四周的球海绵体肌（bulbo-cavernosus）发生强烈的节律性收缩作用，迫使精液喷射。

综括起来，性交的现象可以直接或间接地分成两组：第一组属于循环系统与呼吸系统的，而第二组则属于肌肉动作的。诚然这两组在事实上是分不开的。性交时节的呼吸是浅促的，而且有些断断续续的，这种呼吸刺激血管运动的中枢，使提高全身的血压，尤其是勃起性组织的血压。因此在解欲的过程中，高血压是最显著的一个特点。据布塞普（Poussep）的观察，当动物交配时，血管的收缩与松弛的转换，是最快不过的，不只脑部如此，全身都是如此。同时，心跳是加多了，加快了；体表的动脉管更见得暴涨，而眼球的结膜或睛衣（conjunctivae）也变红了。腺体的作用在这时候也有全面加紧的趋势。各种分泌物分量都激增。汗是特别的多，全部的皮肤组织无形中都加紧工作，其中部分的表现就是汗流浃背与汗中所夹杂的有臭味的各种分泌，例如腋下的汗臭，大量生成和排出。口腔里唾液的源头也打动了。在积欲过程的后期，男人方面，像女人一样，而不及女人多，也有一种黏液从尿道口点滴地流出。这种黏液的来源也是一些小腺体，叫作利特雷和考珀腺或考氏尿道球腺（giands of Litire and Cowpcr），全在尿道旁边，而且与尿道直通的。从前禁欲主义的神学家也知道这种黏液的存在与意义，知道它和精液不是一回事，更知道黏液的流出是心里有欲念的一个证据。这个希腊罗马时代，也已经众人知道；到了后世，反倒有人把它和精液混为一谈，这种错误对于神经不大健全的人，可以引起不少无谓的焦虑。同时肾脏的工作乃至全身的各种腺体的分泌全部增加了。

至于第二组动作的部分，实在是解欲过程的重心所在。因为如果没有它，男人的精细胞即无法推进到子宫里面而与卵细胞接近。性交时的肌肉动作是周身的，也是特别与性作用有关的。这种动作也多少是不能随意的，随意肌肉的活动力量，到此非但不加多，反而减少。此种不随意的肌肉动作扩散得很广，也很乱，是显而易见的。解欲的过程中，膀胱会收缩起来，即是一例。男女的膀胱到此均会收缩，但由于情况下同，其表现恰好相反：男人阴茎勃起通常总会压迫尿道引起排尿故障，使暂时不能泌尿；但在女人，到此不但增加泌尿的欲望，而且真有不由自主而便溺的。另外，如全身的颤抖、喉咙的收紧、打喷嚏、放屁及其他类似的非自主的动作倾向，都是明证。

前文说的是一般的不随意的肌肉动作，不过更要紧的终究是那些与性交特别有关的动作；这些动作虽一样的不自主，总多少有些意志的成分在内。在解欲过程最初发轫的时候，肌肉动作就可以感觉到，这在男人是相当的清楚，也是相当的简单的。当时的形势是要逼使精液从精囊（vesiculae Semiuae）中出来，压进至于尿道，在那里和前列腺液（prostalic fiuid）混合后，再从尿道里喷射到外面。这些都是需要动作的力量的，尤其是最后喷射的一段。至于当时的局势是如何造成的，其间牵动什么神经，什么肌肉，上面已经阐述过。前列腺液是精液中同样重要的部分，目前暂不细说。

在女人方面，这些特别的肌肉动作不易观察到，比较隐晦、复杂，且不易捉摸。在解欲的过程真正开始以前，产道的四壁也时断时续地有些节律性的收缩动作，好像是对男子阴茎在射精时所要发生的动作，加以进一步的刺激而互相与先后呼应似的。这种节律性的张弛的动作，也是平时本来有的一种现象，不过到此更变本加厉罢了。别的器官也有，例如膀胱。这种变本加厉的趋势，到接近解欲之际，就更进一步来得显著，而当时活动得最有力的是阴道口的括约肌（sphincter cunni）（相当于阴茎的球海绵体肌）。

解欲之际与解欲以后，精液从阴道进入子宫，这其间女人的生殖器官是否有些导引的活动，在从前是一个问题。西方古代的人以为此种活动是有的。希腊人也曾经把子宫看作一种身体以内的动物。但到了近代，比较精密的观察似乎不能证明这一点。并且这方面的观察也不易有。女人子宫有病，请妇科医生观看，因为一时的刺激，以致引起性欲的冲动，甚至于性欲亢进，在这种时候，间或可以观察到一些，但这些是极偶然的，往往不足为据。到现在为止，所能下的定论是：在解欲或性欲亢进之际，子宫似乎变得短、宽、软些，它在骨盆里的部位，更下降些，同时子宫口也有些忽启忽闭的活动。这在女人，和在母马、母狗及其他曾经观察过的动物都是一致的。

子宫在这些活动之外，同时也放出一种浓浓的黏液来。而这种黏液显而易见是另外一种，不是性交前期的清淡的一种，并且这种黏液的流出，女子在性交以后，自己有时也能感觉到。这些似可证明，女子的性欲亢进大约就发生在此时。

女子的性欲如何才算解除，专家的意见到如今还不能统一。有的认为只要有大量的黏液出来，就是解除了；有的认为总需阴道的四壁，尤其是子宫的颈部（cervix）发生了节律性的张弛动作，才是解除了。笔者以为这种观察是不对的，黏液可以放出得很多，外阴可以浸淫在黏液之中，并且浸淫了很久很久，常常女子的欲才解；而节律性的张弛动作也发生得较早，并且真正到了解欲或性欲亢进之际，这种张弛的动作和黏液的数量也不见得会增加。一样解欲，一样到达亢进，而男女所表示的静躁大有不同。

就上述方面说，女子所感觉到的身心上的舒适，当不在男人之下。但就客观方面而言，这最后的时刻是很不容易形容的。有时，女人和男人一样，一般的肌肉动作多少也呈一种痉挛的状态，但这在男人是一个必然的常态，而在女人则不是。

解欲之际，子宫自有它相当的活动，已如前述。但我们不要因此忘记：在精子方面，也未尝没有它的活动。有的专家相信，精子进入女人生殖器官以后，可以保留活力至一周或一周以上之久；要是这种见解对，那么，精子尽有活动的余地了。一周之说，也许不足以概括全部的精子，其间总有夭折；但精子自能活动，是不成问题的。同时，我们要知道，即使精子不自活动，再即使男人近门即泄，把它们射在阴道口外，它们事实上还有办法子到达子宫内而和卵细胞结合。原来在解欲之际，不但子宫动，阴道也动，并且至少在有的女人，这种活动有时候不但一直牵涉到阴道口外，并且有一种向心的趋势，即向子宫的趋势。这样，精子即不自动，也同样有被推进到子宫里去的希望。反过来，阴道在分娩的时候，是有力量可以把胎儿向外挤出的。所以有人确信，它也就有向外排挤精液的力量。

这种力量任何女子应该都有，尤其是比较在自然状态中的原始民族的女人。此说可信，则自然的避孕方法又可以多添一种了。言归正传，无论射精的深浅，甚或完全射在女阴外面，因为精子与阴道双方活动的结果，精子到达子宫的可能性总是不会没有的。即使处女膜不破损，这可能性还是存在。因此，射精在外面，并不是一个妥当的避孕方法，女人这样怀孕的尽有。假设男子不叫此理，那时候一口否认曾和妻子真正性交过，而把妊娠的责任推到或怀疑到另一男人身上，那就不免引起一桩错案了。

解欲过程中女子特殊的肌肉动作，虽如复杂隐晦而不易捉摸，区别于比较明显的性兴奋时的一般肌肉动作，可是这种近乎痉挛的动作，功用所在，总是把积蓄已久的一股神经的力量释放出来，这在男女都是一样的。这种动作还有一特别的目的，就是精液的输送。在男子是施予，在女子是承受，施受不同，而目的还是一个。因此无论肌肉动作的隐显明晦，解欲或性欲亢进的过程与其所唤起的快感和满足，根本不能不建筑在这种动作即性领域以内的特殊动作上面。

积欲的过程将近完成的时候，在男人，面部表情往往见得特别地奋发有为，而在女人，则觉得特别的鲜艳可爱，到了解欲的过程一开始，双方的表现就不甚美观了。瞳孔是放大了，鼻孔也张开了，唾沫禁不住要流出来，舌尖也不由自主地要求回翻动；这些综合起来，无非表示一种官觉的欲望的满足快要来到，且有迫不及待之势。有的动物到此时连耳朵都会竖立起来，也是同样的道理。同时还有一种自然的倾向，就是说出一些支离破碎、半吞半吐、无意义的话眼。瞳孔的放大引起怕光的现象，所以进入解欲的过程以后，时常眼睛就会闭关。当性欲发动之初，眼部肌肉的紧张性（tonicuy）是有增无减的，专司上睑皮开张的肌肉也收缩了。所以眼球变得特别的大，特别的流动，特有光芒；再进一步，肌肉紧张性过分增加以后，将会发生斜眼（Strabismus）。

解欲的过程是深入四肢百骸的一种过程，它的震撼力有时候可以引起严重的影响，人类如此，在其他高等动物里，这种影响也有人观察到过。其在人类，男人所受的影响较女人为大，女人解欲的过程来得迟缓，也许这迟缓就是一种保障。

所谓严重的影响，最大的是死亡。[①]其次是各式各样的身心的失常，无非是神经、血管、肌肉过度兴奋而精神体力不足以支持的结果。初婚男人性交之后，有昏晕的，有呕吐的，也有遗尿或遗矢的。患羊痫的人，首度交合之后，羊痫可以大发。

有时内脏可以破裂出血，有的人连脾脏都出过毛病。年纪大的人，动脉血管经不起高度的血压而破裂的也时有所闻，其在脑部的就可引起脑溢血，而成中风或半身不遂的病症。老年人娶少妇或宿娼，有时候也可以致死。

不过这些影响终究是些例外。除非一个人的神经特别脆弱，经不起有力的刺激，也除非一个人太不自爱，连最普通的性卫生规矩都不肯守，这种影响是不会发生的。解欲的过程是一个十分自然的过程，它是生物个体的一种十分亲切的功能，所以就是对于一时不很健康的人，也是不会有什么不良的影响的。只要环境适宜，举止有度，解欲的结果可以说是有利而无害的，对于男子，除了消释积欲过程所蓄聚的紧张的状态而外，除了减低血压与恢复肌肉系统的

---

① 中国人叫作"脱阳"。

休息以外，它可以取得一种精神上的满足，一种通体安闲的感觉，一种舒适的懒散的心情，一种心神解放、了无挂碍，万物自得、天地皆春的美感。①在这种情形之下，解欲不会产生痛苦，增加疲乏，触动愁绪或引起情绪上的厌倦。在女人，其影响也正相似，所不同的是那种懒散的心情比较不容易觉察，除非在短时内，有过不止一次的交合；但是安闲、愉快、解放以及此身得所寄托的感觉是完全一样的。②女人经过一次满足的解欲以后，也往往有像饮酒适如其量后的一种感觉，即相当的醉而不至于迷糊。这种感觉可以维持数小时，并且也是没有什么不良影响的。

总之，积欲与解欲不是两个分明的过程，而是一个过程的两个阶段。这是造化的一个不二法门，一面让生物个体多多地把力量积蓄起来，一面紧接着又让它快快地把这力量释放出去，而这释放也不是徒然的，生殖细胞的输送与结合，种族的弈世蝉联，历久而越

① 关于性交对于健康的正面关系，中国人大体上是向来认识的，历来在这一点上最详细与最近情的讨论，记忆所及，当推性爱小说《肉蒲团》的一篇"楔子"；此书全部的笔墨，失诸过于刻画与想入非非，即其"参透肉蒲团"的结论亦犯不中不节的毛病，与楔子中的见解自相矛盾。不过只就楔子一部分而言，其中大半的议论，当可邀当代性卫生学者的首肯。

② 《诗经》二南草虫一诗，近时作家闻一多认为是赋性交合的一种作品，"亦既觏止，我心则降……我心则说……我心则夷"各句中的"降""说""夷"等字样确乎能表示女子在交合后的心理状态。王实甫《西厢记》中"浑身通泰"的说法也很近情。

不替，均是此这种力的解放的结果。即或因受阻而达不到生育的目的，此种力量的由张而弛，对于个体的身心健康也自有其维护与培养的功用。[1]

---

① 关于本节，霭氏又尝提出范·德·弗尔德的《理想的婚姻》一书，认为可供一般的参考。

第三节　所谓发欲带

什么是发欲带（erogenic zonc）？这个名词首先需要介绍一下。当积欲的过程中，人类身体有几个区域特别容易接受性的刺激，即遇有性的刺激时，它们特别有一种敏感。这些区域就叫作发欲带。这"带"字的用法是和地球上寒带、温带的用法差不多的，有几个区域是凡属健康的常人都具备的；不过就个别与特别的情形而言，这种区域还多。我们甚至于可以说，身体的任何部分都可以成为这样一个区域，这种特殊区域的敏感程度当然也因人时而有所不同，大抵有先天根据或幼年习惯的根据的人，这种程度总要深些。生理器官的部分如口与舌，女人的乳头，都可以说是普通的发欲带。耳、颈、颈的背部、腋、手指、肛门、大腿、男人的乳头，有时也常成为发欲带。①

发欲带这观念的历史也可以讲一讲。它和西方古代对于"交感"（sympathy）一字的看法有关系。身体的甲部分受刺激，向乙部分发生应，好像首尾呼应似的，这在当时称做"交感"。在医学的病理学方面，最先在这方面有所论列的是法国人夏尔科（Charcot）。夏氏研究女人歇斯底里式的神经病时，发现身体上有若干特别区域如最初是卵巢所在的区域，后来又推广到其他部分是和歇斯底里时发作时有连带关系的，只要在这些部分一按，歇斯底里就可以突发，或可以戛然而止。它就把这些区域笼统地叫作"激发歇斯底里之带"（hysterogenic zone），也可以称做"发痫带"（epileptogenic zone），因为歇斯底里和羊痫发作的情形是很相似的。但夏氏并没有把这种区域与性的情绪联系起来。到1881年，巴黎医学家尚巴尔（Chambrd）发现，在普通人的皮肤上，尤其是女人，有若干区域，在某种情势下，不断地轻抚，不但可以唤起春情，并且可以造成性欲的亢进。有时性欲亢进的发生，非有这种抚摸的行为同时做陪不可。尚氏认为这种区域差可与"发痫带"相比，可就叫作发欲带。后来费瑞（Fere）也观察到这些，更进一步地认为发痫带与发欲带不但可以比拟，简直就是一回事。发欲带的名称到费氏手里也确定了，一直用到现

───────────────

① 详见霭氏《发欲带》一文，《性心理学研究录》第七辑。

在。常态下的发欲带就等于病态下的发痲带。这是费氏以来已经被人公认的。精神分析学家弗洛伊德对于发欲带的研究也是极深刻的。

弗氏分析"欲"（libido）的发展，认为在第一期里，即自动恋或自我恋的阶段里，性冲动是没有对象的，既没对象，力之所及，只好到发欲带而上，到春机发陈期后，更真实的性的对象出现了，于是这种力量才向外伸张。在幼儿时期曾经供给过性的"前期快感"（fore-plcasure）的发欲带，到此便成进一步的快感的一个阶梯、一种陪衬、一件穿插。①

由此看来，我们可以知晓，所谓发欲带实在是正常的性生活中一个十分正当而重要的部分。要讲求性生活的健全的满足、要教导人家如何可以得到此种满足，发欲带的一部分功能自不能抹杀的。每一个女人有她的一套发欲带，有的很显著，有的比较隐晦，尚有待于启发。做她的配偶的人，在求爱已到适当的程度而准备交合时，就得先寻找这种发欲带的位置，从而加以培植，更进而唤起积欲的过程，作为最后结合的一番自然而应有的准备。

人的先天素质各有不同。圆颅方趾一般的模式尽管相似，细节是很不一样的。

———————————

① 详见弗氏所著《性学说的三个贡献》。

因为不一样，所以各人性选择与求爱时所依据的因素也就不宜一概而论。不过对于发欲带的探索，我们只需根据触觉的因素，就不难寻找，而是尽人可以适用的。

关于触觉之所以为性选择因素之一，可见下文本章第六节。

第四节　求爱的生物学

要是我们了解得正确的话，求爱的现象，也是一个生物学的过程。凡是有两性区别的动物都有这现象。要是积欲的过程是生理的，求爱的过程便是心理的、行为的。两者实在是一个现象的表里两个方面，其在行为方面，求爱也是取得上文第一节中冒尔所说的厮磨的方法。

就低等动物中列举一例，雌雄同体的蜒蚰或蛞蝓就有一套细腻的求爱的方法。

起初是两条蜒蚰彼此缓慢地追逐，接近以后，便互相围绕，彼此的口部休止在对方的尾部上；双方都放大量的黏液，最后彼此的生殖器官渐渐地伸张出来，进而互相地纠缠不休，形成许多美丽的形态，同时还释放出珍珠色一般的光来，一直要到积欲完成才告一段落。这就是蜒蚰的求爱手续。这一套手续，等而上之，我们一直可以推到文明程度极高的人类。

求爱的现象在鸟类中是特别的显著。历来在这方面的研究，也以关于鸟类的最为细密，并且所研究的种类也最多最广。鸟的羽毛、叫声，这种声色的炫耀，或展翅，或翘尾，或趾高气扬的大踏步游行，或作种种舞姿，无非是雄性求爱的一些表现，无非是雄性的一些方法，一方面是自己作一种交配前的准备，一方面是以此刺激雌性对方，使它作同样的准备。这在今天文明的人类里也还可以找到一些相类的例子。据在海牙的一个荷兰人亲口对希尔虚弗尔德（Magnus Hirschfeld）说，当第一次欧洲大战的时候，驻扎在荷兰境内的英军就和荷兰女人发生恋爱关系，结果是好数个荷兰少女变做了母亲。原来英兵走起路来轻快的步伐是很美观的，不想这种步履竟有很大的魔力，足令荷兰的少女颠倒。

不过这种例子不是很多的。在文明状态中，懒惰、奢侈以及过度的温饱，已经使性欲的发作来得特别容易，积欲的过程特别来得短促，以致求爱的现象变成一种无关宏旨的勾当。话虽如此，求爱还是有它的地位，并且还相当普遍，不过方式上很有变化罢了。文明人的求爱是改头换面了的，是较细微而不显露的，并且往往限于心理方面的表现。

求爱的现象又和另一种生物现象有连带关系。在动物及未开化的人类中间，尤其是在雌性的一方面，性生活是有时期性或季节性的，而不是常年性的。在开化的人类中间，这种时期性的表现也还可以找到一些，并未完全消失。假设没有这种时期性，即两性的性的机构随时随地可以接应外来的刺激，并且接应得很快，那么，求爱的手续可以减少到一个最短的程度，而积欲的完成也不再那么困难了。

但事实并非如此。一年之中，大部分的时间里，性冲动是毫无声息的，所以，就有求爱的必要了。求爱可以看作一种精神与行为上的努力，目的是在唤醒静止中的性冲动再度活跃起来。

大部分的高等动物有它们的繁育的季节，一年一度或两度，即在春季、秋季、或春秋两季。有的未开化的民族也有这种季候，世界上有许多分散得很远而很不相干的这种民族，在春季、秋季、或春秋两季，都有盛大的欢乐节气，让青年男女有性交与婚媾的机会。在文明的国家，结胎成孕的频数也有它的时期性，一年中的曲线，大抵春季要高些，有时候秋季也较高，看来就是这种节气的一些痕迹。

无论如何，这些现象的原因是同一个，这种原因究竟是什么，各家的观点到现在还不一致。有的，例如法国社会学家迪开姆（Durkheim）认为这种季候性大半是社会原因所造成的，好比犯罪与自杀的现象一样。有的，例如盖德肯（Gadeken）以为真正的原因是太阳的化学的光线，这种光线在春天是最有力量的；有的，例如黑克拉夫特（Havcraft），认为和季候的温度有关。有的一面承认春初暖气的刺激，一面也承认秋末冬初的肃杀之气也未尝不是一种刺激。看来最后一说较为近情理。

近年来的研究，不但发现文明社会的女人有性的季候性，男人也有。而男人这种季候性的发现初和性交无关。独身与守身如玉的男子夜间不免有遗精的现象，这些有趣的意见便从研究几种现象中推论得来。1888 年，纳尔逊（Julius Nelson）最先提出事实来，证明男子有一个二十八天的性的来复循环。佩里·科期特（Perry-Coste）的更精密与更长时期的探讨。也认为男人也有他的月经，并且指认这月不是寻常的月，而是太阴的月，每一来复占二十九天半。同时又说这二十九天半之中，又有两个顶点，即事实上有两个小的来复。但这种结论是有人加以辩难过的。到了罗默尔（von Roemer）又把不由自主地遗精和自主的性交中的射精相提并论，他认为性交与射精也未尝没有一个来复。在已婚而性行为较自由的男人，这是看不出的。但我们如果就未婚而需寻觅性交机会的男人来研究，这按月的来复就看得出来了，并且这来复也有两个顶点，与佩里·科斯特所见的大同小异。罗默尔又进一步地观察到这两个顶点有大小，大的在月圆之时，而小的则在新月之时，这一点倒又是和原始民族的经验有些暗合。原始民族狂欢的集会也是和月的圆缺有关系的。这些结论虽然有趣，恐怕一时还不能算做定论。怀疑这种结论的人并不少，例如法克斯（Munro Fox）。

还有一种不由自主的性活动的来复，就是每星期一度而以星期日为顶点的，也往往很明显。这种来复大概是社会的原因。但是以一年为期的来复是无法用社会的原因来解释的。这一层，笔者早在

1898年就提出来过，而三四十年来，也曾多次地加以证实。所有的证据都指明，一年之中，性冲动自然而然的特别活跃的时期确实有两个，一在初春，一在秋季，并且往往秋季比春初还要见得活跃。

至于女人方面有没有这种常年的来复，世人现在还没有很多与很细致的证据。

不过，来复或循环的现象毕竟要在女人方面见得最清楚。女子性生活的一个正当的特点就是这种时期性。月经就是最明显的事实。月经的存在，证明在性的时期性方面，女人要比男人为原始得多。关于月经的起源的讨论是很多的。有人以前以为，受潮汐的影响的低等动物总要表示出一些太阴的时期性，但这方面的证据太少。海边的贝壳动物普遍并不受月亮的影响。不过苏伊士湾一带的海胆是受影响的。月亮上弦，它们就大些；下弦，它们就小些。它们所以大，就因为一肚子卵的关系，一到月圆，这些卵就扩散出去了。这种影响虽有，却和四足的走兽总嫌风马牛不相及。并且，就在哺乳类中间，一直要到一部分接近于人的类人猿，才有月经的出现。瑞典的化学家阿瑞尼乌斯（Arrhenius）提到过，月经的来源可以推溯到空中的电，前文引过的法克斯对这个题目有特别研究，认为他的说法是对的。他指出，空中的电也是有变迁的，而此种变迁亦有其时期性，每二十七天又三分之一天达最高点一次，而这二十七又三分之一天的时光也正是月亮绕地球一周的时光。他在常年人口出生率的曲线里，也找到一个按月略有波动的节拍。

在类人猿中间，月经虽属初次出现，但它是和更原始的一年一度的来复同时存在的。所以月经尽管一月一次，生产还是只限一年中的某个时期以内。这在人类也还有一点痕迹。在人以下的高等动物，就一定要到所谓"叫春"（Oestrus）的时候，雌性动物才容许雄的交合。在人类，女性性欲最强烈的时候大抵是在经期的前后几天。不过，这种性欲是比较分散而不容易确指的，尤其是到了文明大开的人类。但是大多数的专家都承认这一点，例如，德国神经学家克拉夫特·埃平（von Krafft- ebing）就把女人这种顶点摆在经期的后几天。阿德雷（Otto Adler）则说，性欲的增加是经前、经后与正在行经中都可以感觉到的。科斯曼（Kossmann）以为女人最需要性交的时候是月经刚过后的几天，甚至于月经快完的几天。居约（Guyol）说经后的八天是女子性欲最盛的时候。坎贝尔（Harry Campbell）曾经说到伦敦某医院就医的工人，调查他们妻子的性欲的时期性，他发现全数的三分之二中，有的经前欲旺，有的经后欲旺，有的逢经欲旺，有的在三个时期里都旺。即四者必居其一。

到最近几年，我们更有了些可靠的统计材料。女医生戴维斯（Katharine Davis）研究过2000多个女人的性生活，发现她们性欲最强烈的时候，几乎全部是在行经前两天到行经后七天里。不过她的发现里有一层和以前的专家不同，就是经前热烈比经后热烈者为多（69例对38例）。汉密尔顿医师（G.V.Hamilton）观察过100个知识阶层的女人，发现25人的旺盛期是在月经刚行以后，14人是在刚行以前，21人在刚行前刚行后，11人在行经中及月经刚行的前后，19人完全没有时期性，其余10人没有说什么。

女子的羞怯也是演化而行的一个现象，它的原始状态在动物中就可以找到，并且是以性的时期性做依据的。性的时期性，加上羞怯的心态，也是求爱的一个重要条件。最初，羞怯可以说是雌性动物的一个拒绝的表示，因为叫春的时节还没有到来。不过叫春的时节来到以后，羞怯的心态还继续存在。到那时，和性冲动的力结合以后，就成为若接若离、半迎半拒的献媚的态度与行为。至此，雌的对雄的便时而接近，时而逃避，或虽属逃避，而走的路线是一个圆圈。所以羞怯这种心态，起初是拒绝性交的，后来很快地和别的冲动联合以后，就成为一个十分复杂的东西。到了人类，它就包括下述的四五种成分：

①就是前文所说的由于时期不合而拒绝性交的表示。

②一种生怕令人憎恶的恐惧心理，性器官的地位和排泄器官的出口处最密切，排泄物是无用的，惹人厌恶的。即在动物，似乎便有这种感觉。这种讨厌的心理后来不免转移到生殖器官上来。

③原始人认为性的现象是有巫术的影响，是很可怕的，这种恐惧心理促成了种种礼仪的行为，进而又演变为若干维持男女有别的简单规矩，这种仪节与规矩最后又转过来成为羞怯心态的一种护身符。

④装饰和衣服的发展，一方面所以培养羞怯的心态以抑止男人

的欲念，一方面亦充实献媚的工具，从而进一步刺激男子的欲念。

⑤原始民族往往以妇女为男人资产的一部分，这种资产的观念难免不在女人原有的羞怯心态上，加上一重新的约束，认为不但本来如此，也是理应如此。这最后的一种成分也许没有前四种重要，但时常也有人主张把它加入。

无论成分如何，羞怯总是一个非常大的动力，初不问一个民族开化的程度如何，羞怯的心态和衣服也不一定有什么分不开的关系。最野蛮的民族有难得穿衣服的，有全裸的，但同样怕羞。到了近代，有人倡导裸体主义，如裸体运动、阳光浴运动、很流行一时的德国裸体文明运动（Nackl-kultur）等等，也没有让羞怯的心态丝毫受损失。不过，在文明社会里，羞怯的表现是分散的，是改换头面了的。我们在仪式里找到它，在男女应对进退之节里找到它。它在原始氏族里的那种不可抵抗的魔力是没有了，但羞怯的心态毕竟是求爱的主要条件，时代有今古，这是没有新旧的。要不是因为羞怯，我们就缺少一种迁延与节制的力量。这种力量的缺乏，一方面使男女积欲的过程来得太仓促，一方面让女人不能有从容观察与比较向她求爱的男子的品性的机会来选择她认为最适当的配偶。

第五节　有选择的求偶与性选择的因素

积欲的过程，如从外面来说，是各种官能的印象直接或间接所引起的。官能接受外来的印象，印象造成刺激，刺激引起反应，反应就是积欲。冒尔所说的撕磨，实际上不是别的，就是通常一性对于另一性的刺激所造成的一切身心两方面的印象总和。一个异性的人，最能供给合意的印象的，就是中意的人，这就叫作性选择。

用这个"性选择"或"性择"的名词，我们就牵涉到达尔文的进化论。[①]性择论是达氏进化论的一部分。不过，就达氏原有的说法而言，性择论并没有完全得到学者的公认。第一，我们要特别记住，这种选择很难说是建立在审美观念之上的。求偶之际，所选择的不见得是美，而是强壮与其他的显著特点。第二，在一般的动物界中，性择的效力究竟有多大也还是一个问题，即在对动物生活

---

① 详见达尔文所著《人类的由来》一书。

有专门研究的人也认为这问题并未解决。易言之，这种发乎本能的求偶方法，究竟几分力量，一面可以选择一部分的品性，让他遗传到下一代，一面可以淘汰另一部分的品性，使不再遗传，是很大的一个疑问。近年来，自从孟德尔的遗传法则通行之后，性择的问题就更见得隐晦不明。不过，这问题实在有两部分，一是有选择的求偶，即对于性对象不能无轻重取舍，一是这种轻重取舍，因遗传的道理而影响到后代族类的品质与品性。成问题的是后一部分；至于前一部分也是和我们实际上有关系的部分，是比较不成问题的。配偶是有选择的，不过落选的分子是不是根本得不到配偶的机会，因而独处终身，我们还不明白。在高等动物里和未开化的民族里，这种找不到配偶的分子，在数量上似乎是很不足挂齿的。在鸟类中间，求爱是一件十分严肃的事，既费精力，又费时间，无疑地表示一种选择的工作。但这种求爱的成功是否影响族类的品性遗传，有如达尔文所假设，还是很难确定的。霍华德（Eliot Howard）是一位很精细的鸟类学专家，在他的《不列颠的莺类》那本大著里，他虽不完全否认达氏的性择论，但是对于性择的影响究竟有多广，意义究竟有多大，言论之间，是很犹豫的。别的许多鸟类专家也是一样的小心。

　　到了人类，性选择的影响似乎比较清楚一些。即使远在古代，落选的人要找到配偶而留传他们的品性，事实上恐怕总有几分困难。古巴比伦有一个宗教的习惯，就是凡属女人都要到米立达（Mylitta）的神庙那里去操几年淫业。据希腊史家希罗多德（Herodotus）的记载，那些姿色稍差的女子也许要等上三四年才有男子过问，任何古代民族的婚姻习惯里，无疑也有这种现象，即健美者容易得偶，而反是者不免怨旷终身。不过在未开化与半开化的民族里，女人似乎迟早会怀孕（有的观察家说野蛮民族中就是最丑陋的女人也不例外）。因此，即使在人类，这种展缓的性择也许可以减少不中选的品性的遗传机会，但对于族类全般的选择影响毕竟是有限的。

就以往的情形言，达氏所称的性择的影响固然有限，但若就人类文明的前途而论，这种影响是可以很快扩大的。就是在今天，有大量的男女便终身不偶，其所以不偶，有很大的一部分是因为无力去打动异性的求偶愿望。假如未来的文明，一面能够让求偶的事脱离种种世俗的计虑，一面更能把求偶真正健全的选择标准与理想严格地树立起来，那么，性选择真可以成就一番取精用宏的事业，而成为人类进化的一派强有力的导引力。黑曼斯（Heymans）说得好："倘若男人希望未来的女人要比现在的高大些，感情用事得好一些，他们只需就目前已有的女人中，找高大的与不大感情用事的分子做配偶就是了。这种女人目前何尝没有呢？不过，此种自由选择的趋势，一时怕还不容易发展。"那就是因为健全的标准还没有树立起来，而世俗的不相干的计虑还是太多的缘故。

总之，到现在为止，我们还不能把达尔文的性选择论看作造化的一把凿子，把未来的生物不断地凿成许多翻新的花样，同时又把凿坏了的随时搁置一边。在相当限度以内，女人之所以为女孩，或女性型式的演变，多少总要受男人选择标准的影响而为所陶冶。男人之所以为男子，或男性型式的演变，也不免同样地要适应女人的理想。黑曼斯也有过这种见解，笔者认为这种见解是很正确的。唯独所谓相当限度的限度，似乎是不宽绰的，而且也不容易捉摸。因此，我们到现今还不能把男人看作一个经由女人再三选择后的创造物，看女人也如此。

前文的一番讨论是很必要的，在进而研究性心理学的基本事实之前，这也是一些不可少的准备。大家要了解的是，我们虽袭用"性选择"的名词，实际上我们所注意的只是求偶时一些特别的功夫和抉择时所依据的各种官能的作用。至于这种抉择的功夫对未来的族类究有何种影响，那就属于达氏进化论的范围，除了上文一些旁敲侧击的话语以外，我们暂且存而不论。

求偶是目的，求爱只是手段。当手段进行之际，中间虽有比较与抉择，却不一定发生与情敌竞争的行为。自达氏的学说通行以后，一般人不察，总以为自然生活里必须有"物竞天择"，而求偶生活里必须有"男竞女择"，但至少在性择范围以内，这种竞争的成分是可有可无的。不过求爱手段的本身是无所不在的。

任何人求偶，要用到它。求偶成功以后，要维持性生活的正常与满足，在每一次性交之前，也要用到它。求爱所费的功夫，可以有大小，但不能或缺则一。研究家像霍华德，一面尽管怀疑动物生活中"性择"的功用，一面对于求爱现象的铺叙却是不辞琐碎的。

与求爱及求偶有关的官能是触觉、嗅觉、听觉和视觉。我们似乎没有理由把味觉牵引进来，因为所谓味觉，一大部分还是由口腔的后鼻孔所传达的嗅觉。

我们还可以进一步地说，我们不引进味觉是有一个很好的理由的。要知味觉是人生另一个大欲即求食的工具。倘若味觉局部也成为男子一大欲的工具，则人生两大欲不免发生夹杂混乱的危险，男女在求爱之际，兴会所至，也许不走性交的路子，而走吞噬的路子，把求爱的对象变做果腹的对象了。动物中，有时候也有以对偶做食粮的，但毕竟是一些很少的例外，并且总是雌性吞食雄性，而吞食的时候总在性交与受精作用已经成功之后。味觉与求爱很不想干，不但于常态的人如此，即于变态的人亦未尝不如此，这也是应当说明的。

第六节　性择与触觉

　　触觉是最原始的一个厮磨方式。性交动作的本身就是一种厮磨的动作，而其最关紧要的部分便是触觉。在儿童中，挤在一起呀、接吻呀、拥抱呀、也是不外乎一些厮磨的活动，用以表示一般的亲爱或含有性成色的特殊的亲爱。这些活动，对于成年恋人是同样的有用。

　　触觉虽与性择有密切关系，但管触觉的官能并不因此而有什么特殊或专化的地方。皮肤是一切知觉官能的基础，而性知觉又是最古老的各种知觉之一。大体言之，性的知觉必然是普通触觉的一个变通，而没有什么很特别的所在。触觉既属原始，而所占的面积又广，既散漫又模糊。所以一经激发，它的情绪的陪衬总是特别浓厚；所以在一切官觉之中，触觉是最缺乏理智的，同时，也是最富有情绪的。触觉既有这些特质，又加上它和积欲与解欲的机构很早就发生了解不开的关系。所以，要找一条道路来唤起性的活动。它是最方便的一条，也是最有力量的一条。

当低等动物求爱时，触觉往往是最占上风的一条途径。根据上文，我们对于这一层也是可以想象得知的。虾蟹的求偶就是由触觉来决定。对于蜘蛛，触觉往往是主要的求偶的官能。鹿、牛、马、狗等高等动物求爱之际，舐的动作占重要的一部分。纽曼（Neumann）曾经看到一对大象求爱，公象先用鼻子在母象的身上往来抚摸。其次，两头大象并肩而立，彼此的鼻子纠缠着，彼此把鼻尖塞在对方的嘴里，人类求爱到达相当程度以后，这种情不自禁的类似的动作也是常有的。

有的人，尤其是女人，在没有或一时不能有完全的性交行为之前，这一类的触觉方面的活动已足以供给适当的快感与满足。

女人的情绪生活里，触觉原是个特别显著的成分，到了她的性生活里，这一层尤其看得清清楚楚。马丁（Lilian Martin）研究女大学生的审美的情绪，观察到基于触觉的情绪比其他的情绪要来得显著。克拉克（Pcarce Clark）叙起一个9岁的患羊癫痫的姑娘，说她只喜欢一种人，就是和她皮肤接触时她觉得最舒服的人，又说她把所有认识的人分门别类的时候，是拿在握手或接吻时她所得的感触做标准的。女子到了春机发动①的年龄，所表示的性欲望，大抵不在性的交合，而在接吻或拥抱一类比较纯粹的触觉行为。寒吉尔（Sadger）说："许许多多青年女人所辉耀的像佛光似的贞操之光是这样的，性器官部分的冲动固然很少或没有，但是在全身的皮肤里，黏液膜里和肌肉系统里，却充塞着强有力的性爱。"这一层，事实上不止春机生发的少女如此，就是已婚的女人，已有性交经验的女人，亦无不如此。易言之，自春机萌发起到将近解欲或性欲亢进之际止，这种泛滥无旧的性爱是始终存在的。十八世纪的一部性爱小说里写道："尽管她竭力地撑拒，挣扎，想摆脱他的两臂的环抱，但一望就可知道她的目的无非是要把他和她接触的点、面、线，尽量地增加。"女诗人费菲恩（Renee Vivien）说："触的艺术是诡异的、复杂的，它和香甜的梦境以及音的奇迹站在一个平等的地位。"这句话出自女人之口，尤其是值得大家的注意。触觉对于恋爱的重要，在一般女人的认识里，也是一种良知良能，这又是一点足以证明触觉在性生活里，比起其他知觉来，实在是最初与原始的。

　　前文说的都是一些有关常态的话，触觉与性生活的关系也可以

---

① 英文中puberty 一词通常译为"春机发动"或"春情发动"，大约是追随日本人来的。唯中国旧日医书如《内经》即曾用到"发陈"一词，其所指即是这个性发育的开始阶段，故今即以"发陈"一词替代"发动"。陈字有铺陈展开之意，于义亦较贴切。

有畸形及过敏的发展，这种发展的种类不一，有些情况男女都有。例如各种织物恋或兽毛皮革恋（喜欢抚摸玩弄兽的毛皮、丝绒、绸缎等物），有些情况女人患者独多。而常常与社会治安有关，例如窃恋。又有一种变态不妨叫作挤恋（frottage），则男人患者独多，至少，其表现的程度在男人为特别显著。患挤恋的男人喜欢在公众场所和完全不相识的女性拥挤摩擦，以获取性的满足，而发生摩擦处虽以生殖器官的所在部分为主，但并不限于这一部分。不用说，在这种场合下，即在寻求性欲满足的男子也始终是衣冠楚楚的。有许多女人有时在群众中站着（例如在热闹戏场的后排，甚至于在礼拜堂里）忽然感觉到这一类意外惹人讨厌的接触，那就是这类人所为了。这种变态是可以引起法律以至于法医学的问题的，而有这种变态表现的人也许在别的方面是很正常的人，不但很有身份，并且也是很知晓事理的人。

怕痒不如说是触觉的副产品。它的基础是一些反射作用，在胎儿期内，早就有些发展的。怕痒和性的现象也有密切的关系。比如说，怕痒是积欲的一种游戏，而笑是解欲的一种游戏。假如有性的刺激之前，这种刺激也多少已经引起一些性欲。但事实上这种欲念是无法满足的，或以不满足为是，于是便用咯吱一笑的方法，来排遣这种欲念。在已有性意识而怕羞的少女常常有这种行为。怕痒虽属于积欲的一种游戏，但也可以弄假成真，引进到积欲的境界。所以一到成年，即性关系通常开始的年龄，它就渐渐地消失。成年人不大怕痒就是这个道理。

不过怕痒的意义是不止一方面的。上文把它看作一种皮肤的羞怯现象，迟早不免消失，不过是方面之一罢了。怕痒的起源，我们可以确定是和性现象没有关系的。它的基本功用大概与身体的保护有关。鲁宾逊（Louis Robinson）说得很对：在幼小的动物身上，凡属最容易受侵害而最需要保护的地带也就是最怕痒的地带。言语虽如此，性器官一隅以及各个发欲带的怕痒和鲁氏所说的怕痒，是不一样的。性器官和发欲带的皮肤里的神经细胞有一种特别的本事，就是神经学家赫里克（Herrick）所说的它能够把许多连续的刺激积累在一起，积累得越多，那神经中枢的皮层细胞被牵涉而积蓄的力量便越大。好比，山坡上半融解的冰块往山下滚泻，越滚泻越多，其势便愈锐不可当。这种力的积累也就是我们在前文所已讨论过的积欲的过程，而其终极就是力的解放，也就是解欲的过程。还拿冰块作比方，就算它一泻万丈，终于轰然一声打到了山脚下的平地，但一般的皮肤里的触觉细胞则不然。它们接受刺激后的反应不过是肌肉抽动一下，或忍俊不禁地大笑一阵罢了。无论如何，一切性爱的厮磨，尤其是性交本身和怕痒是有一个亲切关系的。哲学家斯宾诺莎（Spinoza）著名的恋爱定义就建构在这一点上：恋爱是"同时有外缘印象做原因的一种发痒"（Amor est titillatio quaedam concomitante idea causre externco）。高尔斯（Gorewers）也说过："性交的动作归根结底是一个皮肤的反射。"

怕痒的地位也是随着文明的程度而发生变化的。在野蛮民族的性爱生活里，怕痒是很有地位的。即在欧洲民族的初期生活里，怕痒也还相当重要。到了近代的文明社会，部分的青年女人虽或时常用搔痒的方法来觅获性的快感，但大体上这种方法是无关宏旨的。在文明单纯的民族中，往往搔痒就是求爱的表示，并且有时候，搔痒和交合在语言上是一个字。南美洲南端的火地岛的土族人便是一例。

　　德国人把女子的阴蒂（clitoris）叫作Kitzler，就是"怕痒之物"的意思，也表示语言上的一种会通。拉丁文里也有类似的例子，拉丁文里的一个词Pruritus释做"痒"，如今在医学界专门名词里还在沿袭通用，但此词也有"贪淫"的意思。近代医学说人体上有若干特别怕痒之点，而这些怕痒点所在的区域，在幼年和将近停经的年龄，往往可以因自动的搔痒而引起性的快感，可见拉丁文中的一词两用也是很有意义的。斯但（B.Stein）说，十八世纪中，俄国一个皇后有个奇特的怪癖，她在宫里豢养着一批宫女，平日专替她捏脚取痒，同时还要说些淫词，唱些艳曲。有时，这种过度淫乱的生活引起了疲乏，还得替她施行一种特别解闷与提神的方法，就是吮咂她的屁股。担任这奇差的人，不用说，就是当时俄国的一部分贵族女子。俄国这个皇后的此种奇癖是有一个生理学的解释。费瑞曾经加以证明，搔痒的举动，适当的话，是一种可以提神而增加活力的刺激，但若过了度，便可以让人疲乏。

怕痒与性感觉的关系还有一些事实的明证。有一个女人讲起她的性经验时说，在她没有性交的欲念时，假如男子碰到她的生殖器官。她只会发痒，但若欲念起时，痒的感觉便消释了。因此，我们不妨说，痒的感觉是性的感觉的一个代替，而性的感觉是痒的感觉的一个变相。怕痒的现象原先好比一个守门的卫队，是为拒绝外来的接触的，但后来面目一换，变做一个前哨的先驱，为欢迎与招致外来的接触。

皮肤与性生活有密切的关系，怕痒的现象而外，还可以从皮脂腺的行为里看出来。皮脂腺是毛发腺退化而成的。人类的祖先是周身有毛的，皮脂腺便是体毛脱落后的遗留。当春机萌发的年龄或性系统发生障碍的时候，皮脂腺有恢复生毛的倾向但其结果不是毛发，而是大量的粉刺。女人到停经以后，皮脂腺也真有生毛或须髭的。

因此不但皮肤和性系统有密切关系，连毛发以及毛发的变态也是如此。萨布罗（Sabouraud）发现女人若患局部的秃顶或斑秃（alopecia areata），大概以春机萌发的年龄及五十岁光景为多。但在男人便没有这种年龄上的限制。又如女人因病将卵巢割除，以致月经中途止绝，也往往会引起毛发的大量脱落。妊娠期内月经暂停，有时候也会发生同样的现象。

性交大体上是一种特殊的皮肤反射，固然有如上述，但是在一般的皮肤触觉和这种特殊的反射之间，还会有许多次级的性触觉的中心。这些中心的所在地域，我们以前已经介绍过，就是若干发欲带。

这些次级的中心有一个共同之点，就是均和身体上的出入口有关系。也就是都安排在皮肤和黏液膜连接的地方。经过长期的进化以后，这些地方的触觉是特别的灵敏，特别的细腻。大体言之，这种人身上的边缘地带和异性的同样的或类似的边缘地带发生接触之后，比如环境适宜，便可以唤起积欲的过程，以至于产生强烈的性刺激。这种地带的彼此触接，或直接和性器官触接所引起的反射，可以说和性器官彼此触接后所引起的反射完全相像，其所发动的神经的力量也是别无二致。它们所以成为次级的性触觉的中心，原因就在此了。

我们应记住：这些现象，这些出入口地带的接触，都基本上算正常的。有人把这种现象的一部分看做邪孽或淫秽一流，那是不对的。无论如何，倘若这种接触是用作积欲的一些帮助、一些手段，而自身不成目的的话，大家总应当把它们看作在正常的变异范围以内，而不是变态或病态。从审美观看，可能不堪入目，但这类评判当属另一回事。不过我们也得注意，美的标准往往因性的情绪而有变化。一个不相干的人所认为不美的许多东西，一个在恋爱状态中的人却以为是美的。他的恋爱情绪越是热烈，他的通常的审美标准就越容易起变化。我们要不从性的观点讲话，全部性的现象事实上可以说是很不美的。除了积欲过程的初期的活动而外，其余均说不上一个美字。

利用发欲带而取得性的兴奋，不能算不正常。还有一个简单的理由，就是在人类以外的许多动物里，这也是一个极普通的现象。总之，假如此种兴奋的目的不止在促进积欲，而也在取得解欲，即前文所已说过的不止是手段，而也是目的，那就不免有几分邪侈放僻了。不过这种邪侈放僻也还在疑似之间，自避孕法流行以来，许多人往往改变他们性交的方式，或运用一些特殊的避孕术，假如这些不能算作邪僻一流，则这种以手段为目的的性行为也还不能看作过分的超乎理法之外。

亲吻便是这种性行为的一例。嘴唇是人体上的一大边缘地带，是皮肤与黏膜毗连的一个口子，是有极锐敏触觉作用的。在很多方面它很可以和外阴或阴道口相比，并且有一点比外阴还见得灵活，就是，它还有一个神经更要锐敏的舌头做它的后盾。所以嘴唇的密切与长时间的触接，在适当而可以招致积欲的环境下，是可以引起十分强烈的刺激作用的。其强烈的程度，虽然次于性器官直接的接触，在各个发欲带里，总要推它为首屈一指。一样是许多条可以把神经的力量导入性领域的途径，只有它是首条大路。一般的亲吻如此，而所谓斑鸠式的亲吻（columbine kiss）尤其如此。在法国南部某一地区所流行的一种接吻，叫作沼泽佬式的接吻（maraichinage）的，也就是斑鸠式亲吻的一种。不过在一部分神学家的眼光里，这种亲吻是一桩万劫不复的罪孽。亲吻与类似亲吻的表示，在其他动物中也很多。例如蜗牛和昆虫的以触角相接，鸟类的以喙相交，犬与其他动物在交合时彼此的舐咬。到了人类，亲吻有两个成分，一是触觉的，一是嗅觉的，不过触觉比嗅觉的来历为久远。而在欧洲民族中间，它所占的地位也远在嗅觉之上。不过偏重嗅觉的亲吻，实际上比偏重触觉的要分布得广。欧洲或地中海区域以外，大都流行偏重嗅觉的亲吻；在蒙古利亚种的各民族中，这种亲吻发展得最完全。

亲吻虽然属积欲的一大手段，还有其他属于触觉的较为次要的手段。异性之间任何其他出入口的触接都是积欲的手段，其效力有时也不在亲吻之下。这些手段，其实都属于亲吻一类，不过亲吻比较最富有代表性罢了。

乳头也是一个有出口的边缘地带和很重要的性触觉中心，这是不足为奇的。因为它根本和子女的养育及种族的繁衍有关，至于它和性的关系还是后来演变的结果。这无疑是一个很重要的。婴儿的嘴唇与母亲的乳头，两相接触，可以说是一切性接触的滥觞。成年男女嘴唇部的性触觉就从婴儿哺乳时嘴唇部的触觉演进而来。

乳头既然是分泌乳汁的器官，它和性器官的关系是也必然很密切的。婴儿呱呱出生之际，便需要乳汁的营养，要不是因为这种亲切的关系，乳头这种得心应手的哺乳的功能便无从而来。在客观方面乳头的吮咂，可以使子宫起一种反射的收缩作用。在主观方面，它可以让女性感觉到很浓厚的性情绪。这种主观的影响，以前无人在学理上发现过。一直到十九世纪的初年，法国学者卡巴尼斯（Cabanis）才最先有这种记载。他说：有几个做母亲的曾经告诉他，在为婴儿哺乳的时候，必会引起这种感觉。这一种很正常的关系是很容易有一个解释的。为维持哺乳动物种族的生命起见，这种关系也必不可少。倘若没有这一种快感，做母亲的又何而必担负起哺乳的勤劳责任来呢？乳汁的分泌固然可以减少乳腺的胀闷，从而引起一种松弛的快感。但这是不够的，于是最现成的方法是拨开性情绪的源头，而让它来供给更大量的快感。好在这条路子是早已打通了的。在妊娠期内，性器官对于乳腺，早就发生过一种作用，女性在孕胎以后，卵巢方面便有特殊的信使即荷尔蒙的一种派遣到乳腺方面去，为的是使它准备乳汁。

不过乳腺和性器官的关系虽然属于十分亲切，这种关系兴许不是很特殊的。

即乳腺而外，还有其他可以和性器官发生同样关系的器官。库尔迪诺夫斯基（Kurdinovski）利用兔子做试验，发现对它身体上其他出入口的刺激，例如耳朵，也可以引起子宫强有力的收缩，再推而广之，也许任何身体外围上的刺激都可以循反射的路径而唤起子宫的收缩。这样一个假设牵扯到皮肤的一般的性触觉以及发欲带的特殊性触觉现象。

乳头和性爱的兴趣有着重要的关系，还有一件历史的故事可以证明。那就是天主教的神学家对于这题目也曾下过许多的功夫。

十八世纪中，这些神学家对于抚摸乳头的罪孽问题，曾经有过一番激烈的论战。一般的教会与宗教法庭的主张是：这种行为是有罪的。可是著名的耶稣会神学家认为，只要一个人没有淫秽的动机，就是抚摸僧女的乳头也不过是一种可赦的罪过。在某一个耶稣会所设立的感化院里，他们更进一步地主张说，如果有人否认这种行为根本上可以是无罪的，那便有离经叛道的危险，并把自己置身于詹森派的叛徒（Jansenist）之列了。

第七节　性择与嗅觉

就动物进化而言，嗅觉和一般的触觉起初并不是分化得很清楚的。嗅觉渐渐地分化而专化出来以后，又加上更后发展的味觉，动物最后才有了一个化学的知觉官能。在脊椎动物里，嗅觉始终成为所有知觉中发展得最进步的一个。动物能察知远距离的东西，首先要靠它。对于近距离的东西能有一个准确的认识，也靠它。大多数的心理活动要靠它做先导，而这些活动的情绪冲动还得借重它来达到意识的领域。在爬行类动物里，好比后来的哺乳类里一样，不但一切涉及性的心理活动大体上与嗅觉有关，就是一切外来的印象，也是大部分要经过嗅觉的官能。

易言之，嗅觉所接受的印象，在数量上，要超出其他官觉。从嗅觉的刺激里，一个动物不但可以得到相当的性欲激发，并且此种刺激的力量往往足够抵过其他官觉所特受的刺激而有余。这是不足为怪的。因为我们知道在动物的脑神经里，嗅觉中枢所占的区域原是特别的大。这方面的专家学者如埃廷格（Edinger）与史密斯（Elliot smith）早就指给我们看，大脑的皮层起初几乎全部是一个接受嗅觉的中枢与让嗅觉得以影响行为的一个发号施令的机关。同时，我们也明白，嗅觉的印象可以直达大脑的皮层，而并不假道于间脑。总之，嗅觉在心理学上的地位是极特殊的，它可以说是"一切高级的心理作用的种子"。至少，它有一种力量，可以把它们全联系在一起。原始的脊椎动物是生活在水中的，在水的环境里，嗅觉的功用是特别大，它几乎控制一个动物的全部行为，它的意义远大，自不待言。不过当时的嗅觉和味觉更相近，并且比起其他官觉来也是更容易受刺激的影响。

等到了较高等的类人猿及人类，情形却完全变了。嗅觉固然还是普遍保留着，并且还是异常的细致，不过我们难得用到它罢了。无疑地它依然有众多的用处。

不过这种用处已退居到一个辅助的地位。往往有人评论未开化的民族不识香臭，至少对于恶臭的东西，漠不关心而不知回避。这种情形似乎是有的。不过，这种民族也往往很能够识别各式各样的臭味，若说他们的嗅觉肯定不如我们，或高出我们之上，倒也都不见得。到了文明社会，各式气味在人的情绪生活里，当然也始终有它们的地位，尤其是在气候炎热的地方。

不过，无论在实际生活或情绪生活里，也无论在科学的领域或艺术的领域里，就普通的情形而言，嗅觉总是一个辅助的官能。所以学术界对于嗅觉的研究，一向也是异常的冷漠。一直到1888年，荷兰乌得勒支大学（Utrecht）的兹瓦德马格（Zwaardemaker）发明了嗅觉计（olfactometer）和把他的研究成果发表后，这一部分的学问才算恢复了它应有的地位。过了几年，比利时首都布鲁塞尔的黑宁克斯（Heyninx）又作了进一步的研究，他想把它安放在一个严格的物理学基础上。他定出了一个光带似的臭带，把各种臭味，根据它们的波线的长短，安排在上面。照他的看法，臭味之所以能感动嗅官而成为意识的一部分，乃是由于一种分子颤动的力量，而不是由于化学的力量。同时，别的专家如派克（G. H-Parker）则始终以为化学的知觉有别于物理的知觉，例如触觉的由于压力，听觉的由于声音，视觉的由于光的刺激，而嗅觉实在是一个化学的知觉，并且是化学的知觉中最主要的。化学的知觉由来甚久，可以远溯到当初水栖的时代。主要的嗅觉而外，又包括味觉、包括通入鼻腔的雅各孙器官（organ of Jacobsown）的功能和一个共同的化学知觉。关于嗅觉方面，大家虽有这一类的研究，但可靠的结论到现在还不能太多。

　　嗅觉从触觉分化而来，所以其传达的知识也多少有些模糊不清。不过它所牵扯到的情绪作用往往是很浓重的。因为这种特点（即虽然模糊，却有它特殊的功能；虽属无用，却与动物的生存十分密切）。有许多作家认为一切知觉之中，唯有嗅觉最配叫作想象力的知觉。的确，嗅觉的接受暗示的力量是最强的。它唤起遥远的记忆而加以浓厚的情绪渲染力也是最为丰富的。同时，同样一个官觉，只有它所供给的印象是最易改变情绪的力度和格调，教和受刺激的人当时的一般的态度相呼应。所以各式香臭气味往往特别容易控制情绪生活或被情绪生活所役使。

在文明社会里，原始时代情绪生活所养成的种种对于气味的联系关系，不免有解体之势，不过，同时嗅觉和想象力的一部分关系却比以前发达了；文明人在嗅觉方面会有什么奇怪的痛性，也就在想象力这一端上表现出来。

香臭的气味对于整个神经系统是有一些强力的刺激。像许多别的刺激一样，适当的话，可以增加活力，过度或时间太长了，又可以使精神疲乏。所以，医学界很早就发现凡是含有挥发性的油质香料可以用作麻醉药和治痉挛的药。这些香料也可以增强消化作用，促进血液循环，且刺激神经系统，但如分量过重，则功用适得其反。费瑞的试验，一面让人吸用各种香气，一面用测力计和肌动描计一类的仪器来测量他们的力量的大小或疲惫的程度，对于研究嗅觉刺激的各种作用有巨大的贡献。

我们现在可以讨论人类性生活与嗅觉的关系了。首先我们要注意的是，无论男女，身体上总有些臭味。这种臭味往往因年龄及族类而有不同。关于因年龄而发生的不同，西方医学的祖师希腊人希波克拉底（Hippocrates）在两千多年前就有所认识。即凡是和性现象有关系的臭味总要到春机萌发的年龄才取得成熟的种种特点。事实上，婴儿、成年人、老年人各有各的臭味。莫宁（Monin）甚至称：在相当程度以内，我们也许可以根据一个人的臭味，来发现他的年龄。无论男女，从春机萌发期起，中经青年期、成熟男子的初期或成熟女子的初期，都得经过一个体臭的渐进发展的历程，而其臭味的成熟也可以从皮肤上与排泄物里闻得出来，并且这种渐进的发展是和第二性征如毛发与色素等的发展并进的。事实上意大利人范托利（Venturi）确曾把体臭归作第二性征的一种。

嗅觉的地位虽然重要，但在人类实行性择的时候，真正完全靠嗅觉的力量的却也不很多见。这倒不是因为嗅觉所得的印象不管事，乃是因为让人起舒服之感的种种体臭力量方面总是不够强，而嗅觉又是过于迟钝，因此嗅觉的地位便不得不退居视觉之后。

虽说如此，许多人的体臭，尤其是体格健全而在性的方面容易使人爱慕的人的体臭，是并不惹人厌恶，甚至于闻起来相当舒服。要是这种体臭的来源是一个恋爱的对象，那就不但不惹人讨厌，并且会有较大的吸引人的魔力。还有一点可以增加此种体臭的诱引的力量，那就是前文说过的许多臭味对神经有兴奋作用，如今一部分的体臭恰巧就属于这一类。

无论男人女人，鼻子里管嗅觉的釉液膜和整个生殖器官也有一种亲切的关系，而时常发生一些交感的作用。这一层也似乎是已经相当确定而无可置疑。于是，外界对生殖器官所发生的影响有时候也会牵涉到鼻子，而外界对鼻子所发生的刺激通过反射作用也会牵动到生殖领域。

在部分人的情绪生活里，嗅觉不平常地占特别超越的地位，这种人为数不多，但在生活别的方面却也十分正常而与常人没有区别。这些少数人，法国人比内（Binet）在他研究物恋的时候，就叫作"嗅觉型"。嗅觉型的人虽不如视觉型、听觉型与精神动力（psychomotor）型的多而重要，但也自成一型，而且可以和他们互相参较。嗅觉型的人比起别型或凡人来，不但特别注意到各式的臭味，并且容易在这方面表示好感或表示恶感。这种人甚至可以从嗅觉方面获得性的满足。

基尔南（Kiernan）曾经创制一个"臭恋"（ozolagny）的名词来指称这种性心理的特点。有许多不能说不寻常的女性会因特殊的臭味刺激而发生强烈的性欲，并且竟有不借其他的力量而到达亢进程度的。这类特殊的臭味包括所爱的男性的一般体臭，或这种体臭与烟叶的混合气味，或各种皮革的气味。而皮革的气味，究其极，还不就是皮肤的气味么？这种女性，有时候想起了所爱男人的体臭，或嗅觉方面突然发生类似此种体臭的幻觉，也会引起积欲以至于亢进的反应。

就是在普通人，体臭在性的交际方面也有不少关系。两性之间，或因其气味相投而接近，或因不相投而疏远，也是常事。这种现象有人就叫作"嗅觉现象"（olfactionism）。不过因为人类的嗅觉要比其他的动物较为迟钝，所以嗅觉的活动，就一般情形而论，总要在求爱的过程已越过初期的境界以后。因此，它的性择的意义也就不如对其他动物深远。无论如何，嗅觉在人类性择中多少还是有它的地位的，人类的文明程度尽管不同，对于性择的利钝成败，嗅觉自有它的一番影响。这一层可以说是能够确定的。不幸的是这种影响很不显著，我们只能有零星与偶然的一些观察罢了。

前文引过的基尔南认为，嗅觉对于文明人类性生活的影响实在是不小的，不过一向的观点不免把它的价值估得太低了些。这种见解笔者认为是对的。不过我们也不必追随那格（Gustav Jager）而走上另一个极端，认为人类的性冲动与别的动物一样，大部分或全部是一件嗅觉的事。

人类与其他的动物还有一点不同，就是不但嗅觉的性意义减少了，并且身体上的嗅觉的对象也起了变化。这对象本来是在下身或后半身的性的区域里，到了人类便移向上半身来了。视觉的对象，在这一点上也有同样的情形。在异性的眼光里，男女的生殖器官，在异性的眼光里，通常都算不得是很美的东西，所以非到求爱的功夫相当成熟以后，决不轻易暴露出来，而实际上可以暴露而有吸引价值的也是上身的各部分。人类有文明而后，就有将生殖器官深藏的习惯，吸引的对象所以发生部位上的变动，无疑也和与种习惯有关。所以，体臭的性诱惑，到了人类，就不从胯下出发。而从腋下出发，所谓腋气的就是。此外如皮肤、毛发等，当然也有它们的气息。但就普通的情形而言，总以腋下为主要的源泉。就历史与理论说，腋气一类的体味是应该有积极的性的效力的，但就平常的经验而论，它们的效力或许适得其反，即不但不能诱致异性，并且还可以招人厌恶，除非是积欲的过程已经进入相当一阶段以后。不过，这还是就一般的情形说话。对于有的人，就在这一阶段，腋气一类的体臭依然可以引起厌恶而成为性生活的严重障碍。就这一点说，我们对于人体的嗅觉的经验，认为是可以和触觉经验相比，而不能和视觉的经验相比。到了人类，嗅觉已不再成为理智的好奇心理的首条孔道，这首条孔道的地位已经让位给视觉了。各种体臭也还有它们的诱引的力量，但大抵只限于情绪想象等方面，而且非在关系极亲切的人中间不成，至于理智方面就更谈不上了。即使在情绪与想象等方面，体臭有时候也似乎只有拒人于千里之外的效力，而唤起美国心理学家詹姆斯（James）所谓的"反性的本能"，即与性欲相剌谬的一种本能。

在动物里，两性似乎彼此都容易受体臭的影响。要是雄性的方面在生殖器官部分往往有它的臭腺，雌性在交尾的季节里也往往有她的特殊的体臭，而其诱惑的力量也不在雄性之下。到了人类，男女两性对于臭味的一般感受力并不相等，女子的感受力要比男子的大。德国学者格鲁斯（Groos）告诉世人，就是在少儿中间，女孩对于香味的兴趣要比男孩力强。同时其他学者的研究，尤其是意大利的加比尼（Garbini）发现女孩不但感受力强，辨别力也大。其它在美国，塞那（Alice Thayer）也证明女孩的爱恶心理所受臭味的影响，要比男孩的大得多。

意大利马罗（Marro）的调查还要进一步，他对于春机萌发期前后的女子做过一番长时期的观察，终于发现女性一到春机萌发的年龄，在广义的性生活开始的时候，臭味的感受力便会增加，而在其他官觉方面，则不如此。此外，我们不妨再补充一些类似的观察，就是有的女性在怀孕的时候，嗅觉会变得过分的灵敏。女人即使到了晚年，这种超越男子的嗅觉，也还可以维持下去。这一点瓦希德（Vaschide）的试验可以证明。总之，就大体而言，对于嗅觉的印象，更容易受它的影响而受得更多的，是女人而不是男人，这是范·德·弗尔德和许多妇科专家现在已经公认的。

臭味的种类虽然多，来源虽然不一，但化学的成分往往很近似或根本相同。

因此文明社会里香水香粉一类的化妆品或许也有它们的性的效力，和原始时代体臭的效力正复相同。这种香品的由来似乎很久，布洛克（Bloch），特别注意到这一点，认为原始的女人很早就知道利用它们。不过她的用意和文明女人的有些不同。文明女人的用意往往在掩盖身体上自然气味，而原始女子则在增强她原有的体味。倘若让原始的男人对于体臭微薄的女人不免存鄙薄之心，这种女人总得设法来补救她的自然的缺憾，好比近代的女人喜欢在身体的曲线方面特别地下功夫一样。这种情形倒不是凭空想象的。太平洋中波利尼西亚群岛（即西太平洋上诸岛的总称）上的人（Polynesian）到澳大利亚悉尼游览，见了白种女子便赶快躲开，称："她们没有女人味！"看到这种情形，布洛克就替我们找到一个解释，为什么近代以前女人所尤其喜欢采用的香品并不是一些最细腻的、最幽雅的，而是最强烈的、最富于兽性与肉味的、最充满性的含义的，例如麝香、海狸香、麝猫香和龙涎香。在这几种香品里，麝香无疑是最具以代表的，瑞典植物分类学家林耐（Linnaeus）所作的香料的分类里有汞草香的一组，麝香与龙涎香便是这组的主要分子。如就其性的效力而言，则这组的地位仅仅次于山羊臭的一组。同时，我们应当知道，麝香的气味往往与人体的气味最相近似。

总结上文，我们可以说，嗅觉到了人类确实是退化了。不过，在人类远祖的生活里，它是性的诱惑的首条大道。到了人类，甚至于在猿类中间，这种优越的地位已经多少让视觉进占了去。这种退化固然是一个事实，但即使在今天，嗅觉仍然有相当的力量，使我们浸润在各种气味之中，而演为种种喜怒哀乐的情境；而就它比较细腻的一部分功能而言，我们非但没有忽略它，并且始终在下些培植的功夫。

第八节　性择与听觉

　　生物的主要的生理功能都是有时期性或周期性的，所以节奏的原则很早就自然而然地深深地印在人类个体的身上。其结果是，无论什么外界的事物，凡是足以辅助神经与肌肉的节奏的倾向的，或足以增强或进一步发展此种倾向的，都有一种切实的力量，让生活更兴奋、更发扬。我们虽然不能接受比埃歇（Buecher）和冯德（Wundt）的意见，以为人类的音乐诗歌只有一个来源，就是在我们做有系统的工作时，大家总有一些押着拍子的喉音陪衬，比如建筑工人打桩时的喊号或搬运工人的"号子"。我们不得不承认：节拍这样东西，无论是简单的呼喊或复杂的音乐，对于肌肉的活动确乎是有强大的兴奋力量。瑞典语音学家斯琅勃（Sperber）认为性的现象是语言所由发展的主要的源泉。这一层我们倒觉得很有理由可以接受。斯氏的理论是这样的：原始生活里有两种情形，每一种里总是一方面有呼的，另一方面有应的。一是新生的动物在饥饿时呱呱哭泣和母亲的应答；二是雄性在性欲激发时的叫唤和雌性的应答。两种局面之中，大概第二种的发展在先，所以说语言大概是渊源于性的现象了。这种一呼一应的发展，大概在脊椎动物进化的初期就有了。不要说节奏音调，就是一个单个的音符在生理上也可以发生一些刺激的效用，这是费瑞所已证明得很清楚的。至于音调对于肌肉工作的影响，研究的人不止一家了。不论用测力器来衡量短时期的用劲，或用肌动描记计来衡量长时期用力后的疲乏，音乐上场以后，都可以发生一些兴奋的影响。塔查诺夫（Tarchanoff）的试验是用肌动描记计的，他发现轻快的音乐对于神经锐敏的人，可以暂时抵消疲乏的影响，而驰缓和低调的音乐则适得其反。费瑞的研究发现不协调的音声可以增加疲倦；大部分的高调或长音键是兴奋的，但不是全部的高调，大部分的低调或短音键是抑郁的，但也不是全部的低调。不过假如疲乏的状态已经确立，则低调比高调反而见得更有兴奋的力量。这一层结果是很有趣的。我们研究虐恋的时候，发见在疲乏的状态中，各种痛苦的情绪反而有兴奋的功用；低调的影响大概也是这一类的了。总之，不论细腻的或粗放的肌肉活动，也不论随意肌肉或不随意肌肉的活动，音乐都可以刺激得到。神经与肌肉系统直接或间接受音乐刺激的时候，循环作用与呼吸作用也有它们的反应。关于音乐对于心脏与肺脏的影响，已经有人做过不少的试验，有用人做对象的，也有用其他动物做对象的，最早的一位是俄国的生理学家杜奇尔（Dogiel），他在1880年就发现动物的心脏可以因音乐而增加跳动的力量和跳动的速度。后来的种种研究证明不但心脏受到刺激，循环系统与呼吸系统的全部都受影响。即如脑神经部分的血液循环，音乐也可以直接加以刺激;这是意人派帕特里齐（Patrizi）所观察到的结果，有一个青年头部受伤，脑壳破落了一大块，因此就成为派氏的观察的对象。音乐的影响教大量的血液向脑部流注。

由此推论，音乐对腹部的内脏和它们各个的功用也自有它的影响。它也影响到皮肤，可以增加汗流。它可以激发流泪的倾向。它可以唤起解手的欲望，有时真可以让人遗尿。在犬的试验里，有人发现听觉的刺激可以增加氧气的消耗和二氧化碳的排泄。在各种不同的动物里，尤其是昆虫及鸟类，音乐也的确有它的吸引的力量。因为我们知道在性择的时候，两性彼此都能利用自己身上所发出的自然的音声。关于这一点的证据，达尔文在他的性择论里曾有过多方面的调查。斯宾塞则让为鸟类所以能歌唱，是一种"活力充溢"的表示，而歌唱对于求爱的关系，不过是一个配角罢了。有人根据斯氏的这种见地来非难达尔文，例如赫德逊（Hudson）。但就目前已有的更多的资料而言，斯氏的见解是站不住的了。无论动物的音调究竟是怎么来的，一般动物的音鸣以及鸟类的歌唱，在求爱现象中占很大的一个地位，总是一个已经确定的事实。就普通的情形说，好像总是雄性用它的演奏来引诱雌性。雌性引诱雄性的物类也有，但总属例外。并且我们只能在更低的动物里找到，例如有数种昆虫就是如此。无论演奏者是雌性或雄性，有音调天才的总只限于两性中的一性。即此一端，也足证这种才是与性择的现象不无关系的了。

好多种哺乳动物的雄性成员都能运用发声的力量，有的平时也用，但在生育的季节内用得特别多，有的则专在叫春的时候发挥出来。在类人猿中间，喉间的音声实际上是求爱的主要工具，同时也是表示兴奋或惊怕的一个普通的方法。

达尔文在他的性择论里也曾指出了这一点。到了人类，大体上也还是如此。况且比起别的官觉来，只有听觉和性择的关系似乎比较正常。费瑞研究人类性冲动的病理有多年，以为在听觉方面，我们没有能观察到什么严重的变态现象，至少在这方面他找不到什么细密的观察资料来证明这种变态的存在。

人类以及和人类有紧密的进化关系的高等动物都有一个发育上的特点，那就是一到春机萌发的年龄，喉头和声带都要经历一番显著的性分化。这种分化和性选择以及性心理的发展不会没有关系，是不难想象得到的。在这种年龄里，在男人方面，喉头和声带都有很快的发展，喉头长大了，声带变厚了，喉音也变得沉着。在女性方面，这种变化也有，但程度较浅薄。在男人方面，则前后的区别很大，简直可以降低一个八度的音程，西方人通常把这种变迁叫作"破嗓"。女人喉头的放大不过是五与七之比，而男人的则为五与十之比，即放大了一倍。这种变迁与一般性发育的不无直接关系，是很容易证明的。早不发生，晚不发生，而必然在春机萌发的时发生，固然是一个简单的证明，但比较更有趣的一个证明或反证是：当太监的人，就是在春机萌发的年龄以前睾丸就被割除的人他的喉音始终保持童年的状态。

根据前文的研讨，可知道喉音与音乐和人类性择的关系必定是相当密切的；可知道在求爱的时候，喉音和音乐必然是一个重要的方法。在这一点上，我们对冒尔说过的一句话很可以表示赞同，就是"从耳朵里传达进去的性刺激是多而且有力，其多而且有力的程度要在我们平时想象之上"。不过，同时笔者也以为这种刺激的力量虽大，男女之间还是有一些区别，即女子的感受力比男子更要大些。

这也是很自然而不待特别解释的。女性的喉音始终保留着童年的喉音特质，男性的喉音确乎是很属于男性而自成一派。但女性的喉音则不然，女性听了男性喉音，就知道发音的是男性，而男性听了女性的喉音，却不便十分肯定发音的是一个什么属性的人，怎么知不是一个孩子呢？女性的容易感受性的刺激便从容易辨别男性的喉音中来。这一层，缪勒也曾阐论过。

诚然，男人往往能够把童年时期最早的恋爱观念和女人的歌唱或吹弹乐器联想在一起。不过，我们如加以推敲，这种观念，这种一时的"着魔"，只含有浪漫主义与感伤主义的意味，而不是确切的性爱。至于一到成年，男子也往往受到音乐的感动，且认为这种感动是显然属于性爱的，但事实也不尽如此，这种貌似性感的情绪是两种其他力量所造成的。一是音乐后面必有故事，常常是一个性爱的故事。一面听音乐，一面联想到故事的情节，就觉得音乐也富有性爱的意味了。

二是在听音乐时，理智方面总像在领会作曲者想把热情从音调里表示出来的一番努力，而此种热情在听者又以为多少有些性的成分在内。实际上这种音乐也许根本引不起什么性感。有人曾做过这样一个试验：就是在催眠状态下，让被试验的人听取通常以为最富于性感的音乐，而观察他是否有性感的反应，结果是没有。

可是，有人发现二流作曲家的音乐，尤其是马斯内（Massenet）的，确乎有些性的影响。德国心理学家黑姆荷尔兹（Helmho1lz）的观点最为极端，他认为音乐中所表示的对性的饥渴和所表示的对宗教的饥渴实在是一回事。这观点笔者认为是过火的。

费瑞提起过一个很特别的例子，某医院有一个患急性关节炎的男人，他在病室里只要听见并非看见院中掌管被单衬衣的某少女的声音，就觉得有趣，阴茎就不由自主地勃起，勃起时却是十分疼痛。要不是因为这疼痛，也许他根本不告诉医生，而费氏也就无从知道了。不过这种现象似乎是很难得的，至少也是不很显著的，就笔者个人探讨的结果而言，我总以为只有很少的男人，听到音乐之后，会发生性的感触。

男人所以不容易在听觉方面引起性感的理由也就是女人所以

容易在这方面引起性感的理由。春机萌发期内生理上的变化让男人的喉音很清楚地成为第二性征的一种。同时，在一般的哺乳类里，也总是雄性的喉音特别响亮，而此种喉音的运用虽以叫春时节为多，却不仅以叫春时节为限，诸如此类的事实全可以让我们推论到一个结果，即在雌性方面，对于雄性喉音的性的意义，总有一种感受的能力。这种能力有的已经显露于外，也有隐而未显，但它的存在则一。我们可作更进一步的推论，即这种感受的能力，到了有文化的人类，便转移到一般的音乐上去。易言之，起初所感受的只是男人的喉音，到此更添上一般的音乐。法国小说家龚古尔兄弟（Goncourt）说得好，音乐对于女子是等于"恋爱的弥撒礼"。在女人所写的小说里，我们常常发现作者特别注意到男主角喉音的特色和女主角对它所发生的情绪上的反应。同时，在实际的生活里，女人对于男人的喉音，往往一见倾心，甚至于有虽未谋面，而一聆倾心的。这些事实也是很值得世人注意的。

瓦希德与沃尔巴（Vurpas）又告诉我们，音乐对于女子即或不引起什么特殊反应又是和性的兴奋十分相像而不易辨别的。绝大多数身心健全而受过教育的女人，听了音乐以后，总感到有几分性的刺激，所听的音乐虽不限于一定的一类，而其感受刺激则一。对于神经上有变态的女人，这种刺激不免显得格外有力。而对于已成病态的女人，也是瓦希德与沃尔巴所说的，性交的时候，必须有音乐的伴奏才能成功。

还有一点引人留意的，就是春机萌发的年龄来到以后，青年人对于音乐及其他艺术总会表示一些特别的爱好。知识阶层的子女，尤其是女孩，在这时期里，对于艺术总有一阵冲动，有的只维持几个月，有的维持到一两年。有一家的研究说：六个青年里，差不多有五个在这时候对于音乐的兴趣表现得特别热烈，假如用一条曲线来描写的话，这兴趣的最高峰是在十五岁的时候，一过十六岁，也就很快地滑落了。

第九节　性择与视觉

在人类演化的过程中，视觉已经渐渐地取代其他的官觉而终于成为我们接受外来印象的首要孔道。视觉的范围最广，几乎是没有限制，它有切实的用途，也有抽象的用途。好多种艺术是用视觉做基础而发挥它们引人入胜的力量。同时，人类饮食营养的功能也多少要靠视觉做衬托。从性择的立场看，视觉更是一个至高无上的官觉，可见也就不足为奇的了。人类狭义的相思病总是为了一个异性的对象生的，但广义的相思总是对于美的东西的一个不断的深思与渴慕。

美的观念到底如何来的，是属于美学的一个问题，而与性心理学无关。但即在美学的范围，专家的意见也很不统一。至于性美的标准是怎样来的，是在一般的与更基本的美的法则的影响下发展出来的呢，还是在我们一般的美的观念之下早就有性的基础呢？目前我们也不准备做什么肯定的回答。就人类与人类的祖先的实际经验而论，美的性成分与性以外的成分是从头就交光互影似的夹杂在一起的。一件从性的观点看属于美丽的东西当然开头就有一种力量，可以打动基本的生理反应的倾向。但一件普通的美物一走也有这种力量。我们见了美丽的东西总有一番愉快的感触，初不论这件东西是个寻常的事物还是个牵涉到性的事物。易言之，事物尽管有性与非性的区别，但我们的反应总归是一回事。我们讨论嗅觉时，不也有过类似的情形么？有的香味含有性的影响，有的香味则没有。但香味总是香味，就香的感觉说，两者也是分不清楚的。总之，美这一词是内容极丰富的一种，它是许许多多错综复杂印象的一个总和，而这种印象的全部都是由视觉的一条道以达到意识。

如果我们约略调查一下比较不开化的民族对于女性美的标准，同时又把这些标准和我们自己的比较一番，大家可以发现这些标准往往和文明社会的没有很大的区别。他们认为美的，我们也以为美，至少也是和我们的标准不太冲突。我们甚至可以说，所谓野蛮民族的标准在我们身上所唤起的共鸣比欧洲中古时代的祖宗所遗留下来的所能唤起的还要更多些。近代的欧洲人可以说是特别讲究审美的，对于美的事物感觉得特别锐敏，但他在所谓野蛮民族的女性身上，依然可以找出美来。即此一端，足证无论文明的程度有多少润色的影响，美与不美大体上毕竟是一件客观的事情。文明落后的民族对于欧洲女子所表示的羡艳有时比对于本族的女子所表示的还要热烈。此点更足以证实这客观的说法。

在一般的生物界也有同样的情形。自然界里人类所认为全部最美丽的东西和性的现象或性的冲动有连带或因果的关系。植物界的花开花落就是例子。动物界的事实更多。英国动物学家普尔顿（Poulton）说："雄鸡的歌声或毛色，一方面固然可以打动母鸡的求偶冲动，但在人类看来，也是十有八九认为是最可爱的"。

这一类人兽相通的事实，以前很少有人作过解释，甚至于很少有人理会过，但看了前文客观的说法，也就觉得不足为奇了。

男性美和女性美的标准里，性的特征很早就成为一个重要的成分。这是事实上无可避免的。从一个原始人的眼光来看，一个可爱的女人就是性征特别发达的女人，或因人工修饰而特别显著的女人。这样一个女人是最能担当生育与哺乳的任务的。同样，原始女人眼光里的男性美也包括种种刚强的特点，保证他在性能力上可以做一个健全的配偶。而在一般的体力上，也可以做一个女人的保护者。

因此，在所谓野蛮民族里，第一性征往往成为令人艳美的对象。在许多原始民族的舞蹈里，男子对性器官的卖弄有时是一个很鲜明的节目。原始的舞蹈本来又往往富有性的意义，这一类的卖弄自属不禁之列。不说原始的情形，就在欧洲中古时代，男人的衣饰有时候特别要在性器官的部分加些功夫。在几个半开化的民族里，女人在生殖器官的部分，如大小阴唇及阴蒂，要用人工特别放大，越放大，越是令人艳美。

但是，这一类赤裸裸的用生殖器官来炫耀的普通现象，只限于文明很落后的少数民族。在日本，性爱的图画里往往把两性的性器官画得特大，只好算是一个例外了。此外，引人注意的方法还多，事实上也普遍得多：一是在性器官上上墨，二是加添饰物，三是服饰上在这一部分添些特点。用意所在，有时候看似遮掩，事实上却是引人注意。拿衣饰之美来替代身体之美，也是很早就出现的一个原则。

并且我们知晓，到了文明社会里，更有成为一种天经地义的必然趋势。这种趋势发生之后，实际上我们的审美观念和传统的审美观念有时也弄得南辕北辙，彼此完全不能照顾。我们的艺术家眼光短浅，也往往弄得莫名其妙，无所适从。德国斯特拉兹（Stratz）曾经再三重审，他们的造像画时常根据一些很不健全的活人模型，而以为天下之美，尽在于此，岂不可笑。

上文提过，原始时代装饰与衣着的主要目的之一，是不在掩盖身体而在令人注意，让人羡慕。同时我们也不得不承认，装饰以及肢体的人工毁损另外有一个作用，即从巫术的立场看，它们可以把原始人所认为有危险性的生理功能隔离起来而加以禁卫。这两种动机大体上是交叉在一起的。在蒙昧初开的时代，性器官便开始成为一种神圣的东西，而性的功能也就从而取得了宗教上的尊严。原始的人很早就认识，生殖之事，造化生生不已的大德，是原始文明所崇拜的最大的原则。原始人为了表示这崇拜的心理，设定种种象征，其中主要的一个就是生殖器本身。由此，生殖器官就成为不可侵犯的东西，要把它特别装饰起来。一面既不可以侵犯，一面要它施行性的诱惑，也就不大可能了。阴茎的崇拜可以说是一个普遍的现象，即在文明很高的族类里也可以找到，例如罗马帝国时代和当今的日本。

除了巫术与宗教的理由而外，性器官之所以不能成为普通的性诱惑的直接刺激物，或始终保持这种地位，也还有别的理由：一是不需，二是不便。即使在动物中，性器官极难得有形色美丽而足以打动异性视觉的。其往往可以打动嗅觉则是另一回事。性器官所在的区域也是特别容易受攻击而需保护，尤其是到了直立的人类，这种保护的需要又不免和卖弄的动机发生冲突。既不好看，又需保护，是"不便"之说了。难看的一点，后来另有补偿的办法，就是把前半身和上半身的一些可以施展性的诱惑的重点演变得更加鲜明可爱。这在低等动物里也早就很普遍地成功了，到了人类，自不待说。这便是"无需"的说法了。

性器官的不美观还有另外的解释。它和别的器官不同，因为功能的关系，阴茎所以插入产道，产道所以接纳阴茎，事实上根本不能不保留动物界原始的状态。

性的选择与自然选择的修改的力量在这一方面是势必很有限的。所以在情欲的驱动之下，无论性的器官对于异性如何的可爱，要从心平气和的审美的立场看，我们总不容易加以称赞。在艺术的影响之下，我们甚至于不免加以贬视。因此，在反选择的影响之下，说不定我们的生殖器官已有缩小的趋势。在我们的文明里，艺术家要用一种作品来表示标准的男性美时，他决不会把勃起的阴茎安排进去。

女子的性器官也不能算美，但在平常裸体的姿势之下，比较隐而不现，所以一般的看法总以为女子的体态比男子的为自然美丽而值得鉴赏。凡人口口声声讲求曲线美，艺术家造裸体像也多喜欢造女的，这便是一个主要原因了。如果抛开了这一点显隐的区别，而从严格的审美立场说话，我们不能不承认男子的体态之美至少不在女子之下。女人体态之美，很容易越过一个高峰而滑降下来，男子的却不然。

文明发展以后，最初所以引人注意到性器官的各种方法终于改变了用途，而成为遮掩性器官的工具。我们讨论到这里，也就可以搁置不提了。用第二性征来做性的诱惑的各种方法毕竟要普通得多，不但开始在动物界就很流行，就是到了现今，在文明大开的社会里，绝大多数的人口还是在这方面用功夫。在发育健全的人身上，凡属主要的第二性征也确乎是很美观的。我们不妨分别地叙述如下：欧、亚、非三洲的土著民族大都承认女人肥大的臀部是很美的，这一个第二性征本来是女性型在结构上和男性型分歧得最清楚的一个，也是女性的生殖功能所必须的一个条件。美的东西既受人拥戴，就和性择发生了关系，生殖功能既为种族生存的前提，就和天择发生了关系。所以这一方面，天择和性择是完全同功的，而其结果是女人臀部的越来越肥大。这种丰肥的趋势，到了相当程度以后，是和审美的标准不合的。不过这总是陈义过高的话，如就一般的眼光而论，大臀总比小臀为美。男子的臀部是组织得很紧凑的，与女子的恰好相反。这种大小的相形，加上臀部和活动有连带关系的观感，再加上臀部的健全发展是胎养与母道的基本条件。这些事实并在一起，就使大臀为美的标准越来越牢不可破。同时，我们千万不要忘记，世界上高级的族类都有大的臀部。臀部大，表示骨盘也大。骨盘大，才可以容许大的头颅的通过，而高级族类的头颅也一定是大的。

一部分黑种人很羡慕有的族类大骨盆，并且进而就自己的骨盆的部分加以后天的培植，而成为所谓"脂肪肿臀的现象"（steatomata of the buttock 或steatopygia）；这一部分黑人的骨盆本来最小，有小骨盆的因，才有这种欣羡的心理与人工培植的努力的果，可见不是偶然的了。所谓脂肪肿臀，顾名思义，是由脂肪造成的，女子臀部及大腿上部的皮层下，本来有一片丰厚的脂肪，这层脂肪的畸形发展可以成为一种脂肪性的瘤，那就是脂肪肿臀了。真正的脂肪肿臀，现在只有非洲的布什曼（Bushman）与霍登图（Hottentot）两族以及和他们有血缘关系的部落的女人才有。在其他的非洲民族里，骨盆虽小，屁股却也异常发达，只是不到脂肪肿的程度罢了。有时候一个赞美大臀的民族也往往赞美一般身体的肥胖。这也是很自然的，女人的肥胖，假如不大过分，也可以说是一个第二性征，自有其吸引人的力量。这种对于一般肥胖的爱好也是一部分非洲民族的一个特点。大臀的爱好与对妊娠时大肚子的赞美也有些连带关系。中古时代的欧洲人把孕妇看做女性美的登峰造极而绘诸图画，便是一例了。

女子的臀部而外，在比较有高级文化的社会里，最能够引人入胜的第二性征，首推女子的乳房了。在欧洲人中间，乳房的特别受人重视有一个很简单的证明，就是，社会生活一面严禁肉体的裸露，一面却又容许女子在雍容华贵、衣冠齐楚的场合里，多少把乳房暴露于外。反之，在所谓野蛮的族类里，乳部却不大受人注意，有的甚至于认为鼓起的乳峰是很难看的，而设法把它压下去。这种看法，在近代的欧洲有时也有。而在中古时代的欧洲，还相当流行。中古时代以苗条纤弱为女性美应有的标准，当然是不欢迎鼓起的乳峰的，所以当时女子的衣服也趋于狭窄一途，使鼓起的变为坦平。不过，到了文明更进的今日，这种看法是没有了。

这倒又是和半开化的民族一样，在这种民族中间，乳房的发展是很自然的。因为重看乳房，同时也注意到肥大的臀部，这一类的民族又用束腰的方法，使两部分变本加厉地突出，古代流传下来的紧身裤便是这些方法中的一个了。紧身裤的利用在欧洲人中最为普遍，在有些时代里几乎普及妇女的全部，在别的民族饰里也有。

还有一个显著的第二性征，就是男人的胡须。它和女子的乳房与臀部不一样，它的发达与否，虽和性的功能不无关系，这种关系却不显明，而不能用作一个指标。所以，我们只能把它当做一个纯粹的性的饰品，可以和许多雄性动物在头部所生的羽毛互相比较，例如公马的鬣。须髯的培养是因时代与文明程度而有不同的，但在未开化的民族里，培养的功夫最为精到。这种民族甚至于把个人的胡须认为与人格的神圣有关，不许侵犯。一旦到文明社会，胡须的一般价值便渐渐地减少，至于性择的意义再也无人过问了。在古代的文明里便已经有这种情形。初期的罗马人是很讲究胡须与长发的美观的，但到了后期，风气一变，胡须成为从事学问的人的一种专利饰品。只有读书之人才配有这种庄严的标识，其他行业的人就没有了。

总之，人类对于毛发的估价，因民族而异。但在一个民族之中，又往往因时代而各异其起。关于这点，斯托尔（Stool）曾经有过一些详细的讨论。有时候它的价值十分高，在男人，它代表着人格的尊严华贵；在女人，它是美貌的一个至高无上的标识。但有时候它不免遭人厌弃，以至于被截除，被剔净，甚至于被拔光。

这种爱恶无常的主要理由是不难寻找的。所有的毛发系统当然和性的现象有连带的关系，但虽有关系，却又没有什么确定的生物价值，有的不足为多，无的不足为少。所以，好恶心理就可以自由地发挥，因而形成种种不同的习俗。宗教中的禁欲主义的成分显然是和毛发作对的。在古埃及就有这种情形，古尔蒙（Remy de Gourmont）说过一句很能够揣摩政教家的心理的话："人体的不道德必有所寄托，而最大的窝主是毛发系统。"基督教是富有禁欲主义的色彩的，它当然也不免与毛发作对。总之，毛发的存在在文明社会的眼光里本来是一件不很典雅而有伤风化的现象，宗教既以维持风教自任，又不可避免在这方面多花些功夫了。到了今天，男子刮胡子，女子拔腋毛，男女双方又就一般的毛发系统，努力设法缩减，相习成风，越流越广，其实还是这种见识的结果。

前文说过，美的标准是多少有客观的根据的，所以不论古今东西，至少就最有知识界人士而言，这方面的经验是可以共同的。不过共通的标准并不根本排斥各民族的地方色彩。不同的民族里，或一个民族的不同的时代里，性冲动活动的结果总有一种倾向，一方面把这个第二性征搬出来，另一方面把那个第二性征压制下去，而这种故为重轻的行为就未必都合乎审美的标准了。

另外还有一个趋势，可以教共通的审美的标准发生比上述所说的更大的变化，那就是种族型或民族型的影响。一个种族或民族总有它体格上的特点，爱护这些特点的心理很容易变为赞美与颂扬的心理。在一般民族分子看来，凡是最足以代表民族型的，即这种特点最多与最发达的人，大约是最优美的了。一部分人工的肢体的毁损与形态的畸变目的往往就在于使原有的特点变本加厉地暴露出来。东方的女人本来就有很大与鲜明的眼珠，这种大而鲜明的程度，东方人却还以为不足，还要在艺术上加以渲染。日本北海道的虾夷是毛发最多的民族，所以虾夷的美的标准里，发是最重要的一个成分。紧密而圆满的乳房确是一个很美的特点。

但在非洲的黑种女人，这种乳房很早就松弛而下垂，因此，非洲民族里往往有认为下垂的乳房是最美爱的。非洲人这一类的美的观念就不免和共通的标准离得大远了。男女所属的种族型不太相同，彼此之间不容易发生性的吸引，美的观感不一样，也就是一种原因了。

要把性美的观念分析得相当周到，我们还得提出一个因素来，即个人的兴趣爱好了。每一个男人，至少每一个文明社会里的男人，在相当限度以内，总独自有一个女性美的理想。这理想往往有两个依据，一是他个人的机体和这种机体的需要，二是他有生以来一些偶然机遇而有性的引力的经验。这个因素的存在，是文明社会里的男女都知晓得的，在实行选择的时候，谁也都知道运用，无需我们加以述说。不过这种因素可以有很多的变相，在热恋中的男女竟会把对方很丑的特点誉极美，而加以表扬赞颂。至此我们就接近性的歧变或性的病态的领域了。

时地的不同、种族的各异、个人的区别而外，我们还得承认另一个因素的存在，即好奇爱异与喜欢远方异域的东西的心理了。在一般人的眼光里，凡属稀罕的东西总有几分美。严格说来，这是正确的，除非这东西并不太少。他们也许见到一种新的拼凑出来的东西，也许在一件东西身上发现一些前所未见到过的特点。

但这些大体上总得与我们经验里早已认为美的事物并不差得太远，否则还是不美，而只是稀罕少有罢了。古人说得好："只有花样翻新的东西才有趣。"近代文明生活的攘往熙来，喜新厌旧，更让这种心理变本加厉地发展，即在有美术天才的人亦在所不免。所以，在各国的大都市里，民族的审美标准多少要因外国输入的影响而发生一些变化，甚至于外国的标准、外国的时尚，喧宾夺主似的代替了原有的标准。

总之，性择与视觉的关系里，审美的观念固然是一个主要的成分。但不是唯一的成分，不论古今中外，一直就是如此。各地也都是如此。在求爱的过程里，在促进积欲的种种努力里，审美而外，视觉的用途，尚不止一端，同时别的帮衬的力量也很多。

这种视觉的用途我们不妨略举一二。有一种现象叫作"性景恋"（scoptophilia或miixoscopia），即喜欢窥探性的情景，从而获取性的兴奋；或只是窥探异性的性器官而得到同样的反应。在相当限度以内，这也不算是不正常的。有这种行为的人不能不出于窥探一途径，倒不一定因为这人根本心理上有变态，而是因为社会习惯太鄙陋，平时对于性生活及裸体的状态太隐秘了。平时禁得越严的事物，我们越是要来一探究竟，原本是一种很普通的心理。有许多操行很好的男人在青年时期曾经探访过女人的卧室，女子亦是。不过谁都不愿意承认这类行为就是了。比如客店的女主人以及仆女之类，这类行为几乎成为一种习惯，更不足为奇了。那些专事窥探而一心培植这种所谓性景恋的人，在西方就叫作"窥探者"（peeper）。这种人往往喜欢在公共的厕所一带逗留而被警察抓走。

性景恋还有一种形式，就是看性恋的图画或裸体的雕像。喜欢看所谓淫书春宫画的心理属于前者，而所谓"雕像恋"或"皮格马利翁现象"（Pygmalionism）则属于后者。相传古希腊有一个雕塑家叫皮格马利翁，有一次他雕好了一个女像之后，竟和它发生恋爱起来。"皮格马利翁现象"的名称就是这样来的。

性景恋，包括阅读性恋的小说及观看春宫画在内，只要不到一个非看不可的程度，是自然正常的。但雕像恋却是一种病态，因为所恋的对象，已经代替了活人，而自成一个目的。患雕像恋的人以男人为独多，但希尔虚弗尔德也曾说到过一个女人的例子。一个很有社会身份且常在高等交际场中进出的女人，经常喜欢到美术馆里去，把陈列的男雕像胯下的无花果叶子轻轻举起，而在掩护的一点上不断地亲吻。这几年以来，性景恋表现得最多与最普遍的场合是影院。影片不比普通的图画，不止是栩栩欲活，简直就是活的，也无怪其魔力巨大了。许多人，尤其是青年女人，每晚必到光顾影院一次，为的是要对其崇拜的某一个名男主角，可以目不转睛看一个饱，因而获取一番性的兴奋。要不是因为这银幕的媒介，这还在千万里以外的男主角又何从看得见呢？

视觉在性择方面还有另一个用途，不过这用途必须和身体的动作配合之后才发生效力，那就是舞蹈了。塞吉尔把舞蹈叫作"肌肉的性恋"（muscle erotism）。希利以为舞蹈是一种肌肉与骨节的享乐，又加上"皮肤的性恋"。

不过舞蹈的时候，视觉确也有它的任务。视觉的观看与肌肉的活动需双方合作，缺一不可。而在相当情形之下，两者又都可以成为性的刺激。有时候观看所引起的性刺激比动作还大。在许多所谓野蛮的族类里，舞蹈是性择的很重要的一个方法。体格健全、动作精敏的舞蹈家真可以接受女子的青睐而无愧。到了文明社会，舞蹈的影响究竟健全不健全往往成为一个辩论的议题。数年前，美国精神分析派心理学者布里尔（Brill）曾经在纽约调查过这个问题，他找了342个特别热心提倡所谓"新式"舞蹈的人，其中有他的朋友，也有神经上小有问题而曾请他分析过的病人以及其他可以供给可靠答案的人。其中三分之二是男人，三分之一是女人。他提出三个问题来让他们答复：

①你跳新式舞蹈时感受到性的刺激吗？

②假如你只看别人跳，而自己不跳，你也感受到刺激吗？

③假如你跳旧式的舞蹈或者别人跳旧式的舞蹈，你也感受到同样的刺激吗？

对于这一个问题，做肯定答复的有14个男人和8个女人；对第二个，就有 16个男人和29个女人；对第三个，有11个男人和6个女人。 对第二个问题作肯定答复的若干男女中间也包括所有对第一第三两个问题作肯定答复的那些人。做肯定答复的，绝对的数目虽然男多于女，但相对的，则女比男的略微多些。这些人都是布氏的相识，而在布氏的眼光里，他们在性的方面都是些神经过敏的人。在其他人里，大多数答复说，他们只得到一番高兴与舒服的感觉。无论如何，要说新式的舞蹈是一种粗野的舞蹈，足以煽动性欲，实在是不正确。布氏论文的结论下得很公正，他说新旧各式舞蹈多少都可以减轻一些性的紧张程度，无论它们所能减轻的分量如何，对于神经过敏与多愁善感的女子往往是大有稗益的。舞蹈的风气有时候可以弄得十分披靡猖狂，那固然是要不得的。但尽管有这种危险，文明社会还是值得加以培植引导，因为它是纵欲与禁欲两种势力之间的一个折中，既然文明社会的生活锅炉里有到这两方面来的高压力，舞蹈便可以权充这座锅炉的一个安全阀了。

我们的讨论即将结束。不过还有一点应当加上，美根本是女人的一个特质，可以供男人的徘徊思慕，就是女人所欣赏的也仍然是别人中间的一些女性的美。

反转来，通常的女人对于男人的美却不这样崇拜景仰。男子何尝不美，其美又何尝不及女子？不过男子之美所能打动的只有两种人：一种是美术家和美学家；一种是有同性恋的倾向的男人。至于能打动性的兴趣，那就只有这两种里的后面一种了。无论在一般动物界的情形如何，也无论所谓野蛮族类的情形如何，在文明状况之下，最能搏取女子欢心的男人往往不是最美的，说不定是美的反面。斯登达尔站在女人的立场上说："我们要求的是热情，只有热情是靠得住的。美不过供给一些有关热情的概率而已。"不错，女子所爱的与其说是男子的美，毋宁说是男子的力量，即身心两方面的力量。力量是多少看得见的，所以还在视觉的范围以内。但我们一想到力量的使用，众人便又牵涉到另外一个官觉的领域，即我们已经研讨过的触觉了。大家往往很自然地与不知不觉地把看得见的活力翻译成为觉得出的压力。我们赞美一个人有力，实在并没有直接觉得他有力，不过间接看出他有力罢了。所以，男人爱女人，是因为女人美，而美的印象是从视觉传达给意识的。而女人爱男人，是因为男人有力量，而有力量的印象，虽属于更基本的触觉的范围，却也需先借道于视觉以达到意识。

力的充盈在视觉方面发生印象，固然是尽人而有的一种能力。不过这种能力，在女人一方要比男人一方强大得多。为什么男女有这种区别，是很容易答复的。

女人不作性的选择则已，否则她总会选一个强有力的男人，因为只有这样的一个男人才有希望做健全儿女的父亲和保家之主。这固然是一个很普通的解释。不过，这种解释总还是间接的。我们不妨搁置一边。我们还有一个更直接的解释。男女的性的结合是需要体力的，不过比较主动而用力的总是男人一面，而女人则比较被动。因此，女人有力，并不能证明她是一个富有效率的爱侣，而男人有力，却多少是一个保证。这保证也许是靠不住的，因为一般肌肉的能力和性的能力并不一定有正面的关系。有时候肌肉能力的极端发达和性能的特别薄弱倒有几分关联，但无论如何，肌肉能力的发达多少可以供给一些上述斯登达尔所说的"有关热情的概率"，多少总是一个性欲旺盛的符号，不会全无效果的。这些讨论虽然很实在，一个正在择偶中的少女，即或她选上一个富有体力的男子而抛弃了另一个美男子，她当然不会有这一类精密的考虑。这是不消说得的。不过，性择多少是一个良知良能的举动，她自觉的意识里尽管不作这种计较，她一般的情绪的态度里却自有一番不自觉的辨别与抉择的努力，而这种努力总不会错得很厉害的。总之，一样讲性择，一样用视觉来做性择，女人所注意的始终是更原始的触觉的方面。

触觉原是最基本的性的官觉，前文早就讨论过了。

有人非常喜欢观看运动家那种敏捷、矫健与富有流线形的动作而获得性的兴奋。费瑞为这种心理起了一个特别名词，叫作"动作恋"（ergophily）。动作恋男女都可以有，但女人的表现往往特别显著。这种心理虽不正常，却还不是病态。另有一种人不仅喜欢观看动作，而且喜欢观看残忍与惊怕的动作，因而得到性的刺激，那才是一种病态了。费瑞曾经提出过一个极端的动作恋的例子，我们不妨在这里转述一下。有一个少妇，对丈夫基本上没有爱情，但也没有什么特别的恶感。她从小就很柔弱，在4岁的时候，有人带她出去看走江湖的马戏，马戏班里有一个玩球的女孩，年纪比她稍大些，可是玩球的一套把戏真是高明。她看到高兴处，觉得生殖器的部分一阵发热，接着又一阵抽搐，不由自主地遗了尿。抽搐是解欲的表示，但幼年时的解欲时或出于遗尿的一途。从此以后，这马戏班里玩球的小姑娘就成为她的白日梦里的主角，夜晚睡梦之中，也时常有她的踪迹，而其结果也总是一阵抽搐与一次遗尿。到了14岁，已在春机萌发后，她又有机会看马戏，戏班里某一个漂亮而技术纯熟的运动家又在她身上产生这一类的影响。

从此以后，那个小姑娘和这个运动家就在她的梦里轮流光顾。16岁那年，她登山游览，一阵饱餐之后，她睡着了。一觉醒来，好像那运动家就在她的旁边，而初次的经验到色情亢奋却已不再遗尿。到此解欲的过程已与膀胱无关。她后来到巴黎居住，从此一切精熟而矫健的动作，如戏院里的表演、工厂里的劳作等等都成为她觅取性快感的源泉，真有取不尽用不竭。她终于结婚了，但婚姻生活并未改变她这种性癖，但后来她把这种情形对丈夫说明白了。这当然是动作恋的一个极端的例子，多少有些不正常，但轻的动作恋是不能算不正常的。

总结上述，我们可以说美的观念并不是一个飘忽不定的东西。有人以为飘忽不定，那是错误的。美的观念是建筑在非常稳固的基础上的。

①它有一个客观的美学基础。古往今来的许多种族或民族，至

少就其中最有见识的一部分人而言，对于女性美的标准，在微小处尽有出入，在大处却有一个不谋而合的共同看法。这一般客观的基础而外，我们又发现下列的几点。

②民族与族类的特性上的歧异，对于美的观念的养成也有一部分力量，而使客观的标准发生变化。这是很自然的。在各个族类自己的成员看来，总认为其所以不同于别的族类的地方，正是其所以美于别的族类的地方。族类的特点越是发达，美的程度也就越是进步。就客观的立场看，我们也至少觉得族类特点的充分发展多少是健康与活力的发展的一种指示。

③美的观念又不能不受许多第二性征以至于第三性征的影响。很多地方的人所特别注重的，也许是女人的毛发，或许是女子的乳房，也许是女子的臀部，也许是其他更次要的性征。但无论一个性征的重要程度如何，一经被人注意，对于性择的现象都可以发生意义，发生作用。

④各人的机体与经验不同，因而各人的兴趣爱好也不一样。这种个别的兴趣也势必影响到审美的观念。个别的兴趣又往往会集约化，而造成短时期的美的风尚，即始于一二人的好恶的，最后可以牵涉到许多人，虽然时过境迁，终归消灭，其足以影响美的标准则一。

⑤最后我们还有那好奇爱异的心理。在近代文明里，尤其是对于神经质而生活欠安定的人，这种心理是十分发达的。他们所欣赏

的美，常常不但不是本国固有的特点，如上文②以下所讨论的，而是外国人或远方人所表示的特点。

我们在前文又曾讨论到男女在性择上都发挥作用但彼此的依据有所不同，男人看女人的美，而女人则看男子的力。同一利用视觉，而女人则事实上又转入触觉的范围。

这番讨论我们当然不能穷究全部性择问题的底蕴。我们讲了不少关于标准的话，但事实上性择的结果，也许和我们所说的根本不相干。许既没有参考他人的经验，又没有照顾个人的脾气和癖性。或许一大半是碰巧，是童年时代一些性爱的印象和成年时实地的机遇牵扯在一起，是传统的一些观念和习惯染上的神秘的浪漫主义的色彩。选择的功夫一旦完成，当事者也许会发现他上了一个当，他的性冲动固然是被唤起了，但唤起它的种种官觉的刺激，大半不是他当初理想中所想象的，甚至于完全与理想相反。这是常有的经验。

另外，还有一点，性择的问题并不是简单的，我们早已讨论到的不过是一些心理的因素，其中也许还有更基本的生物的因素，为我们所计虑不到的。我们时常遇见有一种人对于寻找与选择配偶的勾当，特别能干，他的力量比别人大，成功也比别人多。至于理想上与事实上他是否真正中选，真正最宜乎配偶的生活，反而成为另一问题。这些人在身心两方面的先天气质，确乎有超人之处。他们在生活的其他方面，也比别人易有成就，也就难怪其对于猎艳一事也比较轻而易举了。不过他成功的理由，恐怕需向生物的因素里去寻找，这不在我们的讨论范围之内。

总之，人类的性择问题是极度复杂的，我们在前文有所叙述的，只不过是少许比较已经确定的资料，并且大体上和问题的真相大概不至于离得太远。我们当然更希望有些定量的研究，但如一时只能有些定性的研究，则前文所说也许就是我们目前所能做到的了。不过，这些资料的切实的意义，我们还不敢说已经完全明了，倘若我们一定要有一个定论的话，我们不妨说：性择的时候，在族类品性与人类通性方面，我们追求的是相同。在第二性征方面，我们所追求的是殊异。在心理品性方面，我们所追求的是相得益彰。

我们求的是变异，不错，但只是一点轻微的变异。

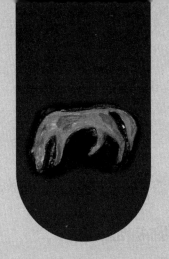

第三章

青年期的性冲动

Psychology of Sex

第一节　性冲动的初期呈现

以前的人有一个误解，认为在儿童时期性冲动是不存在的。现在我们知道以前有这个误解的人虽有，幸而还不太多。不过承认性冲动存在的人，又往往以为此种存在并不是正常的存在；既不正常，则性冲动的每一种表现岂不就是歪邪的以至于反复无常不可捉摸的么？甚至于弗洛伊德一面承认幼年的性现象性活动是正常的，一面却又常用乖张邪僻一类的字眼（perverse）来形容它们。他说过，幼年的性现象是"多形的、乖张的"（polymorph perverse）。我们如不讨论这问题则已，如要讨论，则不论研讨的精粗疏密，这一层见解上的混乱是必定要先弄清楚的。

我们开始就应说明一点。即所谓性冲动的表现，仅就性字的狭义而言，在幼年及童年时期，确乎是很普通的事，比起我们以前所猜想的要寻常得多，并且这些表现的力量之大、出现之早，以及性质上的变化无穷，也是从前所没有想象到的。

在婴儿出生不久的时候，生殖器官感受性刺激的自然倾向已经有一个基本的变异范围。初生的婴儿，这一部分也往往感觉到刺激，做父母的也未尝不知道。

不过仅仅以寻常刺激视之罢了。婴儿时期这一类的经验，我们自己是记忆不起来了，所以当时究竟有没有快感，谁都不能回答。不过一到童年，这一类刺激与其所引起的快感，是很多男人和女人能够忆想到的。有人认为这种刺激与记忆不免受意识所抑止。其实不然，真正受抑制的，甚至完全不进入意识范围的，是另一种冲动，就是把这种经验对年长者诉说的冲动。事实上，在普通环境下，也确曾很少有人把这种经验去对他人诉说。不过，这种经验既与寻常经验不同，又很不相干。甚至和寻常经验发生抵触，因此反而容易在记忆里存留下来而不至于消失。

幼年时不但可以有前文所说的快感，并且不可以有很清楚的性刺激与兴奋。

在十九世纪初年，法兰西等国的作家，例如马克（Marc）、方萨克瑞夫（Fonssagrives）、佩雷斯（Perez）等等，都提出过幼年手淫的例子。男女都有，有的只有三四岁。到了近几年，医学家罗比（Robie）发现，这种刺激与兴奋的初次呈现，男孩在5岁与14岁之间，而女孩则在8岁与19岁之间。又不论男女，呈现得迟缓的比呈现得早些的多，但14岁与19岁总是最迟的年龄了。最近，汉密尔顿医师作过一次更精密的研究，发现20%的男人和

14%的女人，在6岁以前，性器官就会感觉到快感。女医生戴维斯比较男女性发育的结果，发现在11岁以前，包括11岁那年在内，男孩开始手淫的有20.9%，而女人有49.1%，女人比男子多出一倍半。但从12岁到14岁，三年之中，男人开始手淫的例子，比女人的要超过很多很多。不过，看了这一类的数字，大家不要误会，认为所有男女孩子都有或都可以有这一类的经验。有的男孩，天真烂漫地听从了另一个男孩的劝诱，误以为摩擦可以教阴茎发育得更大，于是开始手淫。但在初期，往往阴茎既不勃起，又无快感，一直要到春机萌发的年龄或将近这年龄，才真正可以接受性的刺激。所以，幼年时期，各人生殖器官感受刺激的力量是大有不同的。这种不同究竟有多少遗传的成分在内，是很难说的。但是，大体而言，在这时期里一个血统健全的孩子，是比较不易感受刺激的，反之，一个不很健全的血统，或性的素质比较特殊强烈的父母所生的子女，便容易早熟，且提前感受到刺激。汉密尔顿医生的调查告诉我们：性生活越是发育得迟，则未来的婚姻关系越就比较美满。

倘若我们离开了限于生殖器官部分的性现象说话，我们的题目就要复杂得多。

逾越这个范围以外，我们就不免碰上精神分析派所说的"性欲"或单单一个"欲"字（libido）。在这一派学者最初讨论的数年里，他们曾经受到强烈的抨击，因为他们认为一个人在婴孩和童年时，也未尝没有性欲的表示。事实上这种抨击或反对的论调到今天也还没有完全消失。不管我们现今承认、赞成与否，要看我们对这个"欲"字究竟作什么解释，下什么定义。像许多弗洛伊德派的名词一样，这名词的采用不是很满意的。其中不满意的原因之一是：它就是英语中"淫荡"（libidinous）的词根，在习用已久的人不容易加以剖析。弗派以外的著名精神分析学者，如荣格（Jung），事实上又把libido一词所指的欲和特殊的性欲完全分别看待，以为这种欲是一种广泛的"精神的力"，相当于法国哲学家柏格森（Bergson）所称的"生命的驱策力"（法文elanvital，英文vital urge）。有人愿意用这一类的词来指一般的生命的力，而不愿意用libido或欲这个词，因为这个词总不免和特殊的性欲相混。弗氏自己对于词的见解以及这种见解的演变也很不一贯。在他那篇很发人深省的专论《欲的幼稚时期的组织》（*Infantile Organization of the Libido*，1923）里，他自己说在有一个时期，所谓欲，所指与所述说的是生殖器官发育以前的那种组织。不过后来他又承认儿童时期的性欲与成人的性欲很相近，似乎同样可以用这个欲词来代表。不过，他又继续说，就在幼稚时期的组织里，阴茎所占的依然是一个原始与基本的地位。根据弗氏的理论，儿童时期所认识的生殖器官也只有阴茎一事，其他则是偶然的。同时他又说到所谓"生殖器官前期"的一个时期，并且肯定他说："一直要到春机萌发的时期，性的两极在儿童的认识里才分化而成阴阳男女。"部分弗氏著作的阅读者，在这一类的议论里，不免发现一弱点，就是弗氏的理论过于笼统。在这样一个由大量个人集合而成的世界里，各人有各人的遗传，对于身外的环境，又各自有其反应的方式，这种过于概括的说法是不适宜的。不过，在弗氏的理论中心里，性的两极分化既需到春机萌发时期方才完成，而就一个寻常的人而言，"性欲"又需建构在这种两极分化之上，则弗氏的用到欲字或libido一名词，事实上也不值得众人大惊小怪了。总之，弗氏的名词虽然有问题，但其名词所指的事物我们大体上也总可以承认。我们不妨同意另一位分析派学者琼斯的见解，就是把人生的性的活动分成"初始的快感"和"归宿的快感"两路，而把"春机萌发以前的各种表现都归作起初的快感一路"例外尽有，大体上这个见地是不错的。

弗洛伊德对于欲或libido的见解，如果在开始的时候，就采取他后来在1925年出版的《自我与一己》①（*Das lch und das Es*）一书里的立场，当时攻击他的论调可能就不至于那么多了。在这部书里，他就不太用到这个名词，似乎多少有些遗弃的意思，同时却把"自我"和"一己"的关系阐述出来。"一己"所指的我和许多附带的情绪，多少是蒙稚的和不自觉的，而"自我"所指的我多少是自觉的与理智的，并且是和自我以外的世界更有亲切的反应关系的。自

———————————

① 即《自我与本我》。

我之我自然是后于一己之我，并且是从一己之我中渐渐演变而来，而终于成为一个分立的东西。弗氏说："这样一个看法大体上和平常一般人所接受的见解很相吻合。"

我们把儿童的活动作一番广泛的观察之后，我们似乎可以发现，这种活动中，通常占有原始与基本地位的，实在不是儿童的阴茎，这和弗氏所见不同，而是很出乎意料之外的。和婴儿生活接触颇多的人，大多数会告诉世人，占有这种地位的是大拇指和脚趾，而不是阴茎；即使有少数以阴茎做最先注意的对象，那最初也往往是由于好奇心的冲动，弗氏自己即有此说，无关紧要。不幸的是，有的母亲不免加以斥责，而一经斥责，这种对象便不免在婴儿的心理上留下更深的印象，见得更特殊的重要。阴茎、手指、脚趾，原是儿童身上最"奇特"的部分，最可以供他玩耍的部分。玩耍的结果可能引起愉快的感觉。不过就大多数的孩子说，可能认为足以发生性感觉的事物似乎还并没有集中到生殖器官的领域以内。易言之，它们是一些门槛上的性感觉，滞留在性领域的边缘上。它在成人，便应是一种引进到真正的性感觉的一种准备的感觉。因此，倒也未始不是恋爱艺术的一个正当的部分。总之，儿童与大人在这方面的区别是很清楚的，儿童的感觉虽也是愉快，大抵并不超越性领域的门槛，而成为真正的性感觉。

这一类的现象最先发现的地方通常是在嘴的部分。这是可以想象得到的。因为嘴是吸食乳汁的，嘴唇的感觉又是相当的敏锐，当它和乳汁所从出的母亲的乳头发生触接之际，在婴儿势必感觉到极度的愉快。口部到了成人时期既然是一个发欲带，有如本书第二章第三节中所述，则它在婴儿时期，大概是在性领域门槛上的一个快感的中心，是很合乎情理的一个推论而不足为奇的。婴儿吸吮不到乳头的时候，或已过哺乳时期的较大儿，又往往喜欢哑吮大拇指，这种行为显然也可以供给一些快感。部分观察家甚至认为这种行为，对于先天不很健全的儿童，不如算作一种手淫，并且可以从这引进到真正的手淫。别的许多观察家虽不同意这种推论，但无论如何，这是一个在男女儿童中相当流行的现象，甚至于在呱呱坠地以后便已开始的。

嘴部的一个中心而外，第二个出现的中心大概是肛门的部分了。如果平日大便的行为很自然，很顺利，而并没有便秘或其他抑制的情形，则肛门部分成为快感中心的机会便不多。否则，排泄的行为势必引起一种通畅与愉快的感觉，而长久就可能成为一种习惯。肛门终于发展为一个发欲带，就是这样来的。其发展的可能与发展的程度虽次于嘴部，但其不失为发欲带之一。部分精神分析派的学者以为，有的忍粪的行为是故意的，其目的在获取排泄时的快感，而这种故意的倾向对于未来精神生活的发展，肯定大有关系。这种看法虽然有趣，却不容易证明，所以也就有人否认。上面一番话大致也适用到便溺行为，不过这方面的愉快无论在婴儿或大人身上，是完全因为便溺行为所给予的解脱而来，却与尿道无关。

有的观察家又认为婴儿在便溺时，特别喜欢以某一个人做对象，使他成为便溺的接受者，这种行为可能也引起几分快感。但笔者以为这是一个错误的解释。婴儿在愉快的情绪下，可能失去控制，以至便溺在别人的身上，但这决不是故意的，好比成年的妇女，在色情亢奋之际，有时因反射作用的关系，也不免于遗尿一样。

但对于此种妇女，这类失去控制的行为不但不会引起快感，并且会引起懊恼。简而言之，其他愉快的情绪状态可能是因，而遗尿的行为是果。所谓情不自禁者便是。倒果为因，便是这些观察家的失误了。汉密尔顿医生在他的研究里，发现在幼年时期，男子有21％、女子有16％对于便溺曾经感兴趣，并且曾经加以玩耍，男女两方关于大便的兴趣的数字也恰好一致。

在儿童的经验里，有一部分未尝没有性的意味。这在体格方面，上文所述，已足够加以明证。至于在心理方面，儿童也未尝不能体验到性的情绪，那情形更自显然。数年以前，倍尔（Sanford Bell）曾经收集许多的资料，证明这种情绪是很普通且任何人都可以随时观察到的。他那篇报告如今仍还值得一读。倍氏研究这问题前后长达十五年。他在学校和其他场合里，总共亲自观察到800个例子，而间接从其他360个观察家得来的，又有1700个例子的纪录（共2500例）。这360个观察家自己中间，只有5个记不起童年时发生过什么性的经验。这也可以证明，童年抑制的现象实在不算普遍，除非其人先天有些缺陷，抑制是不发生的。倍尔发现性情绪的发生可以提早到两岁半，并且这种发展又自有其表现不同的几个阶段：第一段到8岁为止，第二段到14岁。在8岁以前，男孩往往比女孩羞涩，也比女的为容易采取守势，而不采取攻势。再观察这种情绪时，直接所能见到的固然是一些零星的举止，但间接所推想到的无疑是发生性冲动的情绪了。所谓零星的举止，比较普通的是拥抱和亲吻，但也并不经常看到，因为一方面表现性情绪的动力虽强，一方面掩饰这种情绪的动力也不弱。有这种情绪的人不但不愿意在大众面前传达出来，就是对所爱悦的对象也往往讳莫如深，不打算有什么行为上的表示。其他触觉方面的接近也时常可以观察到，但是倍尔以为这种接触不一定有很清楚的性的含义，除非主动的人是发育得特别早。倍尔说得很对，这种情绪后面的性兴奋也许以性器官为集中点，但就大多数而言，是和性器官没有什么特别关系，而是分布到周身的。尤其是所有循环系统与神经系统。倍尔又说，性情绪的表现以春天为最多。

倍尔这些观察，后来研究儿童问题的人，包括精神分析学派在内，全部能加以证实，并且作更详细的发挥。弗洛伊德的研究工作里，很大的一部分就属于这范围，而菲斯特（Oskar Pfister）的著作也归结到同样的一个结论，即在儿童生活里，恋爱的情绪表示是多到一个意想不到与骇人听闻的程度的。菲氏的那本书，一面叙述儿童的恋爱生活，一面更申说到性发育的种种缺陷，是包罗既广而推论又十分精细的一本专著。

归纳上面的讨论，我们不妨再简单地说：儿童的性的兴趣或类似性的兴趣自有它们的特点，自有它们的领域。这些领域是在大人的性领域以外的，一则因为在体格方面，生殖器官还没有发展。再则，在心理方面，对于所谓异性还没有清楚的认识，即异性之所以异，其意义还不明显。一直要到春机萌发期过去以后，这种发展与认识才陆续地来临。

在儿童的性生活里，有一个十分有趣而往往不被人注意的特点，就是，"虐恋"或"痛楚恋"（algo1agnia），即对于皮肤受的痛楚所发生的快感。所谓痛楚包括目击别人的痛楚，或由自己加害别人的痛楚，或本人身受的痛楚。这种心理的表现在成人的语言里，有叫"残忍"的，有叫"施虐恋"（sadism）的，有叫"受虐恋"（masochism）的，还有其他通用的名称。谈到儿童有这种心理的表现时，凡人也往往沿用这一类的名称。这也许是无法避免的，因为他们虽不知晓儿童的心理，却也未尝不想对这种心理加以解释，用到了这些名词，在他们就算是解释过了。不过这是很不幸的，也许是要引起误会的。因为儿童的心理中决无此类名称所影射的动机。即举"残忍"的观念为例，我们先需有人道和慈善等观念，以后才会有残忍的观念。但这种观念，即在大人，也往往弄不清楚，何况儿童？唯其儿童的意识与知识程度里还没有残忍的观念，所以对于别的动物或别人的痛楚，可以作壁上观而不感觉到难受，甚至于觉得有趣，觉得好玩，再甚至于自己动手，来制造或增添这种痛楚。我们应当知晓，童年时期是一个人好奇的理智与尚待分化的情绪正在操练的时期，也可以说，正在玩耍的时期，这一类心理的表现就是操练或玩耍功夫的一部分；我们如今用大人的那一套多少已经僵化的道德观念来作为他们的准绳，岂不是无的放矢？真正的教育，笔者说真正的教育，因为目前流行的教育，还是灌输多而启发少，而教育在拉丁文里的原义是启发而不是灌输。在这里就有它的功用，而是要帮儿童的忙，把成年时期的种种活动逐渐启发或引导出来，更要依据儿童理解力进展的程度，让他知道，他早年的那些横冲直撞的行为，在大人的世界里是行不通的。前文所说，童年时期是浑成的情绪尚待分化的时期，还有待进一步的证明。分化的发展是需要试探与练习的，试探与练习的功夫所达人的情结的领域不止一个，痛楚或痛苦的领域便是其中的一个。在试探中的儿童当然会问到，也可以达到，至少可以踏上这领域的门槛。正因为这是试探与习练的工作，所以儿童在这时还没有分人我彼此，它可以看人挨痛，让人挨痛，但自己一样可以身受痛楚，甚至于觉得自己受比别人受还要有趣。

这其间不能受大人道德的绳墨，不更显而易见么？男孩女孩的游戏里带有惩罚性质的很不少。在大人看不见的时候，它们便喜欢玩这种游戏，一面相互惩罚，一面又相互接吻，痛楚恋和虐恋与性发育的关系很密切，就这点已经可以看出来。

这种接罚性质的游戏在女童中尤其流行。她们所用的刑具里，最普通的是梳头发的刷子。有时候儿童喜欢鞭打自己，即在春机萌发期以后，生殖器官已经相当发育，假如一时找不到异性朋友，使性的情绪有所寄托，男女青年也就用自我鞭打的方法来取得性兴奋。即便在幼童的生活里，"白日梦"也是常有的事，而严刑拷问是白日梦里不算不普通的一种成分，而一到年龄稍大，自己能够看读物的时候，福克斯的《殉道列传》（Foxe, *Book of Mcrtyrs*）一类的书便成为最能供给快感的源泉。再进一步，有的男孩往往喜欢对自己而且常常是对自己的阴茎施加痛楚；这表示阴茎已经成为情绪的兴趣中心，甚至未尝不可以说它已经是用大人的眼光来看的性兴奋的源头。这一类的事实就让我们联想到一部分精神分析派学者所特别重视的所谓"阉割症结"（Castration-Complex）。有的用绳子把阴茎紧紧地拴住，有的用力地加以打击。女童也有类似的行为。最近有人记载着一个九岁的女孩用绳子拴住了阴蒂，一时解不下来，最后不得不烦劳外科医生。总之，在这一个时期里，知觉与情绪都还相当散漫，变迁没有条理，也可以说都还没有结晶化。痛楚是人人都怕的，怕痛也是谁都很早就学到的。因为它根本和生命的保全有关，然而儿童居然不怕痛楚，甚至于喜欢痛楚，可见它虽然在感受痛楚，而一种模糊的快乐情绪也就在这痛楚中渐渐地培养成功。在汉密尔顿的调查里，发现从来没有过虐恋的经验的，男子中只有49%，女子中只有68%。反过来，有过这种经验的，男女之中，差不多都占到30%；而汉氏所调查到的男女，在品行上与知识上全部可以说是很有社会地位与身份的人。

这一类情绪的表现虽多，毕竟是属于童年时期的，距离大人的阶段还远。何以见得？从儿童恋爱生活的对象上就可以看见。这对象也许是一个同性的人，也许是一个血缘十分密切的人。若在大人，在这些地方就不免有所禁忌了。这一点事实现在已经有很多的成年人知道了。但是他们的了解还不到家，他们有的只是一知半解，他们看见儿童不避同性，就说它发生了"同性恋"，看见它不忌亲属，就说它有些"乱伦"，看见它和母亲的感情特别好，就说它有"俄狄浦斯症结"。

这真可以说是胡说八道。他们不知道把适用于大人的名词，随便用在孩子身上，是犯了一种很严重的不可饶恕的错误。小孩子根本还不懂得"性恋"是什么，试问他怎样会懂得"同性恋"？不懂得"伦"是什么，试问又怎样会把它来"乱"？有一位著名的精神分析派学者杰利大医师（Jelliffe）说得好："我们在童年的冲动行为上把成年的签条乱贴在一起是最荒唐不过的。"就在性的范围以外，谨慎的儿童心理学家，例如写《童年初期的心理学》（*Psychology of Early Childhood*）的斯特恩（Siern），他正在努力设法，让我们不要把衡量成年人心理的尺度来衡量童年心理，童年心理自有其独特的性质，应该分别研究，而不应混为一谈。我们要不了解这一点，不先把前人对于童年性心理的这一类误解彻底地澄清一下，我们对于性心理发育一题，便始终不会有拨开云雾见青天的一日。

此前的大人，以成年的立场来臆测童年的心理，根本忘记了自己也有过童年和童年的特殊经验，这种覆辙我们是千万不能再蹈的。基督教的经典上说，我们不变做赤子，我们不能进天国。假如我们不变做赤子；就无法体验赤子之心，我们也休想进入当前的知识的新园地。

讨论到这儿，我们对于上述一度提到过的所谓"俄狄浦斯症结"就不能不介绍一下。这个名词所指的心理现象，最先提出让我们注意的是精神分析派的学者弗洛伊德。这一派的学者一向把它看做十分重要，就是在今天，在他们的眼光里，尤其是弗氏自己，这种重要性还是相当的大。从字面上看来，这名词是不很妥当的。现象本身是这样的：在性发育过程的某一个阶段里，一个小孩对它的双亲之一（男孩对母，女孩对父）会发生恋爱的情绪（简直可以说一个"婚娶的愿望"）。同时对于双亲中的另一人（男孩对父，女孩对母）发生同等强烈的嫉妒的心理。

但是在希腊神话里，俄狄浦斯并没有感觉到这一类的情绪，他在神灵的诏示之下，只得娶他的母亲，并且于无意之中把他的父亲杀了，他自己还挣扎过一番，不愿做这两件犯罪的事，但终归无用。不过弗氏对于这一点另外有一个解释：他认为所谓神灵诏示，实际上就是潜意识的冠冕堂皇的化身罢了。无论如何，二十多年前，弗氏最初把这部分学说提出来的时候，他是相当不细心的，并且当时他用到"乱伦"一词，也是一个失误。所以，弗氏自己也时常提到当时这部分的学说很惊骇一般人的耳目而被人咒骂。不过这种咒骂的态度，碰上弗氏这样一个意志坚强而爱好多辩的人，不但没有用处，反而变本加厉刺激他，让他更把这个学说搬出来。弗氏宣称说，程度尽管有不齐，形式尽管有所不同，甚至于形式上尽管发生逆转的变化，"俄狄浦斯症结是儿童心理生活里一个照例存在且很重要的成分"。他更进一步阐说，这症结是一切邪孽的源头，也是"所有神经病的真正核心"，这些都"似乎并不是不可能的"。朗克（Rank）在那时候正和弗氏密切合作，也利用他在文学方面的渊识，指证在戏剧的诗歌里，俄狄浦斯症结是一个时常遇见的音乐家所谓的主旋律，其在形式上尽管有些出入，但底子里总是这症结在那里活动与导引。最后，到1913年，在《图腾与禁忌》（*Totem and Taboo*）一书里，弗氏终于把俄狄浦斯症结的概念扩展到一个很广泛的程度，认为它是原始道德的根苗。有了它，原始人才有罪孽的自觉，而这种自觉便是宗教与道德的源泉了。哲学家康德所说的无上命令（categoricalmper ative）以及宇宙之间种种主宰的神物也都可以溯源到它：本来只是生身的父母，终于变做了上帝、命运、造化等等主宰的东西。

精神分析派的学者把俄狄浦斯症结看得如此重要，把它认为人类文化中绝大一部分的基础，固然有他们的说法，但他们根本没有想到这个特殊的症结，不与文化发生联系则已，否则一定得和某种特别的家族制度发生联系，而家族制度的形式根本上就不一而足。俄狄浦斯症结的先决条件是父权的家族制度。这在我们所最熟悉的欧洲各民族的历史中，固然是找得到的。可是，父权家族决不是一个古今中外普遍通行的一种家族制度，也何尝不是一个事实？家族的实质固然是生物的，但家族的形式却是被社会的影响陶铸而成。麦林诺夫斯基（Malinowski）在他那本《未开化社会中的性与性抑制》（*Sex and Repression in Savage Society*）书中对于这一层阐释得很清楚。同时我们不妨注意，麦氏在开头的时候，对精神分析派的理论是多少有些偏袒的。弗氏等所认为足以陶铸文化的各种症结，事实上要有了文化才会发生，文化的种类既不一而足，症结的发生即不免各异其趣。如果说"一个太初的渔猎的部落，早就具备着许多现成的心理上的偏见、冲突、怪癖和目前欧洲中等阶级的家庭里所有的一样，然后再向原始的丛莽中各自乱窜"，我们也是无法承认的，每一种文化都一定有它特殊的心理上的症结，这种症结是此种文化所必有的副产品。文化的演展在前，症结的发生在后，因果是不能倒置的。

再者，俄狄浦斯症结有一个假定，就是一个人出生以后，很早就有一种天然的趋势，要在它近亲的身上，发生性爱的经验，但这种趋势又是相当的强烈，非有严刑峻法的抑止，无法制裁。这种假定又是对的吗？一切人类学的权威都认为亲属相好或相恋冲动的自由发展是和家庭制度的存在根本不相容的，这种自由发展的结果，不但家制不成事实，整个的文化就无从出现。不过此种亲属相恋的趋势究竟是不是天性的一部分，非发展不可，这些专家的意见便不一致了。人类婚姻史上的权威韦斯特马克起初认为人类对于亲属相好，是有一个确切的讨厌的本能的。弗洛伊德则主张从婴儿时期起，人类便有强烈的亲属相好的自然倾向。麦林诺夫斯基承认韦氏所说的讨厌心理的存在，但认为这心理不是天然的，而是文化所造成的，是"文化反应里的一个复杂的配合"。笔者自己的立场，多年以来，大体上可以说是这几家的一个折中，即对于接触密切的人，一个人总有几分性的系恋，这种接触密切的人既往往是近亲，于是这种系恋的关系便叫作"亲属相恋"或"亲属相好"了。汉密尔顿医师的研究里，发现男子中间，14%在童年时期曾有过亲属相恋的冲动。这种冲动并没有引起什么恐惧的感觉。在男子中间，100%对他们的母亲偶然有过一阵性的感觉，28%对他们的姐妹有过同样的感觉；7个女子对她们的父亲，5个女子对她们的兄弟，也依然如此。这种感觉的事后追忆固然教他们有些难乎为情，但并不引起什么严重的良心上的责备。在通常的形势下（例外的形势固然也总是有的），孩子对家中人也有些薄弱的性的系恋，但只要在家庭圈子以外，遇见了更可以留恋的新对象，这种原有的系恋也就被克服了。实际上到此我们所发现的，并不是一种反抗亲属相恋的本能，也不是什么天然憎恶的心理，而是性冲动已经像蛰后的昆虫进一步活跃起来，从而需要一番深度的刺激。于是家庭中司空见惯的对象便失去效力，而家庭以外的新对象被取而代之。这样一个见解，韦斯特·马克后来在其修订版的《人类婚姻史》里也表示过很可以接受，至于克劳莱和希普则在此以前早就表示过赞同。其实所有人对于性的生理学和求爱的心理学有了充分的了解后，对于这一点是很容易认识的。我们不妨举一个富有代表性的例子：布雷东（Restif de la Bretonne）的自传《尼古拉先生》（*Monsieur Nicolas*），是性爱心理学上的一部珍贵的文献。在这本自传里我们读到一个四岁的男孩，成长得很早，他和女孩结伴玩耍的时候，已经多少可以感受到性的刺激，他在被她们拥抱的时候，虽不免有些羞涩，但一种兴奋的感觉是很明确的。但一直等到十一岁，他的冲动才趋于强烈。他甚至于还做过性交的尝试。至此，他的羞涩的态度就完全没有了，原来这一次的对象是一个从邻村来的素不相识的女孩。"素不相识"四个字便是他前后行为所以不同的关键了。如果大家把这一层认识清楚了，笔者以为许多不相关的学说便大可不必提出。所谓"对于亲属相恋的憎恶心理"，又何尝真有呢？不过在自然的状态下，性的系恋必须靠较强烈的刺激，而家庭环境中人，彼此朝夕相见，习熟已久，即使有性的刺激，事实上不够强烈的程度，不足以引起反应，又何尝因为憎恶的心理，而根本不作反应或避免反应呢？大家知道，最强烈的亲属相恋的例子往往发生在从小就分开的兄妹之间，即此一端，便可以让我们爽然了。

我从前提出过族外婚有心理学的基础。对于此点许多人都表示过反对的意见，不过笔者始终认为反对的人误会了笔者的意思，同时对于许多很有关系的事实，还没有充分地考虑到。有几位评论家过于注意文明社会和家畜的状态以致误入歧途。有的没有理会到，所谓习熟则生厌恶而不容易引起性刺激的观察，也并不是绝对的，习熟而不生厌恶，照样可以发生性的刺激，也是可以有的事，甚至于这种刺激反而来得特别强烈。然而的评论也是对的。有几位说，亲属为婚，一则不见得会产生最优秀的子女，再则也许不容易维持家庭生活的和谐。因此，族外婚就逐渐通行起来，终于成为社会进化的一个重要因素。笔者说这一类的观察是对的，因为亲属相好的禁忌也许真是这样成立的，而其所以能维持于不败的缘故，或许正在于此。不过这些观察并没有追溯到此问题的源头。亲属相奸的禁忌，其所以成立与维持，固然一部分由于社会的原因，但族内婚的禁忌究竟从何而来？

其最初的根源如何？一经发生，社会的势力又有什么凭借？而可以教它成立，教它历久而不替？要答复这些问题，就不能不回到笔者的心理的说法了。要不是因为这种有如前文所已阐述的心理的倾向，亲族相好的禁忌就根本无从发生，发生了也无法维持。要知社会制度的起源决不会不自然的。它们总得有一个自然的基础。这种心理的倾向即是自然的一种倾向了。不仅如此，在原始生活里，人类有一种很天真的愿望，就想帮造化的忙，怎样的帮法呢？就是在自然与平常的东西之上，特地加上些风教与法律的崇高命令，让它们越发现得神圣不可侵犯。此点，克劳莱也曾指出过。亲属相好的之所以最终于成为一个禁忌，而族外婚的之所以成为一个制度，这也就是原因的一部分了。

到了今天，我们对俄狄浦斯症结和它所引起的好像很凶险的反响，不妨心平气和地再回头看一看了。大家只需把所有的事实直接地观察一下，单纯地观察一下，既不想把它们装点起来，以耸人听闻，也不想把它们补缀起来，成为一套无所不包的学说，那我们所发现的不过是一个很自然的现象，即男孩对他的母亲（反过来，则女孩对她的父亲）有一些系恋的情绪，而对于凡属可以分他母亲的心，使她减少对于他的关注的人或事物，他更有一番嫉妒的情绪。嫉妒本是一个十分自然的原始的情绪。一只犬，看见有别的犬好像要抢它的骨头的时候，自然会汪汪地叫；一只猫遇到别的不相干的猫想抢它的饭食的时候，也自然会有不甘心的表示。就是我们自己中间，许多人都记得，或者有大人提醒过，他们在孩童的时代，对于一个小弟弟或小妹妹的出世，起初也表示过痛心的不愿意，而这些人都是神经上很健全的人。不过我们也记得，过不了很久，我们对于这种人事上的变迁，也就完全接受下来。不但接受，并且还肯出力来帮助照管新出世的弟妹，并且以能参加这种照管的工作为光荣。至于童年时代对于父亲的仇视，在常态下，是始终很难发生的。其所以然的缘故也是不难了解的。新出生的小弟妹确乎是一个新的人事上的变迁。父亲却是打头就在那里的。环境既没有什么新的变化，它对父亲的态度也就无需改动。家庭中有一个父亲，对它是一件当然的事。

可我们也看到对于先天神经脆弱的儿童，情形就不这样乐观。假设做父母的人管教不当，不失诸溺爱，便失诸放任，又或失诸过于过分严厉，那情形就坏了。

不良的遗传与不良的环境里应外合的结果，确实可以使儿童情绪的发展走上变态以至于病态的道路。到此，我们便不免发现精神分析派所分述的那一大串心理的表现了。这一大串的表现确实是可能的，凡是关心儿童生活的人一定得密切地注意着，同时，我们也应有充分的准备，使这种可能一旦成为事实的时，我们可以大胆地加以分析、诊断而想法解决。心理学的路是一条崎岖的山道，胆不大的人走不来。但同时大家不要忘记，这种变态与病态的例子应有尽有，我们却也无需根据一两个例子或好几个例子，去说许多总结的话。如果我们先有了一番成见，一个概括的学说，然后再找例证或遇到了例证，不管例证的真相如何，生硬地把这学说套上去，那是极危险的，也就永远得不到真正合理的结论了。

前文所讨论的一点，现在已经有很多人渐渐能够了解，甚至于精神分析派的人也已经渐渐地承认，例如前文提到过的朗克。俄狄浦斯症结之所以能成为一个概念，当初未始不是因为朗克的一部分努力。但二十年后，在他那本很能使人发挥新义的《现代教育》（*Modern Education*）里，他却说："俄狄浦斯症结，希腊神话中虽言之确凿，而弗洛伊德当初虽也坚信它的存在，但我们在实际的生活里所见到的却并不真切。"又说到了今天，就是精神分析派的学者想维持这个概念，也觉得并不十分容易。朗克在别处又说，称谓了好久的所谓"母恋症结"（即俄狄浦斯症结，不过单就比较更显著的男童恋母的一方面而言），与其说真是儿童对于母亲的一种精神上的固结不解（fixation），不如说不过是一种符号，所以暗示当代教育里一个很普遍的信仰。什么信仰呢？就是对于母亲的影响之大的信仰。当代思潮中既有此固信，母恋症结一类的学说就应运而生了。

前文也提到过阉割症结。按精神分析派的见解，阉割症结是和俄狄浦斯症结有连带关系的，弗洛伊德认为它是童年时期在性的方面遭过恐吓的一个反应，而这种目的在限制儿童活动的恐吓，追究起来，势必推到做爸的身上，这样，岂不是就和俄狄浦斯症结发生了联系？这种恐吓是有的，做母亲或保姆的人，看见小孩子玩弄他的阴茎，有时候闹着玩的吓他，说要把阴茎割掉，小孩子也许以为是真的，要是他在事前已经发现他的姊姊或妹妹是没有阴茎的，而以为她们大概就是被割的人，这种恐吓就更有力量了。同时在女孩方面，有时候也觉得没有像她哥哥弟弟所有的阴茎是一件缺憾。不过倘若说这种感想很普遍，很有力，凡属寻常的儿童都有，那笔者怕是言过其实的。弗洛伊德在1923年发表的文章里，一面肯定他说此种症结的"无往而不在"，一面却也承认恐吓之说有些不容易成立，因为小孩子未必人人受过这种恐吓，所以，他不得不另行假设，说这是儿童自己创制出来的一个迷信，以为玩耍的结果是阉割。不过弗氏的意见是不很固定的。

他在1928年，又说"没有一个男人能免于阉割的威胁所引起的精神上的震撼"。

弗氏认为这种震撼所造成的症结不但是神经病的一个重要的成因，而且对于健全的儿童，多少也可以引起人格上的变化。平心而论，阉割症结对于神经脆弱者自有其强烈的影响，自是无可置疑。有一部分智慧很高而神经脆弱者，追究到他们童年发育的时候，也确乎提到这一层。他们在愚蠢的保姆或奶妈手里，的确受到过阉割的威胁，而这种威胁对于他们心理的发育，也确有过一番不良的影响。

在这一性发青的阶段里，最彰明较著而引人注意的，一个表现是"手淫"。

手淫是一个很老的名词，洋文中的masturbation一词也是由来甚久。谈到这个表现，我们便可以很方便也很合法地说到一个性字。手淫好像确乎是一个性的现象。但我们还需小心，因为当其初期，从事于手淫的儿童也许目的只在寻找一些身体所能给他的一般的快感，而未必是性快感，而寻求一般的快感也是我们天性中应有的事。我们说也许，说未必，因为就部分的儿童而言，手淫的起源的确和性目的没有关系。不过，言归正传，手淫的现象既不限于童年时期，并且往往和最成熟的性观念有连带关系，我们要在这里划出一条性与非性的界线，不免要受吹毛求疵的讥嘲。

从名词的字面上看，不论男女，凡是用手来刺激性的部分的行为，叫作手淫。

其实，这名词的含义比字面所能表示的要广。任何用摩擦的方法以获取性器官快感的活动都属于手淫的范围。同时，就普通的情形而言，手总是用得最多也最自然的一个工具，除非那个人在心理上有不能用手的抑制或身体有不能用手的障碍。不过其他的方法还有：对于男童，各式的竞技、户外的运动、体育格锻炼的各种练习、甚至于衣服的压力与摩擦，尤其是在一般的情绪十分兴奋的时候，也足以教阴茎勃起，甚至于引起性欲的兴奋，而这种突如其来的表现，在初次经验到的儿童，不免觉得惊诧，甚至于惊惶失措。有时候，一般的紧张或恐怖的状态，或对严重的悲欢景象的目睹，也可以产生同样的结果。再如悲欢场合的身临其境，比如，鞭笞的身受，也复如此。历史上最著名的一例便是卢梭的经验了：卢梭幼年曾挨过保姆的鞭挞，这一度的责罚与责罚的形式在他敏锐的神经组织上是有一番不可磨灭的影响的，可详细见他的《忏悔录》。对于女孩，手固然也是最普通的工具，但比起男孩来，更非必要，性的部分的任何偶然的接触，即在童年的初期，已足以引起相当的快感。有的女人在追忆她的性发育的时候，也往往能想起这一点。稍长大以后，这种碰触和摩擦便会从偶然的变做故意的。幼女会当了别人的面，在椅子角上或柜于边上摩擦。到了少女时期，这种行为也许会成为习惯。

在餐馆里，有人观察到过，有少女搭角的坐着，抵住了桌于的腿，而寻取她的快感。有时候她们并且可以完全不用别的东西帮忙，只需将大腿来回磨擦，甚至于将大腿夹紧，便可以引起性欲兴奋；如果当时性的情绪早经唤起，则兴奋程度的到达，当然更见容易。女孩又和男孩一样，对刺激的景象的目击，或对妖艳的意境的流连，也可以招致同样的结果，这种情形便和通常在恋爱状态中的两个男女所可经验到的没有很大的区别了。

对于男孩，假定在幼年时不曾有过什么自主的性的冲动和反应，也不曾有过伙伴的诱导，他的第一次的性欲兴奋大抵不到春机萌发的年龄不会发生，并且发生的时候大多在睡眠中。发生时有的有梦，有的无梦。但无论有梦无梦，有时会引起一番忧虑或羞耻的感觉。一定要过了几年之后，他才明白，只要他体格健全，操守坚定，这是成年生活中必有的一个陪衬的现象，无需惊异的。但对于女孩，这种现象就可有可无了。据笔者所知，女孩的初度性兴奋，无论到达兴奋的程度与否，是很难得在睡梦中发生的。笔者以前屡次指出过这一点，但至今怀疑的人很多，他们总以为男女的情形是差不多的。笔者以为这种怀疑还是因为认识不够。

男童睡梦中遇到性的兴奋时便会自然而然地惊醒，但在女孩，必须自己特别努力，或别人从旁惊觉，才会醒来。但第一次以后，她时常会体验到最活泼生动的关于性恋的梦。第一次与第二次之间也许相隔的时间很远，即第二次也许发生在已经成年之后，但活泼生动的程度却是一样的。这也许是男女之间一个很有趣的心理上的性的区别，表示男子方面性的动态较大，而女人方面性的静态较大。但这并不是说男人的性能强，而女人的性能弱，或女人的性需要不及男人，也许正因为女人的静态比较显著，所以她时常表现忧郁歇斯底里与其他神经上的症候，这一类的症候也许就是潜在的性能的一些变相的表示，也不可知。

美国罗比医生的研究，发现大量的男女中间，几乎每一个的生平里，多少总有过手淫或其他所谓自动恋（详见下一节）的活动，其中发展得早些的往往在八岁以前就有了。罗氏的观察虽广大，但有时是不太准确的。另一位美国人戴维斯女医生曾经特别研究过这一点。她发现1000名22岁以上的美国女大学生中间，60%对于手淫的经验都有一些确切的记叙。戴氏对于这个问题的探讨，可以说比任何别的作家来得彻底、来得细密。在未婚的女大学毕业生里，她发现43.6%在3岁到10岁之间，就已开始手淫的活动；20.2%在11岁与15岁之间，13.9%在16岁至22岁之间，而15.5%则在23岁到29岁之间。所说的岁数都是两头包括尽的，例如3岁与10岁之间，即3与10两个岁数也包括在内。将戴氏研究的结果与别的作家就男人方面所得的数字参较着看，则得下表：

年龄	男子	女子
0——11岁	20.9%	49.1%
11岁以上——14岁	44.3%	14.9%
14岁以上——17岁	30.3%	6.2%
17岁以上	4.5%	30.1%

这些结果是很有分量的，因为男女两组的人都相当的多，男的约500名，女的约900名。从这些数字里，我们又意外地发现，女人中很早便开始手淫的人比男人为多，在一倍以上，到春机萌发期前后及成年期，则男人比女人开始多起来，但一到成人的阶段，则女人手淫的例子，又特别占起多数来。最后的这一点也许是我们可以料想得到的。

美国汉密尔顿医师曾就有良好社会地位的已婚男女各100名加以精密的研究。他的发现：男人的97%和女人的74%都曾经手淫过。汉氏的结果和多年前冒尔所得的比较更广泛的结论是相当符合的。此结论在冒氏《儿童的性生活》（1908）一书里早就发表过。这部书，我们在前文已经引征过，它是这方面最早且最渊博的书，就算在今天，也还是最有见识的一部作品。不过冒氏在这本书里说，手淫的习惯在德国并不像我们有时所料想的那样发达。笔者在这里不妨补充一句，在法英两国也是如此。罗、戴、汉三氏的资料只限于美国，美国的百分数似乎要比别国为高。

前文所说的各种表现其实并不限于狭义而为普通人所了解的手淫现象，事实上狭义的手淫本来不成其为性表现的单独的一类，它属于所谓自动恋的行为，而和其他的自动恋行为又没有什么清楚的界限可以划分。

我们把各种表现综合观察，我们就会很容易明白：为什么，就大体而言，大家决不能不适当地把淫僻邪孽一类的词加在它们上面。我们应知性冲动一经开始活跃，而当其时又还不能有什么体外的对象，这些表现便是极自然的结果了。在同样的状态下，人类以下的动物，也会有同样的结果。人类的青年，在成人以前有这些表现，可以说是和其他动物一样的自然。就在成年以后，倘若一个人遇到强烈的性的驱使，而一时寻找正常的对象之举，又为本人所不愿，环境上根本不方便，以至不得不有这一类的表现，也没有什么不自然。诚然，话得说到家，当事人，能根据其他更见得高尚的考虑，而克制其性的行动，便无需采取这一类的表现，这种理智的考虑与自我制裁也是同样并不违反大自然的。

文化程度不同的民族社会对童年与青年期的性现象的态度是大不一样的，倘若我们把这种不同的态度比较，我们不难取得更深一步的了解。我们目前所讨论的既然是一个极原始极基本的冲动，而我们所处的又是一个思想复杂、标准凌乱而风习朝夕变化的时代，冲动的古老如彼而环境的飘忽如此，大家又怎能很轻易地下一个"自然"或不自然而"邪僻"的判断呢？并且这时代只是我们的时代，我们似乎没有权力为已往或未来的时代说话，西方的社会只是西方的社会，也没有权力为别的社会说话，又何况西方社会所有的性的观念原来就染上了许多很不相干的色彩呢？

我们可举一个例子。我们举一个在文化的传统上和我们绝不相干的民族，即大洋洲以北新几内亚（New Guinea）岛上的特罗布里恩德人（Trobriander）。人类学者对这个民族做过一番很谨严的科学记载，例如麦林诺夫斯基的《未开化人的性生活》（*sexual Life of Savagea*）。在特罗布里恩德人的众岛屿上，儿童所享受的自由与独立的生活是都宽大的，宽大到包括性现象在内的程度。成人们在性的题目上是没有隐讳的，父母性交，孩子不妨看见。成人谈性的事情，小孩也不妨旁听，其间可以说毫无禁忌。不是大人不能禁，而是不想禁。不过成人对于有这种闻见而自身下去依样学习的儿童，也能特别地看重，认为是操行良善的好孩子。成队出去捕鱼的时节，女孩们总是跟随父亲同去，一到水滨，男子大都把胯下掩盖阴茎的叶子除掉，所以男体的形态对于这民族的女童或少女，决不会成为一件神秘不测的东西。男女孩很早就从年龄较大的孩子嘴里得到一些性知识，很早也就能参加各式性的游戏，这种游戏一方面也多少可以给他们一些性知识，一方面更让他们可以满足一些自然的好奇心，甚至于取得少量的快感。游戏的玩物，不用说，就是双方的性器官，而游戏的工具最普通的是手和口了。女孩大概到了四五岁便参与这种性的游戏，而真正的性生活也许在六岁与八岁之间便开始了。男孩性生活的开始比较迟总要到十岁与十二岁之间。通常在村庄中心的空场上，男女孩子环立合玩的游戏往往有浓厚的性的色彩。成人们认为这种游戏是很自然的，而无需乎加以斥责或从中干涉。它们也不会发生什么不健全的结果，甚至于连私生子的问题都没有。至于何以会没有，至今是一个谜。这种岛民的性的表现无疑是很质朴的，但他们借助于一种颇具诗意的本能来掩饰这种质朴。麦氏也说过："他们在游戏之中的确表示出对于新奇与浪漫的事物有很强的领略与鉴赏的力量。"性的态度不但因地域的不同与文化程度的参差而有歧异，就在同一地域与文化程度和族类属性很相近的民族里，我们也可以寻找到差别。米德女士（Margaret Mead）在《长大在新几内亚中》（*Growing up in New Guinea*）一书里，讲述到新几内亚以北阿德玛罗提群岛上的麻奴斯人（Manus）是很讲禁欲主义的。在这种岛民的心目中，性遭人憎恶，而粪便之类的排泄物是惹人讨厌的。因此，对于性的活动与排泄的行为，总是多方加以抑制与避免。到不能抑制与避免时，也总设法尽量隐讳掩饰。对于儿童，在体格方面固然能尽心教育，但在其他方面却完全放任，不闻不问。但儿童的性的表现，包括手淫在内，却极难遇见。

大概是因为时常在成人面前而很少有索然离群的机会的缘故。性能薄弱冷淡的例子似乎很多，已婚的女人大都不承认婚姻生活有什么快乐，并且多方设法避免性交，男女之间也很少浪漫的情爱的表示，至少在外表上一点也看不出来。

米德女士在另一部书《发育成年在萨摩亚》（*Coming of Age in Samoa*）里，又描写到另一个民族。从前，这个民族和上面两个民族一样，也是和西方的传统文化风马牛不相及。不过到了近代，因为西方文化的输入，其原有的文化已呈分崩离析的现象，而一种夹杂拼凑的新文化已经很快地应运而生。与此同时，夹杂拼凑之中，倒也不乏以其原有文化为根基而自然发展的痕迹。萨摩亚原有的文化里对于性现象本有种种的禁忌与约束，到了现在这种禁忌与约束已经减少到最低限度，并且对于民族的生活似乎已经发生有益的影响。男女孩彼此回避的倾向是有的，但并不因为外界有什么特殊的禁令，而是基于天性的自然及风俗的惯例。

所以，这种倾向并不成为性发育的一个障碍。同时，因为一般掩饰隐讳的风气并不存在，男女孩对于人生的基本事实，如生育、死亡、性别、性交等，很早就取得相当的认识。男女从童年时起，便各有其个人的性的生活。女孩从六七岁起便几乎都会手淫，不过多少总带几分秘密的性质。男孩也是如此，但男童的群体生活比较发达，所以这种性的表现也就往往采取集体的方式。男孩中间，同性恋也比较普通，大概也是这个缘故。在少女或共同工作的女人中间，同性的偶然结合也不稀奇，并且在凡人的心目中，这种结合是"很有趣很自然的一种消遣，略微添上一些猥亵的色彩，也是无伤大雅的"。这种在别的文化里认为"邪孽"或"恶道"的行为，在萨摩亚是既不必禁止，也不会有制度化或风尚化的危险。它们的存在无非表示在凡人的认识里，正常两字是包括得很广的。凡人的见解，一方面虽认为性的题目不必多说，不必细说，说则有伤雅驯，但也不要以为根本说不得，或说了就不免堕入恶道。米德女士认为萨摩亚人由于有这种风气，所以无形之中"把一切神经病的可能性都给横扫净尽"。在他们中间，神经性的症状是找不到的，男女双方的性能都是相当的健全。女的无阴冷，男的无阳痿，离婚也比较容易。因此，不相好不相得的婚姻也较少（并且犯奸也不一定是离婚的一个条件），而做妻子的因为经济能够独立，所以在地位上也就不低于丈夫。

我们现今反观西方的传统文化，亦即近代文化的源泉，在这方面，又取一个什么态度。西洋在最早的时候，就记载所及，对于这一类的性的表现，并没有很显明地认作可以病垢的东西；间或有一些鄙薄的看法也是极偶然的。在希腊的文学里，我们甚至于可以发现手淫的举动和神话都发生过关系。到了史期以内，犬儒学派一批很受人称颂的哲学家对于独处斗室时所能有的满足性欲的方法，讲过一些认为是有利的话，并且还不惜夸大其词。在罗马，一般人对于此一类的事，似乎根本不大理会，任其自然。甚至于在基督教教会里，最初的一千年中，对于这种自动的离群索居的性表现，也几乎完全不加过问，这也许因为当时荒淫无度的事正多，教会尽力来应付这些，还觉力有未及，对于手淫一类的小问题，自难顾到了。直到宗教改革的时代，道学家和医生才关心到这个问题并为之坐立不安。

起初也还只限于新教的数国，但不久就很快地传播到法国和其他信奉天主教的国家。到了十八世纪，手淫的危害与如何防止就成为一个普通的问题，同时，各地方的庸医也就借此机会敛财，一方面把许多不相关的病症都归罪到所谓"自淫"（self-abuse）身上，一方面又提出许多更不相干的药方来。甚至到了十九世纪末年，即在三四十年前，一部分很正经的医生也往往不问根由地认为手淫是可以招致严重后果的。

不过，十九世纪中叶以后，风气是渐渐变了。达尔文生物进化论的浸润终于抵达了医学界。于是童年与青年时期所发生的所谓"邪孽"的行为才开始有了真正的了解，而"邪孽"的看法也开始动摇根本。一方面，在1870年前后，克拉夫特−埃平领导的关于性的科学研究既证明所谓邪孽的行为是童年很寻常的一种现象，而另一方面，进化的概念又告诉大家，我们决不能把壮年人的成熟的标准，来任意套用到未成熟的儿童身上，也不能把后一个时期里所认为不自然的事物在前一个时期也当作同样的不自然。

对于这个新发展有贡献的自不止一人，除克拉夫特-埃平而外，在意大利有一位先驱叫范托利，他是一个精神病学者，而属于当时医学家所称的实证学派（Positivist School）。此学派的宗旨就在用新的生物学与社会学的概念来充实医学的内容。范氏那部很周密的专著《性心理的退化现象》（*Le Degenerazioni Psicosessuali*）是在1892年问世的。所谓退化现象指的就是变态与病态现象。此种现象有直接见于个人生活的，也有间接见于社会生活的，范氏都能原原本本地加以阐述。同时，范氏又提出许多概念，对于后来作研究的人往往很有启发与提纲契领的价值。范氏把性发育看做一个缓慢的过程，并且认为不到春机萌发的年龄，"性"的称呼是不大适用的。这种发育的过程又是许多不同的因素所凑合而成的，每一个因素自问世之初即各有其发展的过程（比如，婴儿期的阴茎勃起便是因素之一。再如，嘴唇的发欲力是由幼年一般的触觉习练出来的）；到了春机萌发期以后，这些和别的因素才集合而成一个新的现象。这现象才能叫作性的现象。这现象范氏喜欢叫作爱欲现象（amore）。他觉得与其叫作"性"，不如叫作"爱欲"，因为它更能把现象的心理的成分传达出来。手淫或自恋（范氏著作中喜欢用自恋这个名词，西文是onanism），在范氏来看，是"年长后所称为恋爱的根苗"。自恋的种子在婴儿期便已存在，到童年而逐渐呈露。起初只不过是一种身体上的快感，并无性恋的意象做陪衬，它的目的也只在满足当时还莫名其妙且还是模糊印象的一种生理上的要求。这种要求固然是有它的性基础，但在儿童的意识里，它和一般搔痒的要求相仿。所不同的是，一样需要搔痒，这里的搔痒不免受人干涉禁止。但也正因其有人干涉禁止，这种搔痒便越发现得有趣而忍耐不住罢了。但到了后来，这种自恋的动作，由于心理因素的加入和真正性恋刺激的纷至，便会越来越复杂，终于渐渐地成为和性交相仿佛的一种行为，所不同的是，交合的对象不是实质的，而是幻觉的罢了。从此再进一步，便不知不觉地成为成年的性爱了。至此，自恋的过程就算摆脱了。但也有不能摆脱的或不能摆脱干净而留滞中途的，那就得看个别的情形了。不过由于中止发育而完全不能摆脱的是很难得的，所不能摆脱的只是一部分的成分，例如物恋的倾向。范氏这方面的意见多少是师承犯罪心理学家朗勃罗梭（Lombroso），他认为这种滞留的成分，如果过分发展，以至于取正常的性目的而代之，那就成为"邪孽"的行为了。这种意见也是和后来弗洛伊德的很相像，弗氏认为"邪孽的性现象不是别的，就是幼稚的性现象"。那就等于说，在儿童是一种正常的现象，可到成年兴许成为反常的现象。总之，范氏的结论是很正确的，儿童的手淫决不是老师与道学家所认为的一种恶癖或罪孽，而是一个"自然的道路。遵此道路，一个孩子可以进入充满着热情与泛爱的青年时期而终于到达能实践庄严与刚果婚姻之爱的成年时期"。

第二节　自动恋

我们的讨论不涉及童年的性现象则已，否则就在最幼稚的几年里，我们所碰到的各种表现，就已经可以用"自动恋"（autoerotism）的名词来概括。这名词是笔者在1898年创制的。

儿童独处的时候所自然涌现的性活动都可以叫作自动恋，而睡眠中的性兴奋可以说是此种性恋的范式。三四十年来，这名词已经到处通用。不过，别人用的时候，不一定采取笔者原来的意思，有时他们只用它来指以本人做对象的一切性活动。这未免过于限制它的用途了，并且事实上也是和自动的意义不合。我们称一个动作是自动的，主要是说这动作是由本身发出，而不借手于直接的外力的刺激，并不是说它对本身一定有什么影响。再简而言之，自动也者是"由"自身动，而不一定是"向"自身动。如果凡属"向"自身动的性恋才叫作自动恋，那么世人就没有别的名词来概括一切"由"自身动的性恋了。

要知道由自身动的性行为范围较大，它可以包括向自身动的性行为。我们当前需要的是一个更概括的名词。

所以，依笔者的见地，一切不由旁人刺激而自发的性情绪的现象都可以叫作自动恋。广义的自动恋也可以包括一切性冲动经抑止或禁止后的变相的表现，这种表现有病态的（歇斯底里症的一部分表现或许就是），也有常态的，比如艺术与诗文的表现，但其被抑止的结果则一，而其足以影响一个人平生做人的格调也是如此。

狄更生（Dickinson）说：最广义的自动恋包括一切自我表现里所含蓄的自我恋爱，自动恋的人初不限于性生活有什么变态或病态的人，而也包括科学家、探险家、运动家与爬山登顶者在内。

我们这样了解自动恋，我们可了解自动恋决不是"异性恋"，即一个异性的爱人所引起的性恋。更不是"同性恋"，也决不是各式各样的"物恋"。异性恋是最正常的。同性恋是走上了歧路的，而物恋则是把性恋的重心不复寄托于人，而寄托于物。人是主，物是宾，物恋是一种喧宾夺主，或香火赶出僧人的现象。不过，把这些搁过一边以后，自动恋自有的领域还是很广，它包括性恋现象的种类还是很多，特别是：

（一）性爱的白日梦；

（二）性爱的睡梦；

（三）影恋，包括由顾影自怜或自我冥想引起的性爱情绪；

（四）手淫。最后一类所包括的不只是狭义的用手自淫，而是所有自淫或自恋的现象。就工具与方法论，固不限于手；就对象论，也不限于生殖器官，而兼及各个发欲带。其不用外物做工具，而完全用想象来唤起的意淫现象也不妨认为是手淫的一种。

第三节　性爱的白日梦

　　性爱的白日梦（也叫性幻想）是自动恋的很普通与很重要的一种，有时候也是手淫的第一步。白日梦的方式也不只一种，而其主要的方式可以称"连环故事"的方式。美国威尔斯兰女子学院（Wellesley college）的利诺伊德女士（MabeI Learoyd）早就研究过这一种的白日梦。所谓连环故事是一篇想象的小说似的东西，情节大抵因人而异。一个人对自己的连环故事总是特别的爱护，往往认为是神圣的精神资产的一部分，轻易决不公开，甚至于对交情极深的朋友，也难得泄漏。连环故事是男女都有的，不过女童与少女中间比较多。有一个研究发现：352个男女中间，女子有连环故事的占全数女子的47％，而男子只占17％。故事的开端总是书本中看到的或本人体验里遇到的一件偶然的事，而大抵以本人遇到的为多。从此逐渐推演，终于创成一篇永久必须"且听下回分解"的故事，而要紧的是故事中的主角100个里有99个是本人自己。故事的发展与闲静的生活特别有关系，就枕以后，入睡之前，对于编排连环故事的人是最神圣的一段光阴，绝对不容别人打搅。特里奇（G.E.partridge）对于伴同白日梦所发生的生理上的变化做过一番有趣的观察与叙述，特别注意到师范学校里从16岁到22岁的女生。毕克（pick）的观察则限于部分多少有些病态的男人，他们的白日梦也大抵有些性爱的基础，所谓病态指的是近乎歇斯底里的一种。史密斯（Theodaie Srmith）研究过差不多1500个例子（其中三分之二以上是少女或成年的女人），他发现有连环故事的人并不多，只占1%。健康的男童，在15岁以前，所做的白日梦里，体育的运动和冒险的工作要占重要的一部分；而女童的白日梦则往往和本人所特别爱读的小说发生联系，即把自己当做小说中的女主角，而自度其一种想象的悲欢离合生涯。过了17岁，在男女白日梦里，恋爱和婚姻便是常见的题目了。女子在这方面的发展比男子略早，有时候不到17岁。白日梦的宛转情节和性爱的成分，虽不易考察，但它在青年男女生活里是一个很普通的现象，尤其是在少女的生活里，是无可置疑的。每一个青年总有他或她的特别梦境，并且不断地在那里变化发展。不过除了想象力特别丰富的人以外，这种变化与发展的范围是有限的。大体说，白日梦的梦境往往建筑在有趣的个人的经验上面，而其发展也始终以这种经验做依据。梦境之中，有时也可以有一些变态或所谓"邪孽"的成分。但在实际生活里，做梦的人也许是很正常的。白日梦也和性贞操有相当的关系，大抵守身如玉的青年，容易有白日梦，就最普通的情形而言，梦境总是梦境，做梦的人也明知其为梦境，而不作把梦境转变为实境的尝试。做梦的人也不一定进而觅取手淫的快感，不过，一场白日梦可以在性器官里引起充血的作用，甚至于自动地招致色欲兴奋。

白日梦是一种绝对个人的与私有的经验，非第二人所能窥探。梦的性质本来如此，而梦境又是许多意象拉杂连缀而成，即使本人愿意公开，也极不容易用语言来传达。有的白日梦的例子是富有戏剧与言情小说的意味的，做男主角或女主角的总要经历许多悲欢离合的境遇，然后达到一个性爱的紧要关头。这紧要关头是什么，就要看做梦的人知识与阅历的程度了。也许只是接一个亲吻，也许就是性欲的满足，而满足的方法可以有各种不同的细腻的程度。白日梦也是谁都可以有的，初不论一个人是常态的或变态的。卢梭在他的《忏悔录》里讲述过自己的白日梦：卢梭的心理生活是有一些变态的，所以他的白日梦往往和受虐恋及手淫连在一起。拉法罗维奇（Raffalovich）说起有同性恋倾向的人，即在戏院里或市街上，做起白日梦来，也会想象着一个同性的对象而产生一种"精神的自淫"，有的也可以达到兴奋的程度而发生生理上的解欲变化。

性爱的白日梦是一种私人而秘密的现象，所以数年前，一向难得有人注意，也难得有人以为值得加以科学的探讨。实际上它是自动恋范围以内很重要的一种表现，是很有研究价值的。部分温文尔雅而想象力特别发达的青年男女，一方面限于环境无法结婚，一方面又不愿染上手淫的劣习，便往往在白日梦上用功夫。在这种人中，和在他们所处的情势之下，我们不能不认为白日梦的产生绝对是一种常态，也是性冲动活跃的一种无可避免的结果，不过如果发展过分，无疑以常态始的，往往不免以病态终，在想象力丰富而有艺术天才的青年，特别容易有这种危险。白日梦对于这种人的诱惑力是很大的，也是极隐伏的。我们说性爱的白日梦，因为尽管不带性情绪色彩的白日梦很多，不过，无论此种色彩的有无，白日梦的根源怕总得向性现象里去寻找。据许多相识的男女青年告诉我，他们白日梦的倾向，不论梦境的性的成分如何，即使一点性的成分也沾不上，一到婚后，便往往戛然而止，就是一个很好的证明了。

最近美国汉密尔顿医师的细究更证明白日梦的重要性。他发现自己所研究到的人中，男的有27%，女的有25%，都肯定地说，在他们对于性题目未有丝毫认识以前，他们都做过性恋白日梦；许多别的人说他们已经记不清楚；而28%的男子与25%的女子则说至少在春机萌发的年龄以前，他们也做过这种梦。同时，他又发现到春机萌发的年龄以后，而依然不做性恋的白日梦的，男子中只占1%，而女子中只占2%，而在18岁以后到结婚以前，此种白日梦在心理上时常萦回不去的，男子中多至57%，而女子中51%。另外，还有26%的男子与19%的女子，就在婚后，还时常为此种梦境所缠绕，以至于妨碍了日常的工作。

对于先天遗传里有做艺术家倾向的人，白日梦的地位与所消耗的精神和时间是特别来得多，而艺术家中尤以小说家为甚，这是很容易知道的。连环故事不常常就是一篇不成文的小说么？在一个凡人，假如白日梦做得大多，甚至到了成人的年龄，还不能摆脱，那当然是一种不健全的状态。因为对于他，梦境不免替代了实境，从此让他对于实际的生活，渐渐失去适应的能力。不过，在艺术家，这危险是比较少的，因为在艺术品的创作里，他多少找到了一条路，又从梦境转回实境来。因为看到这种情形，所以弗洛伊德曾经提到过，艺术家的天赋里，自然有一种本领，使他升华，让他抑制。抑制的结果，至少暂时可以使白日梦成为一股强烈的产生快感的力量，其愉快的程度可以驱散与抵消抑制的痛苦。

第四节　性爱的睡梦

睡梦富有心理学的意义是世人一向承认的。一个梦的意义究竟是什么？究竟应作什么样的解释或怎样的"详"法？尽管人言人殊，都是另一个问题。在古代人类的传统文化里，梦是一个非常大的题目，而对于梦的事后的应付也是一件大事。古人相信梦有巫术的作用，有宗教的意义或者有预示吉凶的功效，故有梦兆的说法。在文明社会的风俗习惯里，此类的作用也还存在。至于在未开化的族类中，梦的地位更是显得重要。自近代科学的心理学萌发以后，梦的现象已经很快地成为一个值得专门研究的题目。到现在搞研究的人也已经不一而足，而研究的立场也不只一个。最近，梦的研究已越来越细，而从精神分析派的眼光看来，梦更是一种极有分量的心理现象。

梦的一般的普遍性也是被世人承认的。不过，梦之所以为现象也是很正当的、恒常的、健康的、自然的。关于这些，各方面的意见还不很一致，弗洛伊德就认为梦是常变参半的一种现象，即同时是一种健康的状态，又是神经的变态。笔者认为最合理的还是把它看做一种完全自然的现象。动物也会做梦，我们有时可以看见，一只在睡眠状态中的狗会作跑的姿势与动作。未开化的族类当然也做梦。

有许多人虽以为自己未曾做过梦，但只要他们留心注意一下，他们一样可以发现不少的梦的痕迹。我们相信这种人平时在睡眠状态中的心理活动总是很轻微的，很迂缓的，所以一觉醒来，往往不容易追忆。但并非不完全不活动，即并不是完全不做梦。

关于性爱的梦，无论到达性欲兴奋的程度与否，即无论男子遗精与否，各家的意见不尽一致，同关于一般的梦的意见不尽一致正复相同。在守身如玉的状态下，健全的人，即使在醒觉的时候也会有自动恋的表现，我们在前面已经讨论过，并且认为理论上既属可能，实际上也似乎确有其事。这种人在睡梦的时候，自动恋活跃的结果会引起性欲兴奋，在男人更会遗精，毫无疑问也是一种十分正常的现象。在文明程度幼稚的人群中，往往把这种现象归咎到鬼怪身上，认为是鬼怪的诱惑或刺激的结果。天主教把梦遗看成一件极不圣洁的事，且还特别替它起了一个名词，意思等于"秽浊"（pollutio）。但宗教改革的祖师马丁·路德（Martin Luther）也似乎把性爱的睡梦看做一种病症，需要立刻诊治。而对症下药的方子就是婚姻。不说从前宗教家的见解，就是近代著名的医学人，特别是冒尔和奥伦堡两家，都不免把梦遗和遗尿与呕吐等比较病态的生理行为一般看待。要在原始的自然状态下，这一种归纳作一丘之貉的看法确还有相当的理由，但到了知识发达的近代就不免有些奇怪了。

不过，如今大多数的医学家或生理学家均承认梦遗是一种不能不算正常的现象。要知在现今的社会状态下，一定限度以内的禁欲是无法避免的，即对于一部分人独身与迟婚是一个无法避免的事实。既有此种禁欲的因，便不能没有梦遗的果，所谓不能不算正常者在这。医学家所关心的不是梦遗的有无，而是梦遗的次数的多少。

佩吉特（SirJ.Paget）指出，他始终没有碰见过独身而不梦遗的人，多的一周里一次或两次，少的一季度一次。无论多少，都没有超出健康的范围。同时，布伦顿（Sir L.Brunton）则以为两周或一个月一次是最普通的情形。不过所谓一次往往跨上两夜，即连上两夜有梦遗，过此便有半月或一月的休止。而罗雷德（Rohleder）又以为也有连上不只两夜而对健康无害的。哈蒙德（Hammond）也认为大约两周一次是最平常的。契伦诺夫（Tchlenoff）调查过2000多个莫斯科的学生，所得的结论也是如此。里宾（Ribbing）以为十日到十四日一次是最正常的。而汉密尔顿的研究，则发现一周到两周一次为最普通（占全数例子的19%）。洛温费尔德（Loewenfeld）把一周一次的梦遗认为是最平常的。一周的距离大概是最近情的。

许多健康的青年确有这种情形，笔者个人也曾经就几个健康而将近壮年的男人，得到过一些正确的纪录而到达一个同样的结论。但健康而完全不梦遗的青年也间或有之（契伦诺夫的调查里似乎表示多到10%，而汉密尔顿的研究里则只有2%）。另有少数比较健康的青年，除非脑力用得多了，或遇上什么可以引起忧愁或焦虑的事，是难得梦遗的。

睡眠中的遗精普通总是一番艳梦的结果，但也有例外。当时，做梦的人多少觉得有人在他或她的身边，并且往往是一个异性的人。不过当时的情景总有几分奇幻，几分恍惚，不是普通的言语所能形容的。大体说来，梦境越是生动；而艳情的成分就越是浓厚，则生理上所引起的兴奋越大，且醒后所感觉到的心气和平也越显著。有时也单单有艳情的梦而不遗精；也常有时候，遗精的发生是在梦罢而人已觉醒之后。间或在半醒半睡的状态中，虽有梦境，而性欲的兴奋则受抑制而不发生；奈克（Naecke）把此种现象称做"打断的遗精"（pollutio interrupta）。

意大利人戈利诺（Gualino）曾在意大利北部做过一个范围相当广而内容也很笼统的性梦的研究。他的材料是从100个很正常的人中征询而来的，其中有医生、老师、律师一类自由职业分子。而这些人，不用说，是都有过性梦经验的。

他指给我们看，梦遗的现象（无论所遗为精液与否）可以发生得很早，比身体性的发育还要早。这种年龄，在意大利北部的人口中，以至戈氏所研究到的一部分人口中，早经马罗加以分别确定，而戈氏所征询到的许多人里，便有在这年龄以前做过性梦的。戈氏的100个例子里，性梦的初次发生，自然迟早不同，但到17岁时，这些人便都有过性梦的经验了。而据马罗的调研，尽管在这一年龄，还有8%的青年在性的方面还没有开始发育，其有在13岁时便已开始发育的，有的在12岁时便已做过性梦。性梦初次发生以前的几个月，这些青年大体在睡眠中先经验到阴茎的勃起。戈氏的例子中，37%是以前没有过真实的性经验（指性交或手淫），23%曾经手淫过。其余有过一些性的接触。这些人的性梦以视觉性质的为多，触觉性质的次之。而情景中的对象，往往是一个素不相识的女子（27%），或曾经见过一面的女子（56%），而就大多数的例子说，这对象至少在最初的几次梦境里，总是一个很奇丑的人物，到了后来的梦境里，才能遇到比较美丽的对象。但无论美丑的程度如何，这种梦境里的对象和觉醒来时实境里所爱悦的女人决不是一个人。这一层是不足为奇的。白天的情绪，到睡眠时总要潜藏起来，原是一个一般的心理倾向，这无非是一例罢了。在戈氏自己的讨论里，以及上文提到过的洛温费尔德等作家也都提起过这种解释。戈氏又发现，春机萌发的性梦中，所感觉到情绪的状态，除了快感以外，有的以忧虑为主（37%），有的以热望为主（17%），有的以恐惧为主（14%）。一到成年的梦境，则忧虑与恐惧分别减退到7%与6%。100人中之33人，或因一般的健康发生问题，或因性生理发生故障，曾经有过未梦也遗的体验，而这种遗精总是最让人感觉疲惫的。在各例之中，90％承认梦境中，性梦的情景总是最生动活泼的。34％的人说，性梦的发生有时常在一度性交而入睡之后。许多例子也提到在婚前求爱的时期里，性梦是特别多（有一夜三次入梦的），大抵白天有拥抱亲吻一类的行为，便有性爱的梦境。婚后，这种梦便不有了。性梦的发生似乎和睡眠的姿势以及膀胱里积尿数量没有什么很明显的因果关系。戈氏认为主要的因素还是精囊中精液的充积。

有不少学者如洛温费尔德等均曾提到过：凡属做性梦，其梦境中的对象总是另一些不相关的人，而难得是平时的恋爱的对象。即使在入梦以前，在思虑中竭力揣摩，以希在梦中一晤，但也是枉然。有一个解释很对，大凡睡眠时，白昼用得最多的一部分情绪，总是疲惫至极而需要相当休息，白天悲痛的经验，我们知道也是难得入梦的，入梦的往往是些不相干的琐碎的事，悲痛的情绪如此，大概欢乐的情绪也如此。许多学者如霍尔等人也注意到过，性梦中的对象无论怎样的不相关，这种对象的一颦一笑，或一些想象的接触，已足以引起性欲的兴奋。

性梦自有其诊断的价值，即梦境的性质多少可以表示一个人在实境里的性生活究属有些什么特点，这一层也有不少学者曾加以申说，如冒尔、奈克等，对象的身上要有什么特殊的品性才足以引起一个人的性欲，是因人而有些不同的，这种在实境里最足以打动性欲的品性，在梦境中常常会照样画葫芦似的呈现，甚至于变本加厉地呈现。大体上说，这些观察是不错的，不过需经过一些修正或补充，尤其是对有同性恋倾向的人的性梦。一个青年男子，无论如何的正常，要是在实境里还没有见到过女人体形态，在梦境里大约也不会见到，即使所梦是一个女人，这女人的印象大概是很模糊的。这是一层，梦境，它是许多意象错综交织而成的，既复杂，又凌乱。这种杂乱的光景很容易把两性形态上的区别掩饰过去，让做梦的人轻易辨认不出。所以尽管做梦的人心理上毫无变态或"邪孽"的倾向，梦境中的对象依然可以是一个莫名其妙的人，这又是一层。有这两层，所以极正常的人有时也可以做极不正常的性梦，甚至所做的性梦，照例是变态的多，而常态的少可这种人，就他们的实境来说，真可说是毫无暇疵，绝对不容许我们怀疑到他们心理上有什么潜在的变态或病态的。性梦虽自有其诊断的价值，这一点我们应当牢记，以免有时候妄加诊断。

就大体而言：男女两性在睡梦中所表现的自动恋，似乎很有一些区别，而这种区别是多少有些心理的意义的。在男子方面，这种表现是相当单纯的，大抵初次出现是在春机萌发的数年里，假如这人不结婚而性操守又很单纯的话，就可一直继续下去。每到若干时间，便表现一次，一直到性的生命终结。这时间的距离可以有些出入，但少则一周，多则一月半月，前文已经讨论过。表现的时候，大抵会有性梦，但也不一定有性梦。而梦境的紧要关头，也就是性欲兴奋的紧要关头，则不一定总是达得到的。性梦发生的机缘不一而足，身体上的刺激、心理上的兴奋、情绪上的激发（例如睡前饮酒）、睡的姿势（平睡、背在下）、膀胱存尿的程度等等；有的人改变床榻，就会遗精；同时男人性现象也有其周岁或周月的节奏。这种节奏的存在与梦遗的表现也有一部分的关系。总之，在男人方面，梦遗是个相当具体而有规律的现象。觉醒以后，大率在意识上也不留什么显著的痕迹，最多也不过有几分疲倦与偶然有些头痛罢了，而这种痕迹也往往只限于部分男人。但在女人方面，睡眠中自动恋的表现，比较起来，似乎是复杂零乱得多。变化无常得多，散漫得多，少女在春机萌发和成年的年龄里，似乎极难体验得到清彻的性梦，要有的话，那也是例外。这是和男人极不相同的一点。在守身如玉的男人，在这年龄里，性欲的兴奋要借性梦的途径，是一种例证（汉密尔顿的研究，发现51%的男子，在12岁到15岁之间，经验到初次性梦与初次兴奋，可为明证）；但在同样的女人，这却是例外了。前面讨论性冲动的初期呈现时我们已经说到过。在女人方面，性欲兴奋的现象，总得先在觉醒状态中发生过（在什么情形下发生的可以不管），然后才会有在睡眠状态中初次发生的希望。因此，即在性欲强烈而平日抑制得很厉害的独身女人，这种性梦也是难得的，甚至于完全不做的（汉密尔顿的数字里，这种女子多至60%）。易言之，唯有对性交已惯熟的女人才会有真正的、清彻的与发展完全的性梦，所谓发展完全当然包括性欲的亢进与解欲后的精神上的舒泰在内；至于未识性交的女人，这种梦境与梦后的精神状态虽非完全不能有，但总是难得的。但在有的女人，即使对性交已有相当习惯，也能做比较真实的性梦，做梦时也会有黏液的分泌，但这些并不能引起解欲的作用，只是表示性欲的存在与活动罢了。

男女的性梦，以至于一般的梦，又有一个很有趣的也最关紧要的不同，即在女人方面，夜间的梦境比较容易在白天的实境里发生一种回响。这在男子是极难得的，即使偶然发生，影响也是极小。这种反响的发生，初不限于有变态或病态的女人，不过对于神经不健全的女人特别厉害罢了，神经不健全的女人，甚至可以把梦境当做实境，而不惜赌神罚咒地加以申说，回响到此，是很可以引起严重的法理问题的。这种女人可以把睡眠状态当做吃了蒙汗药后的麻醉状态，把梦境中的性关系当做强奸，因而诬蔑别人。

这种从梦境转入实境的回响，对于患歇斯底里一类神经病的女人，尤其见得有力量。因此，在这方面的心理研究也是特别的多。德·桑克蒂斯（Sante de Sanctis）、德·拉杜雷特（Gilles de la Tourette）等对这种女人的梦的回响都曾特别地叙述过，认为极关重要，而以性梦的回响为最。西方在笃信鬼怪的中古时代，有种种淫魔的名称，例如专与女子交接的淫魔（incubi），或专与男子交接的淫妖（succubi），其实全都是这种人在性梦后所发生的回响的产物。患歇斯底里神经症的人所做的性梦是不一定有快感的，甚至往往没有快感。对于有的人，性交的梦境可以引起剧痛。中古时代做女巫的人以及近世有这种神经病态的人，全能证明这一点。有时候这大半是一种心理上的冲突的结果：一方面有强烈的生理上的性冲动，一方面情绪与理智又极度厌恶以至于畏惧性冲动的发生，而其意志又不足以加以抑制使不发生，结果便不免产生这种痛楚的经验了。本来这一类的意识上的冲突，即一端有刺激而不欲加以反应、而一端又不得不反应所引起的冲突，均可以引起不快的感觉，不过这是一个极端的类型罢了，有时候一个人的性器官与性情绪，已经因不断反应而感觉疲惫，而又不断加以刺激，使勉强继续反应，其结果也与此大同小异，即心理上发生厌恶，而身体上发生疼痛。

不过除心理的因素以外，这其间大概还有一个生理的因素，因此索利埃（Sollier）在他对于歇斯底里的病情与病源的细究中，特别注意到知觉方面所起的变乱，以及从正常的知觉状态转入知觉脱失的状态时所发生的各种现象。他认为必须从这方面做些生理的研究，我们才可以明白，患歇斯底里的人在自动恋的表现里所暴露的这一类"恶醉而强酒"的矛盾状态，背后究竟有些什么机构，有些什么原委。

不过我们也得注意，患歇斯底里的人，在发生自动恋的时候，虽未必有多多的快感，但前面所提的不快与痛楚的说法，历来也不免有言之过甚的倾向。原先心理学者对这个现象本来另有一个看法，他们认为歇斯底里的神经病本身就是性情绪的一种潜意识的表现。所以，就以为并不值得细究。在这看法之下，这题目就很不科学地被大家搁置起来。前面所提不快与痛楚的说法，就是这种看法的一个反响了。我们据情度理，也不妨承认这反响原是无可避免的。不过我们终究赞成弗洛伊德的比较折衷的观点。他认为患歇斯底里人的性要求根本上和普通的女子没有区别，一样有她的个性，一样要求变化。所不同的，就是在满足这种要求的时候，她比普通女人要困难，要更受痛苦，原因就在她不能不有一番道德的挣扎，本能所肯定的，道德观念却要加以否定，而事实上又否定不了，最多只能把它驱赶到意识的背景里去，而在暗中寻觅满足的途径。笔者认为这解释是最近情理的了。在许多别的患歇斯底里症或其他神经变态的女人，自动恋的活动以至于一般的性的活动，无疑地也是有它们的快感的。并且这种快感的程度还未必低，不过在这种女人，一面尽管感觉到快感，一面却天真烂漫地未必了解这种快感有什么性的意味罢了。一旦有到这种了解，再加上道德的拘忌，那快感的程度恐怕又自当别论了。

第五节　手淫

　　在前面本章第一节性冲动的初期呈现里，笔者已经讨论过手淫的现象。我们当时说过，严格地讲，凡是用手做工具而在本人身上取得性兴奋的行为，叫作手淫。但广义地说，任何自我发动的这种行为都适用手淫的名词，我们甚至于可以不很逻辑地把不用任何物质的工具而只用思虑的这种行为，叫作"精神的手淫"。

　　精神的手淫有的也叫作"俄南现象"（Onanism），不过这是不对的。因为当初俄南之所为，实际上和手淫全不相关，是交接而不泄精，叫作"中断交接"（coitus interruptus）。希尔虚弗尔德又创制了一个"自淫"（ipsation）的名词，以区别于自动恋的名词，他以为凡把自己的身体当做一个物质的对象从而取得性的满足的行为，就叫作自动恋，同样取得满足。而把自己的身体当做一个精神的对象时，叫作自淫。

　　广义的手淫是人与动物世界里散布极广的一种现象。正因其散布得极广，所以严格地说，我们不能用"反常""变态"一类的词来形容它。我们不妨说，它是介乎正常与反常之间的一种现象，遇到性的功能受了外界的限制而不能自然行使时，它就不免应运而生。

在驯养或隔离的状态下，高等的动物，就会发生各种方式的孤独而自动兴奋的行为，雌性与雄性均是一样，雄的大都将阴茎在腹部上作一种往返动荡而鞭挞的活动，雌的则往往把阴部就身外的东西上摩擦。这种行为即在野生动物里也可以发生，不过比较不容易观察到罢了。

在人类中，这种现象的发生也自不限于文明社会的一部分。在文明状态下，它更有发展的机会，那是不错的，不过如按曼特加扎（Mantegazza）所说，手淫是欧洲人的一个有关道德的特点，好像是欧洲人所擅长的行为似的，那就不对了。

事实上，手淫是在任何族类的人群里都找得到的，至少凡是我们知道得比较清楚的族类中都有，初不论他们的生活究竟自然到什么程度，或不自然到什么程度，而在有的人群里，无论男女，手淫几乎有习惯成自然的趋势，而往往被公认为童年与青年生活的一种风俗。在文化似乎比较低的少数民族里，我们甚至发现女人手淫时还利用一些艺术性的工具，特别是人造的阴茎，这在今日的欧洲也有人利用，不过只限于少数的人口罢了。

可是，在一般文明社会的人口中，日常用品的变做女人手淫的工具，却是一件十分平常的事。虽属十分平常，而一般人并不察觉的缘故，就是因为这是帷幕以内的行动，除非出了乱子，非请教外科医生不可，才会暴露出来。女子手淫时利用或滥用的东西有些什么呢？蔬果是比较常用的一类，尤其是香蕉。这些是不容易引起什么创伤的物件，故比较不容易让人觉察。但就外科手术的体验而论，从阴道和尿道里所钳出来的物件，其数量之大，种类之多，却已足够惊人了。特别普通而值得提出的有铅笔、封蜡火漆、棉纱卷子、夹发针、瓶塞、蜡烛、软木塞、细长形的酒杯等。在女人阴道与尿道中取出的物件，十分之九是手淫的结果。

经过这种手术的女子，大概以十七岁到三十岁之间的为最多。外科医师并且往往在膀胱里找到夹发针的踪迹，因为尿道普通是一个强烈的发欲的中心，一经刺激，便很容易把供给刺激的外物"吸引"到里边去，而夹发针的形状，全部细长，一端圆滑，偶一失手，就极容易滑落进去。同时在女人的装饰品里，夹发针是最顺手的东西，在床上休息的时候，它也是唯一顺手的东西。

还有一类外科医师的注意力所达不到的手淫工具，就是许多身外的物品，例如衣服、桌椅与其他家具，随便可以拿来和性器官发生触磨。我们又不妨提到体育馆里或运动场上的各种活动，也可以偶然地或故意地引起性的兴奋，例如爬杠子、骑马、骑自行车，又如踏缝纫机或穿紧身内裤，也未始不可以用作手淫的方式。自然，这一类的活动与活动所产生的压力或动荡摩擦的力最可以唤起性的兴奋，而不一定非唤起这种兴奋不可。换言之，兴奋的发生，若不是偶然的，便是因为活动的人有几分故意。

紧接前文所说的一类手淫的方式，而事实上很难划分的又一类，便是大腿的挤压与摩擦了，这方式男女均用，不过在女人中间更普通。甚至于女婴也懂得这方法。这也是散布得很广的一个方式。在有的国家里如瑞典据说这是女子手淫时所用的最普通的方法。

手淫的活动也不限于性器官的部分，凡属发欲带所在的肌肤上，都可以用磨擦或其他刺激的方式，而觅取兴奋，例如臀部的鞭笞或乳头的揉搓。在某些人身上，几乎肌肤的任何部分都可以变做发欲的中心，而成为适合于手淫的地带。

此外还有一类自动恋的例子，就是只要把念头转到色情的题目上，甚至与色情无关，而只是富于情绪的题目上，性的兴奋便自然而然地会发生。或者，在有的人只需故意把想象力集中在交合的行为上，而一心揣摩着对方是个可爱的异性的人，也可以唤起兴奋（哈蒙德称这种自动恋为精神的交合，可参见前文）。这一类自动恋的表现就和性恋的白日梦分不大清楚，从精神交接的境界进入性恋的白日梦的境界，其间是没有什么界址的。女医师戴维斯发现，阅读可以引起性意念的图书是手淫的一个最平常的原因，和异性厮混的关系比这要小得多，而跳舞的关系则尤其小。

前文说的全都是属于手淫一路的各式自动恋，有的虽不是严格的手淫，而严格的手淫仍不妨做它们的代表。关于这些，各家的意见是相当一致的。但若我们进而探讨这一类性恋行为散布的切实情形以及这一类行为的意义，我们在将来就会遇见不少的困难以及许多莫衷一是的意见。

在男人方面，如把各家的观察综合观看，我们可以说90%是手淫过的，尽管有许多人的次数极少，或只不过是生命的极短的一节里有过这种尝试，我们都得把他们计算进去。在英伦，杜克斯（C. Dukes），牛津大学瑞格壁学院（Rugby School）的校医，说住校学生的90%到 95 %是手淫的。 在德国，马库斯（Julian Marcuse）根据他的经验，也说92 %的男子在青壮年时期是手淫过的，罗雷德的计算则比他似乎还要高一些。在美国，西尔莱（Seerly）在125 个大学生中间只发现8个，即6%，断然否认曾经手淫过；在神学院的学生中，勃洛克曼（E.S.Brockman）发现，未经盘问而自动承认手淫的，多至56%。在俄国，契伦诺夫说，在他调查的莫斯科学生中间，60%主动承认曾经手淫过。这一类自动的报告是最有意义的，我们因而可以知道实际上有手淫经验的人数一定要远在这些数字所能表示之上，由于有许多人总觉得这是一种难言之隐，决不肯直说的。

至于两性之中，究属哪一性中手淫的散布更广，以前各家的意见也很不一致。大体说来，约有一半的专家认为男子中散布得更广，而另一半则所见恰好相反。至于通俗的见解，则大抵以为男多于女。不过到了最近，这方面的确切数字的渐多，我们在上文讨论性冲动的初期呈现时，也多少已经参考过，而究属男多于女或女多于男的问题，也无需乎再事争讼了。手淫的性的分布，以前之所以成为问题的缘故，是因为当初似乎有种倾向，就是把我们的注意全部集中在一小部分自动恋的现象上，也多少有些挂一漏万的倾向。所以如果我们把一切自动恋的事实很合理地分类归纳清楚，再进而看它们的分布，问题就比较简单了。专就童年时期而论，所有的事实都证明女子的手淫经验比男子的散布得广，这似乎也是理所当然的，因为女子发育比较早，春机萌发期来临得特别快的也以女子为多，而这方面的早熟又常常和性习惯的早熟不无连带关系。到了春机萌发期以内以至于成年的阶段，手淫的经验，无论其为偶一为之的或积久而成习惯的，则男女两方面都很普通，但普通的范围，依笔者看来，并没有许多人所想象的那般大。究竟男的多抑或女的多，却也不容易说，但如一定要作一个比较的话，怕还是男的多些。有人替这年龄的男子说话，认为他们的生活习惯与女子不同，比较自由，比较活跃，因此，手淫的倾向虽大，多少可因分心的缘故，而得到一些限制；而女子则不然，因而手淫的倾向便不免比较自由地发展，这话固然不错，可同时我们应知道，女子的性冲动的激发，要比男子为慢，也比男子为难，因此，手淫倾向的唤起，也就不免迟缓些与困难些了。到了成年后，女子手淫的要比男子为多，那是没有疑义的，男子一到这个年龄，至少就比较不修边幅的大多数男子说，多少已经和异性发生一些接触，且多少已经找到了一些比较成熟的性满足的方法；而女子则狃于传统的生活，这种性满足的出路是没有的。即或有很小一部分女人，性的发育比较特别早，这种女人的性冲动却往往未必有很大的力量，及有力量而女子自觉其有力量的时候，那成年的阶段已经过去，而不在这一节的讨论范围以内了。有不少很活泼、聪明而健康的女人，平时虽然守身如玉，偶然也不免手淫一两次，尤其是在月经的前后。比如这种女人先就有过正常的两性交接的关系，而一旦因故不能不把这种关系割断而回复到独身的生活，则这种偶然为之的手淫更是在所难免。但同时造成不要忘记，另外有一部分女人，性的方面的先天禀赋，本来比一般女人为薄弱，在性心理学上叫作"性觉迟钝"（sexuiil hyop -esthesia）（这种人，在一般的健康上，也往往不及一般女人，不是这方面有缺陷，就是那方面有变态），这种女人的性的冲动也许始终在一个休止的状态以内，她们不但不想手淫，并且也根本不寻求什么正当的满足。此外，还有很多女人，一样寻求满足，却不走手淫的路子，而另找一些消极的方法。手淫以外的自动恋的方式还多，例如做白日梦，是最不容易受外界的干涉的。因此，这一大部分的女人就会走上这条路子；女人做白日梦的要比男人为多，也是不成问题的。

至于手淫对于健康的影响，在数年以前，各家的意见也大有出入。少数专家认为手淫的习惯没有什么特别的恶果。要有的话，也不过和性交过度的结果差不多。大多数的专家则以为手淫的影响是极坏的，即或行之有节，也不免酿成各式各样的病态。最可怕的是疯癫，等而偶之的症候，便不知有多少了。不过近年以来，各家的见解比以前温和得多了。一方面，他们相信对于少数特例，手淫是可以引进到各种不良结果的，但另一方面，他们认为对于身心健康的人，即或行之过度（身心健康而犹不免行之过度，只好算是理论上的一个假定，事实上怕没有这种人，详见下文）也不至于发生严重的病态。

这种见地的转变，我们如今推本溯源，似乎不能不大部分归功于德国格里辛格（Griesinger）医师。十九世纪中叶，格氏最先发表这一类温和而比较有鉴别的看法。在那时，格氏虽没有能完全摆脱医学界相袭的成见，但他已经能辨清，手淫是有害处，那害处并不由于手淫的本身，而在于社会对手淫的态度以及这种态度在神经敏锐的人的心理上所引起的反应。社会的态度使他感觉羞愧，让他忏悔，使他再三地决心向善，立志痛改。可是性冲动的驱赶并不因此而稍杀其势，终于教他的向善之心随成随毁，教他旧忏悔的热诚犹未冷却，而新忏悔的要求接踵已至。这种不断的内心的交战挣扎，与挣扎失败后的创伤才是手淫的真正的恶果。格氏又说，经常手淫的人，从外面是看不出来的，即并没有什么变态或病态的符号。格氏的结论是，手淫自身是变态或病态的一个符号，一个症候，而不是变态与病态的一个原因。七八十年来，开明一些的意见与此种意见的进步，一方面既证实格氏这番谨严的说法是正确的，一方面也已经把这种说法发挥得更透辟。

格氏本来认为手淫的习惯，若如在幼年便已养成，就或许会引进到疯癫的恶果。

但后来贝尔康（Berkhan）在他关于幼童期的精神病研究里，发现到的病因虽多，却没有一例是可以归咎到手淫的。沃格尔（Vogel）、乌弗尔曼（Uffelmann）、埃明霍乌斯（Emminghaus）和冒尔等，在作同样的研究之后，所下的结论也都几乎完全相同。埃明霍乌斯重说，只有在神经系统先天就有病态的人身上，手淫才会产生一些严重的结果，否则是不会的。基尔南也说，所谓手淫的恶果实际上不因为手淫，而由于青春期痴呆（hebephrenia）或歇斯底里的神经症，这种精神病或神经病也就是手淫所由成为癖习的原因，而非其果。倒果为因，是前人的失察了。克里斯欣（Christian）就二十年在医院、疯人院以及城乡中私人行医的经验，也没有能发现手淫有什么严重的恶果。不过他以为要有更严重的影响的话，也许在女人方面，而不在男人方面。不过那洛利斯（Yellowless）则所见恰与此相反，他以为一样手淫，"女人也许比较不容易感觉疲乏，因而比较不容易吃亏"。哈蒙德与古德塞特（Guttceit）的见解也是如此，古氏虽发现女子手淫的程度之深要远在男人之上，其结果也不见得比男子更坏。奈克对于这一点也特别注意到过，他发现女人患疯癫的例子中，没有一例是可以切实地推到手淫上去的。柯克（Koch）也有同样的结论，且以为这结论同样适用于男性。不过，他又承认手淫或许可以造成一些近乎病态的精神颓败。然而，柯氏又特别指出，手淫如不过度，这种精神上的亏损也是没有的，即或有也不像众人所相信的那般确切不移，那般一无例外。同时，他指出：只有神经系统早就有亏损的人才最易手淫，又最不容易制裁自己，使其不至于过度。柯氏也认为手淫的主要的害处是不断地自怨自艾与对性冲动的心劳的挣扎。莫兹利（Maudsley）、马罗、施皮茨卡（Spiizka）和舒尔（Schuele），在他们的作品中，依然承认一个特种的疯癫，叫作"手淫性的疯癫"。不过克拉夫特-埃平早就否认这一点，而奈克则曾经坚决反对。克雷普林（Kraepelin）说，过度的手淫只会发生在先天不足的人身上，也只有在这种人身上，过度的手淫才会发生危险。沃雷尔（Forel）与洛温费尔德也这样说，杜罗梭（Trousseau）也这样说，并且说得更早。总之，数年以来，对于手淫不是疯癫的原因一层，专家们的意见几乎完全一致。

至于手淫并不能产生其他各式的精神病或神经病，专家的见证同样也是肯定的。自惠斯特（Charles West）以来，医学界不承认手淫是儿童的白痴、痉挛、羊痫、歇斯底里等等的源头，也已历经多年。不过这是医学界一般的看法，只有少数的医师承认羊痫和歇斯底里的发生也许和手淫有关。莱登（Leyden）讨论到脊柱神经的各式疾病与病源时，也没有把任何方式的性行为过度网罗进去。

厄尔布（Erb）也说："有节制的手淫对脊柱神经所能发生的危险并不比自然性交所能发生的为更大，事实上它是不会有什么不良影响的，一样是性欲兴奋，至于到达亢进的道是正常的交接，抑或暗室的手淫，是没有多大区别的。"图卢兹（Toulouse）、富尔布林格（Fuerbringer）、格尔希曼（Gurschmann ）与大多数的专家也持这种意见。

不过，依我看来，如说手淫可以完全和交接等量齐观，认为手淫的危险并不大于交接的危险，未免有些过分了。假若性欲兴奋是纯粹的一个生理现象，这等量齐观的说法也许是站得住的。可是，我们知道，性欲兴奋不只是一种生理现象，交接时节所到达的亢进现象是和异性的对象所唤起的一大堆有力的情绪纠缠牵连在一起而分不开的。交接给与人的满足，事实上有两方面：一方面固然是兴奋之际所得的宣泄，而另一方面便是这些情绪在交光互影之中所产生的种种快感。

比如没有可爱的对象在前面，而不得不由自动恋的方式取得兴奋，宣泄的功用也许一样，但在心理上总觉得有一番满中不足，也许一番抑郁沉闷，甚至于觉得异常疲惫，并且往往还不免添上一些羞愧，一些惆怅。单就事实论，一样不免于过度的话，手淫的过度要比交接的过度为易。有人说，手淫所费的神经的力量比交接所费的为大，这个说法也许不对，但因为手淫容易走上过度的路，其实际上所耗费的神经力的总数量也许比交接为多却还是有可能的。

所以笔者认为这些专家的等量齐观的看法有令人误入歧途的危险，但如说不过度的手淫和性梦中的兴奋与遗精差不多，有如沃雷尔所说，那是很近情的。

总之，我们可以从上面的讨论中作以下结论，对于先天健康而后天调摄得宜的人，手淫若不过度，是不会有严重恶果的。至于说，于淫的人一定有什么迹象或症候，据说是不一而足，我们可以赞同许多专家的说法，却认为没有一个是真正可靠的。

我们还可以再作以下结论，对于手淫的影响，从前之所以会有相反的意见，是因为彼此作家都没有理会或没有充分承认遗传与性情的影响。双方的一方所犯的毛病，恰好就是许多不科学的作家对于酒精的问题一直到现在还在犯着的毛病，他们一边把酒精的奇毒大害借若干酒徒的例子尽量描写出来，一边却不知道这一类例子的造成，其主因并不是酒精而是一种特殊的体质，要不是因为这种体质，酒精便没有用武之地，而不成其为毒害了。

我们的观点是这样的，大家一面承认，从前手淫有大害之说，一是由于知识不足，再是由于传统的观念有错误，三是由于庸医的唯利是图，不惜为之推波助澜，到了今天，确乎是站不住的了。一面我们却也不否认，就在健康以至于不大有病的人，过度的手淫多少也会发生一些不良的结果。皮肤上、消化作用上和循环功能方面都会发生一些不规则的变化。头痛与神经痛也是可以有的扰乱。而和性交过度或梦遗大体一样，又多少可以减低神经生活的和谐与舒畅的程度。与此同时，尤其是在先天健康不无问题的人身上，最重要的一种结果是症候极多的一套神经上的病态。综合起来可叫作"神经衰弱"（neurasthenia）。

有的人在手淫一成癖习而不能自制以后，尤其是借这种癖习在春机萌发以前便已开始，则其结果可以教他失去性交的能力和性交的兴趣，或使他特别容易接受性的刺激，而事实上却没有适当的反应力量，轻者初交即泄，重者等于阳痿。

狄更生说，在女人方面，凡属始终一贯的"阴冷"的人总是一些自动恋已成习惯的人。不过，因手淫而成阳痿的人终究是些例外，在癖习的养成已在春机萌发的年龄以后的人更是例外。对于这些例外的人，性欲兴奋的功能早已养成一种习惯，即不向异性在色情方面所表示的各种诱力发生反应，而专向一些体外的物力的刺激或内心的想象所引起的刺激反应。到了春机萌发的年龄，照例性欲的要求应该更加强了，更自觉了，而对于异性的吸引，更难于拒绝了，但终因性的感觉已经走上了反常的路，并且已经走得熟练，再也无法回头。因此这种人对于春机萌发期以后应有的正常的性的关系，始终只能徘徊在一个纯粹理想的与情绪的境界，而无法感觉到强烈的肉体冲动，更谈不上适当的反应了。如在发展很正常的人，这种肉体刺激与反应能力是这时期内一些应有的笔墨，及到成年及壮年的阶段，便可以十足的成熟了。有的女人，往往是极有见识的女人，喜欢把性生活的所谓灵肉两界分得特别清楚。我们在这种女人发育的过程里，大抵可以发现手淫的习惯不但开始得很早，并且早就有积重难返的趋势。灵肉两界在她心目中所以会有很大的鸿沟的缘故，这即不是惟一的原因，至少是主因了。手淫开始过早，也似乎与同性恋的养成不无关系；其所由养成的过程大抵和前面所说的差不多，这种人对异性恋既缺乏能力与兴趣，同性恋的倾向乃得一鸠占鹊巢的机会，取而代之。我们在前面说过，这些不良的结果，虽属事实，终究是些例外，而不能以常例相看。戴维斯女医生的包罗很广的一番研究里，有一大部分是关于女人手淫经验的，自有女人手淫的研究以来，无疑要推戴氏的这番研究为最细密而最有价值。如今依据她的研究，我们也就明白，如果手淫的开始不大早，积习不太久，则前面所说的一些例外的恶果是不易发生的。戴氏把已婚的女子分成两组，一是婚姻生活快乐的，一是不快乐的，再比较两组中的分子在婚前手淫过或有过其他性活动（性交除外）的成分，目的自然在辨别手淫一类的活动究竟是不是婚姻幸福的一个障碍，戴氏比较的结果是：两组中这种女性的数目几乎完全一样。

至于在心理方面，长期与过度的手淫所发生的最明白的一种结果是自觉或自我意识的畸形发展，或近乎病态的发展，而和自觉的心理相辅相成的自尊的心理则不发展。一个男人或女人，在接受可爱而正在追求中的异性一经接吻以后，总可以感到一番可以自豪而畅然自得的满足心理；这种心理在自动恋的活动以后，是绝对不会有的。这是势有必至的。即或手淫的人把社会的态度搁置不问，甚至对这种暗中的活动，也不怕有人发现，刚才所说的心理还是很实在的。在以性交替代手淫的人，设法为之不以其道，当然也可以有"虽无谁见，似有人来"的恐怕心理，不过他的为之下以其道，所谓道，只限于社会说话，而手淫的人的不以其道，则牵涉到社会与自然两方面，不以其道的方面既多，心理上的未得所安当然不免更进一步。手淫者在积习已深后，因此就不得不勉强地培植一种生吞活剥的自尊意识出来，而不得不于别人的面前，摆出一种可以用作下马威的骄傲的虚架子。一种自以为是的心理，一些仁义道德的口头禅，一派悲天悯人的宗教家表面功夫，终于成为一套掩护的工具，在掩护之下，他对于自己暗室的行为，便可以无需忏悔了。这种种特点的充分发展，当然不是尽人可有的；先天体气在心理方面的一些病态，是一个必要的条件。普通有手淫劣习的人，当然不会有这众多特点；他大概是一个喜欢离群索居而怕出头露面的人。反过来，我们也可以说，只有这种性情者才最容易养成自动恋的各种劣习，以至于流连忘返。而这种人到此境地之后，更不免与外物绝缘，对人则猜忌日深，对热闹的社会更不免视如蛇蝎，先天的气质与后天的习惯两相推挽，互为因果。一到这般地步，其为病态，也是无可置疑的了。另外，还有一些极端的例子：手淫的结果，可以减少心理的能力，假使不易接受与协调外来的印象，可以削弱记忆的力量，可以降低情绪的活泼程度，即或不然，又可以使一般的神经作用走上畸形的敏锐一路。克雷普林确信这些结果都是可能的。

成年期内过度的自动恋的活动，对于智力极高超的男女，尽管不发生讨么严重体格上的损伤，在心理方面总不免鼓励几分变态的发展。而这种发展之一，便是养成各种似是而非的"可得而论，难得而行"的高调的生活理想。克雷普林也提到过，在手淫的时候，一个人常有种种得意的理想与热情在心头涌现。而安斯蒂（Ansktie）很久以前也讨论过手淫和不成熟而貌似伟大文学创作或艺术作品的关系。不过我们得补充一句，有一部分不能不认为是成熟与真实的作品的两性文学家与艺术家，却未尝不是一些存有过度手淫癖习的人。

手淫固不能说全无坏处，但同时我们还应记住，如果一个人不能有正常的性交体验，而不得不思其次，则手淫也未尝没有它的益处。在百年来的医学文献里，偶然记载着的病人自白的例子也还不少，他们认为手淫对自己是有益的。笔者认为这些例子是可靠的，而如果我们不以这一类例子为可怪，而愿意发现他们，并且把他们记录下来，那总数肯定是大有可观的。我们得承认一个人的所以要手淫，主要的目的还是要使烦躁的神经系统得到谧静。对于健康与正常的人，如年龄已早过春机萌发之期，而依然维持着谨慎的独身生活，则除非为了减轻身心两方面的紧张状态，决不肯多作自动恋的活动，这种人间或手淫一次，也自有它的利益。

美国的罗比医生根据他多年的行医经验，又参考到刚才所说的一番意思，对于手淫的利害问题，又有过一个更积极的主张。在他1916年出版的《合理的性伦理》（*Rational Sex Ethics*）一书及后来的专著中，他不但承认自动恋的行为不仅没有坏处，并且还有积极疗治的价值，不惜郑重加以介绍。他以为手淫对于增进身心健康的效能，并不多让于正常的性交，尤其是对于女人。笔者以为这种学说是大有修正的余地。近代两性的问题，即单就个人一方面说，也已经是一个极复杂的问题，如果说手淫的办法就可以解决，不免要怕受脑筋简单的讥诮。以前有人倡导，用推广艳业的方法来解决性的问题，也有人主张严格的男人贞操来消极地应付性的问题，罗氏的主张难道不是和它们同样的简单？同样的要不得？贞操的主张走的是禁止的一面，罗氏的主张走的是放纵的一面，放纵与禁止同样地失于偏激，笔者看不出有什么更高明的地方。笔者认为在这些地方，医生的态度应以同情的了解为主，也不妨以同情的了解为限，至于病人应当采取什么行动，最好请他根据自己的性情与当时的境遇自作决定，医生大可不必越俎代谋。

另一位作家沃尔巴斯特（wolbarst）的态度比罗氏的要高明一些。沃氏认为鼓励不应手淫，但他同时也承认，如果性的冲动已发展到相当程度，就不宜强加抑制，沃氏在这一点上引一句中国谚语说："与其教心神褪色，不如让身体满足（或：与其窒欲伤神，不如纵欲怡神）。"沃氏以为大家对于自认手淫的人不宜加以谴责，如果本人已经在自怨自艾，那么，任何谴责的语气尤应在竭力避免之列。沃氏说得很对，有的"道学家"赞成用手淫的方法来维护表面的"性的德操"，这种假道学与伪德操，我们实在不敢赞同。一个人诚能坦白地怀抱着性爱的自然冲动而不以为耻，冲动之来，能平心地予以对付，而对付之方，偶然出诸手淫一途，而不求文饰，这个人的道学与德操，虽非尽善，实在要居此辈之上。

总之，手淫是无数自动恋现象中的一种，而凡属自动恋的现象多少都有几分无可避免的性质，手淫当然不会例外。最聪明的办法，我们也就在充分地承认这几分不可避免的性质。文明社会的多方限制既如彼，而性欲的力求表现又如此，请问各种变相满足的方式又如何可以完全幸免。我们果能抱定这种态度，则一方面对于自动恋的活动固应不加鼓励，不让它们再变本加厉地发展，一方面却也不应深恶痛绝，由于深恶痛绝的结果，不但可以教所恶绝的事实隐藏起来，不给我们有观察与诊断的机会，并且足以酝酿出各种比所恶绝的更可恶而更无可救药的弊病来。

第六节　影恋

影恋或"奈煞西施现象[①]"（Narcissism）最好是看作自动恋的一种，而在各种恋象之中，实际上也是最极端与发展得极精到的一种。在各个性心理学家的眼里，影恋的概念历来很有几分出入，几分变迁，所以笔者不妨把它的历史简单地叙述一道。四十多年前，科学的领域里是找不到这概念的踪迹的。不过在小说故事里、在诗词里，我们却可以追溯得很远。在古希腊的神话里，更可以发现它的中心地位同时这中心的地位还有一个"人神参半"的象征，就是水仙神，在神话里称做奈煞西施（Narcissus）。自精神病学发明以来，学者在病人身上，所发现的有似奈煞西施

———————————

① 古希腊传说中的美少年纳西索斯爱上了自己的倒影，后来化为水仙。现实生活中的确有这样的现象，心理学上将之称为自爱欲。潘光旦将其传神的译为"奈煞西施现象"。

所表现的状态，固然是不一其例。不过一直要到1898年，我们对于这种状态，才有一个比较综合的叙述。那一年，笔者在《医学家与神经学家》杂志上发表的一篇短文里，初次把自动恋的现象简单地介绍出来时，笔者在结论中，一面描写着一个极端的自动恋的例子，一面说，这种极端而有类乎奈煞西施的状态，有时候可以在自动恋的例子中发现，而在女人例子中也许更容易发现。这种例子总是把她的性情绪，大部分甚至于全部分，在自我赞美行为中表示出来。也可以说，她的性情绪可以大部或全部被自我赞美的活动所吞并而消灭。自我赞美原是当初奈煞西施的唯一特点，所以说，这种例子有类似奈煞西施的状态或行为倾向。这篇文章传入了德国，奈克立刻用德文做了一个简括的介绍，又把笔者所说的"奈煞西施似的倾向"直接译成"奈煞西施现象"（narcismus，等于英文的narcissism）；同时，他又说过一番话，表示他同意的见解，并且说，这真是我所谓的自动恋的"最古典的方式"了。不过他又说，这现象也可以招致性欲兴奋的状态，这笔者可没有说过。笔者也不承认这现象可以到这个境界。罗雷德在男子中也观察到几个很显著的例子，而给这现象起了一个名词，称"自动而孤独的性现象"（automonosexualism）。希尔虚弗尔德的作品里也用的是这个名词。到1910年，弗洛伊德也接受了奈克所定的名词和概念。不过他认为这不过是男人同性恋发展过程中的一个阶段。在这阶段里，他认为同性恋的男人不免把自己和一个女人（普通总是他的母亲）认做一体，因此，精神上虽象爱一个女子，实际上却是爱上自己。到1911年，朗克一面根据笔者在1898年所论列的意思，一面大致接受弗氏这派的见解，也认为这种现象不仅是属于常态的变异范围以内，而不是一种变态，并且是性发育过程中一个相当正常的阶段。变异范围以内之说原是笔者的议论，而阶段之说却是弗氏一派的补充了。朗氏的研究很引起了弗洛伊德的注意。1914年，弗氏一面接受朗氏的见解，一面又作进一步的阐说，认定每一个人，不分男女，都有一个原始的影恋的倾向。人生都有保全自己性命的本能，这种本能的心理表现是和利他主义相反的利己主义，所谓影恋倾向者无他，就是这性的大欲对于利己主义所贡献的成分，所以完成整个的利己主义者。影恋在选择对象的时候，有时也是一个最能左右一切的力量，它可以选择当时此地的本人做对象，也可以选择事过境迁的本人，也可以选择未来与理想的本人而非现实的本人，也可以选择以前本人的一部分，而目前这部分已不再存在；影恋的概念到此，便最合于平常的用途了。

从1914年以后，弗氏自己对上文的见解又续有修正与补充，而许多别的精神分析学者，弗氏一派或非弗氏一派的都有，又把它推进到一个极端，以为各种宗教与各派哲学全都是一些影恋的表示。最后，到菲伦齐（Ferenczi）那里，竟认为造物在化育群生的时候也受了影恋的动机的支配！在未开化的民族以及一切民族的民俗学里，影恋的例证也均有发现，这方面的作家很多，例如罗埃姆（Roheim）。朗克很早就指出过，民俗学家弗雷泽（Sir James Frazer）的作品里，就可以找到许多资料供这方面的心理研究。

第七节　性教育

　　我们在前面看到婴儿期与童年期的种种生活表现里，性的表现有时好像是不存在似的；有时见得存在，又往往很模糊；有时候虽不模糊，世人却又不宜把解释成人的性表现时所用的方法来解释它们。

　　由于有这种情形，所以就是比较善于观察的人，对于这时期里的性生活所表示的态度与所主张的政策，往往很不一致。至于不善观察及观察错误的人，还有一听见婴儿及孩童也有性的生活就不免谈虎色变的人，可以搁置不说了；好在到了今天，这种人已经日益渐少。在所谓善于观察的人中，有的觉得在正常与健全的孩子身上，找不到什么真的性表现；有的认为不论孩子的健康程度如何，不论有无神经的病态，性的表现总是有的，不过在方式上很有变化罢了；还有第三种人，他们一面承认这年龄内性生活的存在，另一面却说这种过早的表现是不正常的，至少，精神分析派学者朗克近来的立场即是这样。他在《近代教育》一书里说："性现象对于儿童，是不自然的。我们可以把性看作一个人天生的仇敌，并且打头便存在。仇敌是不能不抵抗的，并且得用人格的全力来应付。"朗氏的这种见地，倒可和文明社会里以至于原始文化里的一个很普通的态度互相呼应，不过若专就儿童的性生活说话，这见地是否适用，却是另一个问题。

我以为对儿童性生活的应有态度是一个保健的态度。健是目的，保是手段。需要大人随时随地注意，但是注意的时候，却又应谨慎，不要让儿童注意到你在观察他。童年的性爱的冲动往往是无意识的、不自觉的。大人注意不得当，就可以化不自觉为自觉，这种自觉对儿童并没有什么益处。儿童自有其不自觉的性的活动，保健的任务不在于呵斥禁止及切心于责罚这一类的活动，而在使这一类活动对于本人或对其他儿童不发生身体上的伤害。保健的任务无疑是母亲的任务。

做母亲的，除了前面所说的以外，似乎还应当注意一点，就是不宜过于表示身体上的亲爱，因为这种表示对于神经不大稳健的儿童，难免不引起一些过分的性的情绪。尤其重要的一点是，对于儿童一般的天性与个别的性格，应该精心了解。一般成年人不懂年龄与心理发展的关系，往往喜欢一厢情愿地把自己的感觉当做儿童的感觉，即自己在某种场合有某种感觉时，也认为儿童到此场合也会有同样的感觉，这是一个很大的错误。儿童有许多活动，在大人看来是有卑鄙龌龊的性动机，但事实上往往是全无动机可言，更说不上卑鄙龌龊一类的评判。儿童之所以有这种活动，一半是由于很单纯的游戏的冲动，一半是由于求知的愿望。这种见解上的失误近年来也很受精神分析派的影响，这一派的一些不谨严的学者，大谈童年性现象的结果，不免使这种失误更牢不可破。

一件很不幸的事是：研究儿童心理的学者所有的知识经验往往得之于神经病病人的研究。朗克在《近代教育》中说得好："一切从研究近代式的神经病态得来的一般结论，是必须经过郑重考虑之后才可以接受的。因为在别的情况下，人的反应是不一样的。"朗氏又说，今日的儿童并不等于原始的成人。我们在实施教育的时候，教育的方法与内容，最好是不过于成规。

性知识的启发诚然是一个不容易讨论的问题，但教育界一些最好的专家，到今天至少已经承认两点：一是这种启发应该很早就开始，性知识的一般基本的要素应当很早就让儿童有认识的机会；二是主持这种启发的最理想的老师是儿童自己的母亲，一个明白而真能爱护子女的母亲也应该把这种工作认为母道或母教的最实际的一部分。我们不妨进一步说，只有母亲才配担当这部分工作，而且可以担当得没有遗憾，因此，母亲自身的训练便成为儿童健全发育的一个先决与必要的条件。

持异议的人有时说，这种启发工作是有危险的，儿童对于性现象的态度，本属一片天真，毫不自觉，一经启发，难免不使它的注意故意与过分集中在性题目上。

这话固然有几分道理，但我们也得了解儿童心理自有其一番自然的活动，拔苗助长当然不对，把这种自然的活动完全忘记了也有它的危险。一个孩子想知道孩子是怎样来的，这样一个愿望并不表示已经有了性的自觉或性的意识，乃是表示它知识生活的进展，婴儿的由来是一桩科学的事实，他想知道这事实是情理内应有的事。年岁稍大一点，他更想知道异性的人在身体的形态上究竟和自己有些什么不同。这种愿望也是一样的自然，一样的不失其为天真。这一类自然的好奇心，是应当而可以有简单与合理的满足的。假如得不到满足，而得到的却是大人的白眼或一番训斥，其结果才真足以唤起不健全的意识。儿童从此就乖乖地不求这一类问题的答案了么？当然不会。他公开的得不到解答，可就暗地里设法解答。等到暗地里设法，不论设法的成败，也不论所得解答的对与不对，一种不健全的性意识也就已经养成了。

妈妈所授与子女的性知识应当完全不带任何正式与特殊的意味。就通常的情形说，母子的关系总是很自然很亲密的。在这种关系下，一切生理的作用都可以成为问答与解释的题材，而贤明的妈妈自然会随机应变，而应答得恰到好处。所谓随机，指的是有问题时加以回答或解疑。所谓恰到好处，指的是视儿童的年龄与好奇的程度而决定说话的份量，无需讳饰，也无需解释得太详细。性与排泄一类的问题，要和别的问题同样简单与坦白地解答，而解答的时候，更丝毫不要表示厌恶或鄙薄的神色。家庭中的仆妇当然不足以言此，她们鄙夷性的事物，对于屎的东西，厌恶之情更不免形于辞色。但是一个贤明的妈妈对于子女的屎是不讨厌的；而这种不讨厌的态度却是极关重要，因为在形态上排泄器官和性器官是近邻，对前者的厌恶态度势必牵涉而包括后者在内。有人说过，我们对于这两套器官应当养成的一个态度是：既不以为污秽而憎恶，也不以为神圣而崇拜。不过，完全把这两种器官等量齐观，也是不合适的，双方都很自然，都毋庸憎恶，固然不错，但是双方的意义却大不相同。性器官的作用，一有不当，对个人可以酿成很大的悲剧，对种族可以招致很恶劣的命运，所以在性器官的方面，我们虽不用神圣一类的词来形容它，我们也需用些别的一针见血的形容词。

早年性教育对于成年以后的价值，我们从几种研究里可以看出来。戴维斯医生的范围很广的研究便是一例。戴氏把已婚的女人分做两组，一是自以为婚姻生活愉悦的，一是不愉悦的，她发现在愉悦的一组里，幼年受过一些性的指点的占57％，而在不愉快的一组里，只占44％。汉密尔顿医生研究的结果和戴氏的不完全符合，不过汉氏的研究资料比戴氏少得多，怕还不能做定论。但汉氏的研究里，有一点是很有意义的，即就女童而言，性知识的最好来源是妈妈；凡是幼年从妈妈那边得到过一些指授的，结婚以后，65％

的性关系是"相宜的",但是在"不相宜的"一组里,受过这种指授的,不到35%;若性知识的来源不是妈妈而是伴侣,或其他不正当的性的讨论,则"相宜"的例子降而为54%;还有一小部分的女人,其性教育的来源是父兄而不是妈妈,则其婚姻生活也大都不愉快。

上文讨论的要点是,儿童的单纯而自然的提问,不提出则已,一经提出,便应同样单纯而自然地加以答复。如此则在他的心目中,性可以不成为一个神秘的题目,而他的思想发展,既不至于横受阻碍,他在这方面的情绪,也不至于启发得太早。如有问不答,再三延误,把童年耽搁过去,就不免发生问题了。要知道在童年期内,这种性的问答,偶一为之,是很自然而很容易的,一到童年快过的时候,不特做父母的觉得难以启口,就在子女也轻易不再发问,而向别处讨教去了。

至于裸体的认识也以及早取得为宜。如果一个孩子在童年发育的时期里,始终没有见过异性孩子的裸体形态,是可以引起一种病态的好奇心理的。再如一旦忽然见到异性成年人的裸体形态,有时精神上还可以发生一个很痛苦的打击。总之,儿童中的两性从小能认识彼此的裸体形态,是很好的一件事。有的父母,在自己洗澡的时候,总让年纪小一些的子女一起洗,也是一个好办法。这类简单与坦率的处置,一方面既可展缓儿童的性的自觉,另一方面也可以预防不健全好奇心理的发展,确实可以避免不危险。笔者说这种处置可以展缓性的自觉，因为我们知道，在实行小兄弟姊妹共同洗澡的家庭里，儿童往往并不理会彼此形态上有什么显著的不同。笔者以为凡是足以展缓性的自觉的影响，都是对未来的发育有好的影响，而凡是足以引起神秘观念的作法都无法达到这样的目的。这是当今聪明一点的性卫生学者都已知晓的。

不过大家要记得，到底怎样对待儿童才算真正贤明的态度，一时还不易有定论。近来的教育家就儿童的心理曾说过：与其说父母视生活的需要而陶冶子女，不如说子女就其自身的需要而陶冶父母。这话固然不错，不过我们要知道，子女对父母的这种陶冶功夫也并不容易，一方面儿童固然有他的个别的需要，而另一方面社会传统的各种生活习惯也始终自有它们的力量，不能抹杀不顾。因此，怎样正确看待儿童的地位绝不是一件简单的事。儿童本位的教育虽势在必行，但的确是很难实行的一种教育，特别是在今天。一方面从前固定的成套的集体教育既不适用，而另一方面儿童的发育程度又不足以教他有成人一般的自我制裁的能力。

所谓难行，就因为这一点了。朗克在《近代教育》里说："今天的儿童所必须经历的童年，事实上比人类有史以来任何时代里的儿童所经历的更要见得危机重重。"

因此大家不要奇怪，即在一般已经改进的状况下，我们依然可以碰见所谓"困难"或"有问题"的儿童，目前教育心理学家径称此种儿童为问题儿童。不良的遗传与环境依然会产生这类儿童。

目前即将流行的一些比较开明的见解大体上也许已经很够作一种指导，来应付这类儿童，而无需乎特别向专家请教。但对于一些特殊的例子，专家还是少不得。所以近年来英美各国社会对于儿童问题的种种努力是很值得我们注意。这种努力逐渐把儿童问题看作医师、心理学家、精神病学家与社会工作者所应齐心协力注意的对象，而不再以"顽皮""怙恶不悛"一类的词形容，从而掉头不顾，这也是很可以让人满意的一点。"1909年，美国芝加哥城因慈善家德茂夫人（Mrs.W.F.Dummer）高尚和慷慨的公益精神，设立了一个少年精神病理研究所（Juveni le Psychopathic Institute）聘请了这方面的专家希利做所长。到了1914年，该研究所又改为少年法庭（Juvenile，Court）的一部分。这可以说是儿童生活指导所一类的社会运动的萌芽了。以后，各国的大城市里逐渐都有这种机关的创设，大约机关中总有三个专家，通力合作，一是精神病学家，二是心理学家，三是社会工作者。有时一个懂得精神病理学、儿童心理学与社会工作者的医生也许够了，并且还简便得多。不过这样一个全才的医生是不容易寻到的，即使寻到，他又有他的繁忙的医务，不肯弃彼就此。无论如何，儿童指导所的事业目前正处在持续发展、方兴未艾之中。它很可能以心理与病理的学识为归宿，而不依附任何学派创，果然如此则无论它如何发展，我们总是欢迎的。纽约的儿童指导所的规模是极大的。伦敦的儿童指导所成立于1930年。

儿童指导事业所引起的研究工作将来对人类流品的认识，兴许可以促进不少。医学界对于所谓"流品学"或"体质学"（constitutionology），即研究人类身心品类的专门之学，很早已发生兴趣，因为这种研究不但对医学有利，同一般的生活也有很大的关系。不过一直要到最近几年，这方面研究的资料才归于切实，流品学在科学上的地位才算站牢。我们甚至可以说，一直要到1921年克瑞奇默尔教授（Prof. Kretschmer）划时代的专著《体格与品格》（*Physiqueand Character*）问世以后，流品之学才算真正奠定一个科学的基础；固然我们也承认这门学问目前还幼稚，却还在发展之中。

我们从广义地来看，我们可以说性的启发与性的教育对于今天文明社会生活的意义，要比以前任何时代为大。春机萌发期以内的性的启发与其应有的仪节是一向公认有族类价值的。在中非以及别处许多民族里，即我们曾错认为"原始"的民族里，这种启蒙的仪节不仅是一个神圣的典礼而已，并且确乎是进入成年生活的一个实际的准备。儿童到这个年龄，兴许已经熟悉性是什么，也大抵确知道性是什么。

因为在以往的游戏生活里，性早就成为一个主要的题目。而在大人的心目中，这种游戏也认为是无伤大雅而加以放任的。不过一到春机萌发期，他们就另有一种严重的看法了。性不只是个人的事，也是社会与民族的事，个人有需要，社会与民族也有它们的责成。为这种责成计，青年男女不能没有相当的准备。于是，一种可以叫作道德教育的训练就不能没有了。这种训练往往是相当短的，也很干脆。受训的人一面也许在身体发肤上要受一些故意的毁损，也许生活上要受严密的隔离和多方的禁忌，一些长辈就把对于团体生活应负的责任以及部落流传的各种神秘事传授给他们。经过训练，一个孩子就变做一个成年的男人或女人，而从此也就有他或她的新社会地位、新权利与新责任。这无疑是一个很好的制度，至少在比较原始的生活状态下，这已经是没有再好的了。在信奉基督教的国家里，很不幸，此种制度的遗迹不是已经消散到一个无关痛痒的程度，就是已经等于完全消失，无迹可找。

到了今天，我们西方人忽然醒悟，感到这种制度方面的损失是不幸的，而正在想法挽救。不过，当然我们不能复古，而必须另外想些办法。而在想出办法以前，我们先要把我们目前所经历的文化的性质考察一下。

在当前文化的发展阶段里，我们的教育完全侧重在理智的一面，而教育家指认为重要的教学方法或凡人所认为时髦的教学方法，也无非是一些开发智力的方法。不过性的冲动，尽管到现在还是个人生活与社会生活的主要基础，是不易引进到智力开发的范围以内的。因此，到目前为止，我们的教育制度里就根本没有性的位置。性既然是一个不合理性的现象，又如何挤得进去呢？我们的教育制度与古代及原始民族的启蒙制度可以说完全两样，启蒙的制度里有些很值得称赞的东西。就当时的情形而论，在这种制度里也已经应有尽有，而这些特点，我们当代的教育反而却拿不出来。易言之，这些古代的启蒙制度是完整的，是以囫囵的人格做对象的，我们到今天才算有一个"完人""成人"或"通人"的自觉也未始不是这种制度之赐。不过近代的教育却反而不足以言此，它的对象不是生命的全部，而是生命的一部分，特别是挣钱吃饭的那一部分。

我们目前对于性以及和性有关事物的一种漠视的态度，或厌恶态度，甚或鄙薄的态度，无论浅深的程度如何，总有很大的一部分不能不追溯到此种专重理智的教育上去。今天教育制度下的人才里，表面上特别聪明而有成就的人才，即专门致力于一种狭隘的学科，而以为满足的人才，对于性与恋爱一类问题的态度，特别容易走上热讽冷讥的一途，是不为无因的。这是学校训练的一个自然与必然的结果。虽不在办学的人的意向和计划之中，而其为成绩的一种表现。在古代启蒙制度与方法之下，这种结果倒是没有的。所以，在我们建立新的教育制度的时，无疑这一类的弊病是要设法避免的。

不过原始社会的制度里，也有一点为我们所不取，即性的启蒙工作不应展缓到春机萌发的年龄，精神分析派学者的努力早就让大家知道性生活表现得很早，往往远在这年龄以前。这一点事实我们以前也未曾不知道。不过，如不是因为这一派的学者，我们的了解绝不会有目前这样的清楚。我们有此了解，未来的启蒙工作便应照这了解做。性与种族的关系，无疑开始于春机萌发的年龄，不过性与个人的关系间接也未始没有它的种族的意义，这是很早就开始的，甚至在婴儿期内就开始的。

由于性生活的开始事实上是这样的早，因此启蒙的责任不能再像古代似的归之于部落或社会，而应归之于家庭和父母。在家庭的情况下，启蒙工作也当然不是短期的、正式的一套仪节所能概括而需是一种比较长期的、自然演进的、以至于几乎不知不觉的一个过程。主持这过程的人是父母，最好是妈妈，一个贤明的妈妈，一个在这方面不受传统忌讳拘束而光明坦白的妈妈。以前做妈妈的人因为拘忌太多，坦白不足，一面既不容易认识儿童也可以有性的生活，一面即使认识，也不免噤若寒蝉。

我们希望课程方面，学校可以按照儿童发育的程度讲授一些基本的生物知识，中间当然包括人类生命的一些主要事实，连同性的事实在内，可不把性特别提出来，或特别地加以申说。这种讲授无疑也是男女孩子都应当听到的。笔者想我们这种希望并不过分，而是情理内当有的事。英国著名的生物学家盖茨（R.Ruggles Gates）指出："每一个学校里的孩子，不论男女，应当接受一些讲解，让他们明白动植物的本质、结构、功能以及物类之间所有的血缘上的关系和功能上的交相感应，这些是他的教育的一个主要部分，必不可少。同时，他们也应当有机会了解一些遗传的道理，知道每一个个体的遗传特点，即推而至于最微细的项目，没有一点不得诸于已往的先世，而将传诸于未来的后辈。"

再向前进展一步，前面所说的教育，就到达古代的启蒙制度所注意的实行礼教的阶段，至此，也就成为一种有种族含义的性教育，而不是个人卫生的性教育了。我们必得从有如上文盖氏所说的生物学立场来看性的现象，我们才可以达到古人所见到的那个性的神圣概念，并把它提高到现代的水平。有的人，因为深怕子女把性看得太玄妙了，故意要把性看得如何平淡，如何寻常，甚至于拿它和饮食排泄一类的作用等量齐观，那是错的。他们的用心虽有几分可恕，毕竟是一个愚见。了解生物学的人知道性的作用，在意义上要比饮食渡溺深长得多，它不只是种族所由维持缔造的因缘，并且是未来世界里一切理想局面所由建立的基础。

性的冲动尽管有它许多别的有关个人幸福的作用，但一切作用之中，方才说的一层无疑是最中心而颠扑不破的。

我们说性的其他作用也自有它们的重要之处。性的冲动，除了用在狭义性生活上以外，在一般生活上也有较大的推动力量，以往教育制度的漠不关心与存心鄙薄已经把这种力量的锐气磨损了不少。但唯其在以往横遭过磨折，今后便更有培养与发展这种力量的必要。要知道理智在生活上的地位虽属重要，终究是独阳不长，孤阴不生的，它在个体的心理生活里，是没有活力的，没有什么前进的锐气的。要有的话，总得靠性的广义的力量的协作。不过今天文明社会中，独阳不长，孤阴不生的倾向虽多，性的冲动幸而还没有受什么根本上的损伤，幸而性的元气是百折不挠、百折不曲的。我们甚至可以赞同朗克所说的一句话："我们的教育虽多方面使生活理性化、理智化以至畸形的理智化，我们还留得最后一个枯竭不了的情绪源泉。那就是性源泉了。这源泉是取之不尽、用之不竭的，无论取用的方法是自然的表现抑或人为的升华这两者事实上是并行不悖的，完全抑止其一以成全其二是"清理所无法许可的，我们总会从这里取得巨力来把人类文明推向光明的未来。

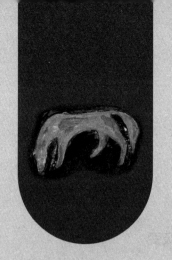

第四章

性歧变与性爱的象征

Psychology of Sex

第一节　性的歧变

　　从前，一切关于性生活的著作家都一厢情愿地认为这种生活只有一个格局，而凡是不合这格局的便是不属于"常态的"。在他们的心目中，这一点似是一个早已论定的真理，无需再加探讨。而所谓那唯一的格局，他们也始终不曾有过详细的解释或确切的定义，好像每个人都是天生即知之的一般。不过我们对于性生活的事实加以亲切的探研以后，大家立刻发现这不是一个真理而是一个假设，并且这假设还是错误的。事实上，性生活的格局也远不只一个，一定要说一个数目的话，与其说少，不如言多甚至于我们可以说每一个人有一个格局，也还不至于离真相太远。我们至少可以说格局有好几个类型，一个人的性生活总有一个类型的隶属，而所谓隶属指的也不外是近乎某一类型的格局，而决不会恰是这个格局。

　　自从笔者开始研究性心理学之日起，笔者就看到这一层。在笔者的作品里，我也时常说明一点，就是性生活的变异范围和自然界其他方面的变异范围一样，是很大的，唯其范围人，所以正常一同所适用的境界也就相当的广。单一格局的说法是无论如何站不住的。到了今天，大抵经验较多的观察家也都渐渐承认了这一点。只举一个例罢，著名的妇科专家狄更生说，我们"对单一的固定的性格局所表示的怀疑正日益渐大"。

啥叫作正常的变异范围呢？这却也不是一个容易答复的问题。不过我们不妨提出一个标准来。性的目的原在生殖，我们可以说凡属多少能关照到生殖目的的性生活，尽有变异，总不失其为正常。这并不是说凡属不以生殖为目的的性生活都是不合理的。那决不是，有时，比如为个人健康考虑或民族卫生考虑，这种目的的暂时放弃在道德上是必须的。不过，有的性活动，非但不以生殖为目的，并且在方式上根本使生殖成为不可能，并且采取这种方式时，总有几分故意，那都可以说不合理了，不正常了。这一类的性行为我们称做歧变。

性的歧变以前在西方大家就叫作"邪孽"。最初一般人的普遍的见解，总认为性的变态行为是一种亵渎神明的孽或一种违反道德的罪过，至少也是一种足以戕损害个人身心的恶癖。邪孽的名词便是在这种见解之下产生的。即在如今，凡属受传统观念所束缚而无由解脱的人还时常用到这个名词。在早年笔者自己也用过，不过用的时候心上总有几分不愿意，所以一面用，一面总要加以特别的解释。笔者现在认为（妇科专家狄更生也有这意见）最好是完全不用这名词，我们关于性生活的知识也已经到达一个境界，教我们不再用它。这名词是从拉丁文的perversus一词而来，不过拉丁的原词有时也含有贬黜的意思。在科学与医学的性的研究没有开始以前，一种褒贬的看法本属常事，但在这种研究早已开始的今天，也就不相宜了。我们早就知道这种研究变态的目的，只在了解，于必要时，更在进一步地设法治疗，而不在判断善恶。在这时代里再沿用一个属于完全另一时代的名词，徒然足以引起思想上的混乱，于性科学的研究无一利而有百害；至于对歧变的人在心理上所发生的不良影响，虽也极关重要，还是余事。总之，邪孽一名词不但完全不合时宜，并且有实际的害处，应该摒弃不用。

性冲动对于不寻常的对象发生过度的胶着状态或固结不解的关系时，西方的性心理学者有时候也叫作"性欲出位"（displacement）。这个名词有个好处，就是不带什么道德的评判。不过也有一个缺点，就是不免把性冲动视为一个静态的东西，而实际上它却是富有动态，富有活力，并且是容易发生变化。所以，出位的名词不及歧变的名词好，歧变的名词足以表示性冲动呈富有动性与活力的。

以前我对大部分的性的歧变的方式也用过另一个名词"性爱的象征现象"（erotic symbolism），并且用得相当长。就狭义言之，这种现象也就一并可以叫作"物恋"（erotic fetishm）。这现象指的是什么呢？性生活原是一个心理的过程，此过程通常是完整的，是绵续的，是有正常途径的；但如这过程发生短缩或走向歧途以至过程的某一阶段或过程中所遭遇的某种事物或经历的某种动作，通常应在过程的边缘，甚或还在边缘以外的，至此变做注意的中心，变做全神贯注的对象。这就是笔者以前所谓象征的现象，而这种现象不发生则已，否则往往发生在一个人的青年时期。对于一个正常的在恋爱状态中的人，环境中的某一件不大相干或无关宏旨的东西。一到有这种现象的人便会变做十分重要以至唯一重要的东西，这件唯一重要的东西事实上成为性生活的全部过程的一个符号，一个象征，故叫作性爱的象征现象。

从广处看，一切性的歧变均都是性爱的象征的例子。因为在这种例子里，对于常人没有多大性爱价值的事物，甚或均无价值的事物，全变做有价值的事物，易言之，部分分别成为日常的恋爱的象征。推广了看，即使在正常而比较细腻的恋爱生活里，我们多少也可以找到一些象征现象的成分，因为讲求恋爱的人总喜欢把一部分的精神灌注在对方的某种身心特点以至于身心以外的特点之上，此种特点本身原是无关紧要的，但一到此种场合就取得了象征的价值。

我们在这里所了解的象征现象也可以说是比较古义的，而我们在这里的用法，即用以包括种种以前所笼统认为"邪孽"的性的歧变也比较的广，比精神分析派所用的要广得多。精神分析家使用这个词的时候，只顾到某种心理活动的机构。这种机构无疑是有的。有位分析家琼斯说："一切象征现象的方式有一个主要的功能，就是消除我们心理上的抑制，让我们想表现而无法表现的感念（feeling –idea）得以自由表现。"这无疑是象征现象的功能之一并且是十分有趣的一个。

　　不过我们要小心，不应以为凡属象征现象的方式都有这个功能。我们现举一个富有代表性的例子，对于一个爱国者，国旗是个很重要的象征，他对这个象征不用说是异常崇拜的，而这种崇拜，我们决不能说是战胜了心理抑制的一个表示。在从前一个兵舰上的水兵，在海战时，爬上桅干，把国旗高高地钉在桅干的顶上，这显然是爱国心肠的一个自由表现，其间根本说不上什么抑制，什么恐惧，更说不上这种抑制或恐惧心理有制胜与消除的必要。从这一类的例子，我们可以体会到象征的一个基本的用途，就是让抽象的感念可以取得具体的表现方式，简略言之，即在使感念有所富丽。一个在恋爱状态中的人，对爱人身上或身外的事物，例如爱人的头发、手或鞋一类，往往特别留心。当其用心的时候，他并不想战胜什么心理上的抑制，而是想把爱人的全部人格在他身上所唤起的情绪，由散漫而归为凝聚，由抽象而化为具体，凝聚必有着落，具体必为事物，而接受这一着落的事物便是一个象征了。我们这一番话的目的是在补充精神分析派的见解，而决不在否认他们的观点。因为我们承认：各类象征之中，确乎有一类是比较特别的。

　　这类象征的功用是在使一个间接的表现来替代一个直接而隐秘

的动力。因为表现与动力之间，性质上原有几分相象，而正唯其相象，在表现的人也可以取得心理上的满足。精神分析派所承认的就是这一类的象征，即使他们不免把这一类看得太大甚至于以为天下的象征只这一类，我们却也不宜犯了走极端的错误，而否认这类象征的存在，不加理睬。

性的歧异或性爱的象征现象，范围究竟有多大，我们只要就它们分类归纳的尝试，就可以知道了。我们根据这种性爱对象的事物可以把它们归纳为三大类。

Ⅰ、身体的部分。

①正常的：手、足、乳、臀、头发、分泌物与排泄物、体臭。这种歧变有一个特别的名称，称"体臭恋"，西文是ophresiolagnia。

②非正常的：瘸腿、斜眼、麻脸等；枯杨恋（presbyophilia），即对于老年人的性爱；娈童姹女恋（paidophilia），即对于幼童男女的性恋；尸恋（necrophilia或vampyrism），即对于死尸的性恋；这些都可以归在第一类里。还有性爱的动物恋（erotic zoophilia），也不妨算做这一类。

Ⅱ、器物。

①衣饰：手套、鞋袜与袜带、裙子、手绢、衬衫胯。

②不着于身的物件：这里可以包括许许多多表面上很不相干

的东西，但对于有歧变状态的人也偶然可以激发自动恋的情绪。产须第二章第九节里所提到过的雕像恋（pygmalionism）或画像恋（iconolagnia）也能归在这第二类里。

Ⅲ、动作与态度。

①自动的：鞭打、虐待、裸恋即阴部显露欲或体态的自我展览（exhibitionism）、让他人的肢体伤残与生命杀害。

②被动的：挨打或受其他方式的虐待。第一类里的体臭以及喉音也可以归入这一类。

③前面第二章第九节里所提到过的性景恋（scoptophilia，mixoscopia，voyeurism）包括有歧变状态的人从中感受到性刺激的景物、攀登、摇摆一类的动作景象；解手的动作和溲溺恋（urolagnia）；粪便的动作或遗矢恋（coprolagnia）；动物的交配行为。

根据上文所述，我们可知性冲动的歧变，在种类上与程度上是很多很广的。

有一个极端，我们发现一个正在恋爱状态中的人，对爱人的一副手套或一双拖鞋，表示一番特别爱不忍释的情景，这也未尝不是歧变，然而却是歧变中最轻的、最不伤雅的、最旖旎可取的。很多精神健全而感情细腻的人也都感觉到过。而另一个极端我们却又可以发现"剖腹者杰克"（jack the Ripper）一类的残忍的奸杀行为。尽管如此，我们要记得，从这一极端到那一极端，中间所经过的各式程度之前，是无确定的界线可寻。所以，我们目前所特别注意的，虽不是性的犯罪行为或性与法医学的关系，而是正常的性生活心理学，我们对于各种歧变的状态也不能不加考虑；我们更要知道，在轻微的那一极端，一部分的歧变状态和正常的状态就根本上分不清楚，甚至可以被认为属于正常的变异范围以内。

象征现象或歧变的极端的各方式大部分要在男人中间才找得到。女人方面并非没有，但是很少，克拉夫特-埃平在他后来再版的《性的精神病理》里，还说他从来没有发现过患有物恋的女人。不过这是一个过分的说法，其实女人例子也偶然可以遇到，并已在方式上也很分明。至若轻微一些的歧变方式，即比较正常的象征现象，那在女子中间是很普通的。冒尔说得有趣，在西方，士兵的制服对女人有一种很普遍的诱力。这种诱力便是象征现象活动的结果，制服所象征的就是勇敢，但比较不正常的方式也有，并且有一种物恋，叫作"窃恋"（kleptolagnia或erotic kleptonlania），尤其是比较正式的窃恋，差不多是女人所独有的一种方式了。

第二节　儿童时期的性歧变

我们在前文已经反复说过，我们把宗教的、道德的、社会的许多成见抛开以后，我们对于儿童时期与成年时期的性现象，不便再采用"邪孽""乖张"一类的词，尤其是对于儿童时期。从生物学的立场看，我们有许多行为，虽不合于风俗习惯，却未尝不合于自然，而就民族学与史学看，所谓风俗习惯又会因时因地而有不同，不知道听从那一时那一地为好。所以，笔者总觉得我们用这类的形容词去描写儿童的问题，例如弗洛伊德以前常用的"多形的乖张"，不但是不相宜，简直是犯罪。幸而这一类的词现在逐渐已成过去。起而代之的，有"自动恋的""生殖期前的"等名词。这种名词上的推陈出新，当然是个进步。美国精神病学者杰利夫早就提出过这一点。但在弗氏自己，后来也看到，发育与教育所逐渐造成的种种障碍，是较后起的事，在儿童时期内并不存在。因此，"邪孽"之说便绝对不适用，弗氏自己说我们不应当"拿成熟而完全能负责的人的道德标准与法律条款来作为儿童的准绳"。对儿童滥用"邪孽"之类的词便根本犯了准绳的错误。弗氏以前所谓"多形的乖张"原是个很浮浅的印象；初生的羊齿叶子呈现很离奇弯曲的状态。到长大时，才逐渐取直。这是很自然和正常的事，而在不明白的观察者也许不免以"乖张""邪僻"目之。其实，幼小时节的拳曲状态是"一切生物必经的阶段"，这是不足为奇的，如果幼小时节便表现长成时节的形态，那才真是离奇古怪呢。

这一点是不得不特别申说的，因为许多自命力所谓"性学"专家或性教育家的人就不明白这一点，而被传统的纠葛缠着，不能自解。我们不妨说，一般人对于所谓"邪孽"的谈虎色变一种恐怖心理，以及一部分人特别喜欢在儿童身上寻找"邪孽"行为的一种疯狂心理，那才是最邪孽的一种邪孽。这种恐怖心理与疯狂心理在别处是难得遇见的，大凡生活比较健全与比较自然的民族，例如一般未甚开化的民族，或西方文化所由萌蘖的古典民族有如希腊，都没有这种情形。至于对成年人身上的所谓"邪孽"行为，这一般人与一部分人的病态心理也正复如此。他们不知道童年的所谓"邪孽"是不随童年而俱逝的；由童年进入成年，"邪孽"的方式与程度容有变化，而并不因年龄的长成而完全消灭；杰利夫不说过么："很少人是真正长成了的。"不过一到成年，常人于所谓"邪孽"之上，又添出两性性交的一段行为，而性交的最终目的，在使两性的生殖细胞得到结合的保障。到此，童年与青年期的"邪孽"可以用游戏的方式而成为性行为的烘托的东西。我们甚至可以说,在性爱的艺术里与受精作用的技巧里,它们是很合法以至很用得着的一些陪衬。简而言之,它们并没有超出合理的变异范围以外。除非是喧宾夺主,尾大不掉,把主要与中心的性交行为取而代之,或浸淫日久,使性交的能力减缩或成为根本不可能,如此而把它们叫作邪孽,那是可以允许的。

总之,我们平时要避免邪孽这个名词,而对于儿童,特别要抛弃不用。儿童心理活动的方式是和成人心理的很不一样。在发育的后一个时期里所认为"自然"的,在早些的时期里便不一定如此。因此,儿童不一定总能了解大人的心理活动,成人也不一定总能了解儿童的。一个人变做成人以后,就不再想象当初儿童时期的光景,或虽想象而这种想象常常很不活泼,即不再能设身处地,这是很不幸的一件事。不过,我们中间也有不少人,至今还能回忆当初在儿童时期如何不被人了解,因而如何得不到公允与合理的待遇。这里误解与不合理的待遇最初不限于性的范围以内,在许多别的生活方面,儿童与大人的区别并不太大,却依然可以发生这种认识与待遇上的失误,则在很不相同的性的题目上,这种错误的叠出层见,也是可想而知的了。

可是我们也不要以为孩童时期就没有性的变态。儿童时期也有。不过和成人比较,这些变态是一个数量与程度的问题,而不是一个品质与种类的问题。

无论问题的性质如何，不发生则已，一有发生，我们多少总可以追溯到不健全的遗传上去。一个孩子潜在的性冲动发生了异样的变化，到了足以妨碍自身或别人安全或健康时，例如"施虐恋"或"受虐恋"（两者总名为"虐恋"，西文为algolagnia）到了一个流血的程度，或喜欢偷拿到了一个笔者所称的"窃恋"的程度，这样一个孩子的遗传品质是决不会没有问题的。既有遗传的根底，大家唯有竭力设法，就医疗方面或卫生方面，改善它所处的环境。我们总需记得，当今社会上有两种人都是在脑筋上比较转不过来的：第一种始终不了解人类行为有一个先天禀赋的因素；第二种则始终不了解人类行为有一个后天学习的因素。他们一遇到此类问题，总是分别用他们的成见来应付。就他们眼光所能达到的部分的生活而言，他们固然也有各自用处，但就生活的全部而言，就健全与稳定的整个的人生观而言，他们的见解便是合则两利，分则两伤。我们总得把两方面的眼光合并才有希望可以看到某个问题的全部与问题的真相。一个问题既多少不能没有先后天的成分，则对于后天的部分，我们应设法加以治疗，对于先天的部分，治疗既不可能，则唯有安排一个适当的环境使问题不再恶化。

　　童年性生活的变态往往可以分做两类。而在不良的境遇下，这两类变态又有维持到壮年的趋势：一是不足和缺陷的倾向，二是过度和流放的倾向。这两种倾向在西方文明里颇容易发生。因为在西方社会里，不论就身外的环境说或身内的心理说，性活动的刺激既如此之多，而对于性活动的限制又如彼之大。在儿童时期不足的倾向即性感不足与性兴奋性不足比过度的倾向性感过度与性兴奋性过度的危险性小，由于这种不足也许并不是根本不足，而只是发育迟缓的一个表示。

只是迟缓是无伤的，一到壮年，依然可以踏上健旺与顺利发展的路。迟缓的发育而且还有好处。这种人在壮年时期的性生活说不定更有力量，更加幸福。汉密尔顿医生的研究就很能暗示这一点。在研究对象中，他发现性的好奇心发生得越晚，后来的婚姻生活便越有满意的希望。满意与否的最好的测验，按汉氏的观点，是性交时充分的兴奋。汉氏研究的结果有一点是出奇而出乎意外的，就是大多数女人，初次接受性知识的时候，在心理上曾经一度受过惊吓与震憾的，比起最好就觉得性是一个有趣的题目的女人来，婚后性生活反而显得满意。这几乎占65％，所谓满意也是按性欲亢进的充分程度为准。开头就觉得性题目有趣的儿童，我们不妨假设，是事实上性生活早已有相当发展的儿童，也就是情窦开得太早的儿童，而一度受震惊的儿童是情窦开得比较迟的。这样一看，汉氏的发现虽为意料所不及，却并不是一个真正的变态，而是性的好奇心发展得迟缓些的一个必然的结果。

至于性早熟或情窦早开，虽不一定是个不良的预兆，比起晚熟或迟开来，多少倒是未来健全发展的一个障碍。不过戴维斯女医师的研究结果，发现早年不曾手淫过或有过其他性的玩耍的女人中，比起有过的女人来，后来婚姻生活更见愉悦的分子也不一定多些。狄更生与皮尔逊（Pearson）更以为维持手淫习惯的女人，在后来的健康上，比早年以后不再手淫的女人要占便宜。这也许是因为维持这种习惯的女人是一些根本上比较健康与强壮的女人。易言之，就是两人的资料原先就有过一番不自觉的选择，即其中有遗传比较健旺的分子。也有比较层弱的分子，前者的健康不因手淫习惯而有多大的损失，后者亦不因早年就抛弃这种习惯而有多大的进步。同时我们也知道，自动恋活动的增加或自动恋活动的断而复续，对于女人往往是健康增进的一个表示而不是原因。两人又说："手淫习惯开始得早与在十八岁以后才开始的人中，健康上没有什么清楚的区别。"这个结论我们恐怕不能无条件地接受。

因此童年性生活的两种变态倾向里不足的问题要比过度的问题为单纯而易于设法应付。我们从前面所引的证据来看，更不如说，就春机萌发以前的年龄而谈，不足的状态，与其看作有害，不如看作有益；不过有一个条件，即这种状态的产生必须是自然的，是儿童发育迟缓的一个不知不觉的表示而不是人为的、浮面的与不良的物质与心理环境所强制造成的。尽管如此，过度的问题，却是复杂与繁变得多了。所以，每一个过度的变态必须分别应付。至此，我们就不能没有一个明智的医生的帮忙，而做医生的对儿童生活与问题，还得有充分了解才行。在从前，这一类的医生可以说根本不存在，就在今天，他们的人数也还是寥寥无几。不过就目前儿童研究与儿童指导发展的情况说，我们可以希望对儿童与青年性生活的变态问题，往后总可以有一些更开明的处理办法。

大体上说，儿童指导的工作总需从家庭中开始。而就大多数儿童而言，理应在家庭中完成。至于家庭中的成员，最自然合选的当然是妈妈，固然做父亲的，即对女孩的指导，也未尝没有他的重要的地位。我们应该明白，如今母道是一个极严重的职业，不是一切女子都有分，或任何女人都担当得起的。母道的训练是多方面的，非强有力的女人不行。不过有了这种训练之后，其责任也就不轻松。

这世界似乎已经很快向人口过剩的路子发展，在未来的穷兵黩武的人大可不必硬要把每一桩婚姻当做制造军兵或增加"炮灰"的温床。易言之，即无需人人必婚，人人必负生育教训的责任。假定这是事实，近代女人应该觉得庆幸，因为，从此不负生养之责的可以从事别的工作，而负生育之责的可以真正做些贡献。从人类的立场看，它也并不希望每一个女人做母亲，它认为做妈妈的人数不妨少些，但每一个必须是品质最优良的女人。这种选择的原则，有一天受大家公认，一定可以在我们的性生活里引发一场革命，而这场革命工作，好比任何有效的革命工作一样，必须从婴儿时期入手。

以我们目前的目光看，以前西方的母亲约略可以分做两类。第一是人数较多的一类。她们一则因为知识缺乏，再则因为胆量狭小，把子女性的问题，几乎完全放在脑后。这种不闻不问的政策，结果倒也不一定坏，并且往往很好。第二是人数较少的一类。她们吃了一知半解的亏，对于这个问题，反而不免表示一番富于神经作用的思虑与恐慌，而思虑与恐慌的结果就弊多利少了。今天的新式母亲，自身所处的环境，所受的教育，对于性的题目，既已渐渐有从幽谷入乔木的希望，她对于子女的性问题的态度，自不免另成一格与旧式的两类母亲都不一样。新式的母亲比较灵活，知识上也比较丰富，同时也比较谦虚，不武断。她自知对子女生活里种种表现的性质与倾向，未必完全了解，所以也就不觉得有随时随地加以干涉的必要。她也逐渐知道，孩子在完成发育之前，必须经历许多不同的阶段，而在这些阶段之中，即使有一部分活动不大合情理或不大健全而不妨干涉。她也觉得以不干涉为好。因为她明白干涉大多或太关心于干涉，其引起的结果说不定比活动本身所引起的结果还要不好。她也知道她的主要责任是在了解她的孩子，获取他的信赖。而遇有问题发生的时候，可以当他的老师与顾问而无愧。真正的新式母亲似乎确有这一套本领，而这本领有时好象是得诸天性，而不是得诸教育。

因为近代女人教育里根本没有这一套。无论如何，这一些直觉的见解是健全的。

凡是对儿童生活接触多而认识清楚的人大概都可以坐实这一点。即就手淫的一事而论，到了成年还维持着手淫习惯的人，中间总有一部分在早年是受过妈妈的强力干涉的。不幸得很，这种有力的干涉也许就是习惯所由长久维持的一个因缘了。反过来，有人以为大拇指的吮咂可以转进到手淫的习惯，而很多孩子从婴儿时起就知从这种吮咂的活动里觅取愉悦，不过如不加干涉，到了相当的年龄，这种活动自然会渐渐消灭，而别的更有性的意义的活动，例如手淫，也不至于取而代之。

家庭以外的教育机关自然是学校。一到学校，困难就加多了。因为在学校里，许多孩子混杂在一起，所接触的比较年长的人又并不是知道他们最深而爱护他们最有力的父母兄长。在这样一个环境里他们不但得不到指导，而且这环境根本就是不自然的。既不自然，弊病的发生必然是多起来。戈德史密斯女士（Elizabeth Goldsmiih）在《文明中的性》一书里讲到一个学校，学校当局经过一番指导的努力后称："我们现在得出一个结论就是幼童的手淫活动时最好不去限制他们。我们要研究一个孩子的整个适应或位置问题，而特别注意到的一点，就是让他知道他是一个健康的、进取的活泼的孩子。他和周围环境的关系以及种种活动都很可以教人满意。""所谓"特别注意到等言是对的，并且甚关紧要。注意到以后的结果如何呢？戈女士的文稿里没有提到。无疑这一类学校政策的试验期还短，一时不能有确切的成绩可言；除非我们壮年的人真正能够回想到自己童年时的经验，真能设身处地地替儿童着想，怕一时不会有具体的结果。无论如何，如果我们同时对儿童生活的了解不足，而提示警觉的功夫又不到家，这一类的政策怕也不容易很顺利地进行。

若就目前一般的学校而论，那就无所谓政策了。要有的话，那是一种"不痴不呆，不作家翁"的政策。但如果偶然发现个别性行为"不检"的例子，校方却又突然耳聪目明起来，非把那犯罪的人特别提出来，"做一个以儆效尤的榜样不可"。法国塞兰库尔（Hugh de Selincourt）写过一本，叫《一个幼童》的小说，里面就很有声有色地叙述到这个问题。学校里女童的自动恋行为方式虽然很多，却总是异常秘密，并且在女童本人也多少是不自觉的。但在男童则比较不守秘密；在较大的学校里我们有时候可以发现手淫"俱乐部"和其他秘密的性活动的组织，不过做老师的也难得疑心到它们的存在罢了。在这种组织里，中心的人物总是少数性情绪的遗传特别强烈而性发育特别提早的儿童。要是行迹过于显露而被人觉察的话，这些就成为我们现在所称的"问题儿童"了。这种孩子一方面虽有些性的病态，另一方面却又连带有毅力与领袖的才华，所以对于性情比较正常与年龄小而容易接受习染的孩子不免发生一些不良的影响。因此，凡在孩子大量集居的场合里，替大多数孩子的自由发展与自然发育设想，一个最根本的条件是人把这种问题儿童很审慎地分开。目前我们已有的一些试验都证明这是必须的；否则，一切不良的习惯包括性的习惯在内而并不限于性的习惯，便会应运而生；甚至于强有力的孩子凭借他们自然或病态的残虐行为的倾向，会把比较小的孩子当做案板上的鱼肉。由此我们可以明白儿童的指导工作是困难很多的，儿童的发展是不容易顺着自然的秩序逐步进行的，一方面我们既要避免指导者自身的横加干涉，一方面我们更需把这一类足以阻碍自然发育的影响剔除净尽。好比种谷物，前者是要消极地不拔苗助长，后者是要积极地耘苗或除草。至于对问题儿童的应付，有时首先应做的事是把他们隔离开来，但无论隔开与否，每一个例子总得分别对待，因为没有两个例子是完全相同的，而这种个别的待遇又是需要很高明的技巧和手段的；同时更要注意，在这种孩子中，一些歧变的性的倾向虽十之八九可以发觉出来，但是他们不正常的行为绝对不限于性的范围而上，而这种不正常的行为也往往就是反社会的而且可以影响到他人的安全的。

不过就普通的儿童说，这种教导的责任总是无可推诿地落在父母的身上，特别是在妈妈的身上。唯其如此，我们今后再也不应把母道看作只是一个动物的生理功能，而应承认它是一种极高明的职业，非聪明智慧与受过适当训练的女性不办；至于有些女性，或因身体上有欠缺，或因自然的兴趣别有寄托，最好是不必问津。无能的父母，粗心的父母与愚蠢的父母，在子女身上可以发生很坏的影响，时至今天，是很多人已经逐渐公认的了。就在自称为不属于这些类别的父母，或因潜心于自己的专业，或因一时的意气用事，往往没有一定的合乎情理的应付方法，时而失诸过于严厉，时而失诸过于放任，不但教子女无所适从，并且教子女发生一种反应，就是无声地暗中评论。要知道子女正自有他们的坛站，正时常不断地在议论他们的父母。起初，子女总认为他们自己的父母是天下最完美的父母，这也就是他们一部分的自尊与自爱的心理所由寄托。易言之，他们心目中的父母是正义极高的，唯其正义高，因而期望重，唯其期望重，所以父母一有磋跌，在他们心理上所引起的反响是极严重的。

英国学童家长会有一次在伦敦开会的时候，卡利斯教授（Winifred Cullis）说过一句话："最能训练孩子而使他们学到克己功夫的人便是一些别的孩子。"

这一观察是很对的。不过我们必须把它和前文的讨论合在一起，那意义才完全。

我们总得和等辈的人共同生活，而共同生活的必要条件是纪律和克己功夫，这真是不错的。生活必须有节制，所谓节制指的是各种冲动的节裁以及一部分自然倾向的驾驭。在社会生活里无节制的放纵是没有地位的；弗洛伊德在《精神分析演讲集》中很值得佩服的第26讲里，说过一句很中肯的话："所谓自由生活本身就是一种抑制。"因为要取得自由生活，我们必须把我们一半的冲动压制下去，而这一半也就是最富有人性的一半。压制成功，我们的幸福才算有了最后的凭借。

做老辈的人，最好不要把纪律与克己功夫强制地安放在儿童头上，而多担当一些指导与顾问的任务。从最幼小的年龄起，一个人其实始终在训练他的纪律生活与培养他的克己功夫，但这种生活与功夫的养成，与其凭借老辈的训诫之力，毋宁依靠等辈的磨炼之功，因为后者要自然得多，健全得多，而自然与健全的教育我们认为才是真正有价值的教育。

第三节　溲溺恋及遗矢恋

　　幼童时期最普通的性象征现象或性的歧变是属于排遗（scatologic）一类的。

　　这方面的意义早被弗洛伊德及其他学者加以申说。大小便的器官，或肠道与尿道和性器官的部位最近，因此，在心理上也容易发生亲切的连带关系原是不难了解的。即使不就性的立场而言，大小解的行为也尽有理由让儿童感到兴趣。一则儿童喜欢造作东西，粪便的造作当然也是一种造作，并且可以说是艺术冲动的一个萌芽的表现。再则，大小便的行为与排泄的数量也是一个力量的表现，拿便溺时间的长久与屎的粗大来自豪的，儿童中是不少的。汉密尔顿医生在他的研究里发现成婚的男子中，有21％在儿童时期对粪便发生过不少兴趣，而在当时的想象生活与游戏生活里，粪便也是一个重要的题目。已婚女子在童年有同样情形的也占到16％。大小便的功能在当时也似乎能吸收一部分神经的力量，到了后来，这力量才完全用在性功能上面；在少女中，间或在成年的女性中，积欲后的解欲也许会取不由自主与痉挛性的撒尿的方式。睡眠中遗尿和性的活动似乎也有相当关系，有时和手淫也有关联。弗洛伊德认为儿童时期的便秘，有时是有些故意的，因为肠道的粪的积累多少可以引起一些性的快感；弗氏的观察虽不易证实，但膀胱中尿的积累有时候确有这种作用，即在成年，还有人这样做的。有不少儿童以为大人的性交多少和大小便的行为有些关系；他们自己对大小便的行为既感觉不少兴趣，不少神秘，所以从他们的立场看，这种相关的看法是很有一些根据的。

对于大小便的兴趣，虽然以童年时期为最大，但也往往可以维持到春机萌发期以后，女人尤其如此，一直要到性的兴趣发展到相当程度以后，才渐渐消灭。

一旦事过境迁，一个青年追想起来，有时还不免觉得有几分难乎为情。在成年人的性冲动中，也偶然或可以找到这种兴趣的成分，这大概是由于在童年时期，这种兴趣曾经受过抑制。抑制的结果，不但使它们不能消失，反而在潜意识里遗存而成为健全的心理生活的障碍；至此，弗洛伊德的观点就可以有地位了。不过在春机萌发期以前，这种兴趣不如看作正常的而不是病态的；儿童的心理与原始人的心理确有几分相像，而在原始的神话及民俗里，排泄的功用也是极关重要。我们不妨把这些兴趣看作正常发展的一个阶段。即或维持到成人的年龄，这些兴趣普通也总留存在心理的背景之中，轻易不显露出来；这种留寓的程度是有深浅的，但不论深浅如何，至少就瘦溺一端而论，依然可以有活动的能力，而成为性活动的含有游戏性质的一个陪衬。

这方面的比较极端的例子，历来也时常有人叙述到，尤其是遗矢恋的例子。

有这种现象的人的生活里（冒尔曾经很详细地记载过一例）遗矢的行为与所遗的矢，可以引起极大的兴趣，充其极，可以完全侵夺正常性兴趣的地位。其程度比较轻的，我们可以叫作粪门恋或肛门恋（anal eroticism）。精神分析派认为这与早年的便秘有关系，或自幼有忍粪而取得快感的习惯的人也容易养成这种歧变。精神分析派在这方面特别做过一些研探，他们以为肛门恋的根基相当深，大致可以追溯到童年的一个很原始的倾向。如果一个人在童年时在这方面受过压制的话，一到成人时，他会有爱整齐清洁和节俭的性格，甚至会有洁癖及吝啬的脾气。如早年未受抑制，则其人的癖习恰好相反。这种观察究竟对否，尚有待于进一步的研究，现在不能断定。汉密尔顿医生在他的研究里曾经考虑到这一点，他发现所观察的女士中间，有十个人（九女一男），一方面否认早年有过肛门恋，但一方面承认早年有过便秘，而在成年以后的癖习里，大多数表现吝啬、奢侈、施虐恋和受虐恋等等的倾向。这些也许和早年遗矢的习惯有关系，但各人所表现的癖习既如是其不一致，甚或彼此相反，我们就很难拿它们做依据而轻信精神分析派的臆测了。

童年以后，遗矢恋和溲溺恋往往分道发展，偶然有些联系，也是很轻微的。

极端的遗矢恋比较少，但大都在男人中间发现；溲溺恋比较普通，尤其是在女人中间，但表现的程度却往往不深。溲溺恋何以比较普通是有一个解释的。尿道与性器官在部位上既特别贴近，而在神经上又确有几分联系。女童与少女溲溺时有时特别喜欢学男子站立的姿势；在年岁较小而未曾生育过的女子，这是可能的，但在已经婚育过的女性，尿道口肌肉的迸发力已趋薄弱，这便不可能了。这种效颦的行为并不一定暗示这其间有什么同性恋的倾向。

"尿道恋"（urethral eroticism或urinary eroticism）这一名词是塞吉尔创造的。在一部分学者看来，也认为它相当重要。所谓尿道恋是广义的，它的对象不但包括尿道和溲溺，并且牵涉到从膀胱到尿道口的全部泌尿器官。把尿道恋看作很重要的人，以为早年的尿道恋可以说是性恋的初步，后期严格的以性领域与性分泌做依据的恋爱似乎是从泌尿的领域与溲溺的功能很自然地转移而来的。同样，早年的泌尿功能的失常会转移为精液分泌的失常。他们又称，尿道恋的影响所及，可以达到最高的精神境界，因为就是在泌尿行为的自动控制里，婴儿最初发现了什么叫作"责任"，什么叫作"义务"。易言之，责任的观念实滥觞于泌尿的控制，粪便的控制也有同样的效果。

睡梦中遗尿和性现象也有联系的倾向，是很早就有人注意到的。弗洛伊德和一部分别的精神分析派的学者认为遗尿和尿道恋和一个人的志气、野心以至于好勇善斗的心理有连带关系。这种臆测也许是这样来的。前面不是说过女性喜欢学男子溲溺的姿势么？对溲溺的行为特别感到兴趣的女性有时喜欢采用直立的姿势，好像是表示与男子抗衡，不甘示弱似的。这也许就是精神分析派在这方面的臆断的一个根据了。诚然，就事实论，有尿道恋而采取直立溲溺姿势的女性未必丝毫和男子对抗的意思，而近代喜欢和男人争竞的女人又往往完全没有尿道恋的倾向。

很多人在儿童时期对于一般水的兴趣特别浓厚，对于溲溺的行为与产物尤其感觉关切，而这种兴趣又往往能维持到童年与成年以后。这种心理笔者一向也叫作"水恋"（undinism）。这种对水的兴趣，当然也有深浅不同，深者也可以成为一种性的歧变，而变做性冲动的代用物。这种极端的例子虽少，程度较浅的状态却是很普通的，尤其是在女人中间。至于水恋的倾向何以在女人中独多是不难解释的，她们的生活状态与生活境遇一向和男人的很不相同，这种解释大概可以在境遇的不同中求之。近来男女生活的环境日趋相似，以前在一般水恋方面双方所表示的差别也许已经逐渐减少，但就性情绪与泌尿功能的一点特殊关系而论，终究还是在女人方面所表示的要密切得多，初不论生活境遇的有无变迁。因为，我们知道，在男人方面，泌尿与精液分泌的功能普通总是互相冲突而不能同时进行的，在女人方面，并无此种现象。水恋的倾向与利用触觉觅取快感的倾向也有相当的联系，而由触觉途径觅取快感的行为在女性方面也是比较发达，这是我们在第二章里曾经讨论过的。

第四节　物恋

　　最富代表性的性的象征现象或性的歧异要推物恋了。物恋这名词是1888年法国心理学家比内所创用的。物恋一名词所包括的现象很广，下文所要另外讨论的另一种象征现象，所谓裸恋，也未必不是一种物恋。同时，每一种恋物（fetish）多少有它的象征意味。可以获取性的意味的事物，包括身体的各部分以至身外的无生之物在内，可以说是多至无法计算的。我们甚至可以说世界上任何一件东西都可以获取此种意味。因此，西方法律想把一切所谓"秽亵"的行为设法禁绝，事实上是完全办不到的；西方法律替此种行为下了一个定义，称"秽亵是一种倾向，让凡属心理上可以接受不道德的影响的人，成下流，变成腐败"；信如物恋之说，则无往而没有此种影响，也无往而没有这种人，真不知法律将从何下手。

　　杰利夫医生所研究的一位女病人，某姓，名齐尼亚（Zenia X），以书面形式告诉杰医师说，从十三四岁起，种种性的象征就在她心理上纠缠不放。"从这时起，我始终被此种象征包围着，早年略为好些，但后来包围的力量渐大，因为我既认识它们有性的意味，自不免作一番挣扎，而越挣扎，便越感觉到摆脱不了。象征之中特别有力的是阴茎的象征。花园里正在用来浇水的一根橡皮管子、一股放射着的水、尤其是一个梨或其他长条形的水果、一朵长而下垂的茅蕤花、花蕊里的一根雌蕊、一根棍子或棍子似的东西插在圆形的窟窿里，在我眼里都成为性或性行为的象征，不断地在眼前呈现。至于就自己身体的各部分说，耳朵的下垂的朵是我自从出世以后一向喜欢摩掌玩耍的，我的牙，我的舌头也都有了性的味道，我时常喜欢把舌尖抵住牙齿，不到舌尖觉得疲乏不止，而在当时还不免表示一些紧张的神色。有时好像想把一个突如其来的性的意念压下去，因而把一个手指伸出来，以示诉说或叮咛之意，但忽然发觉不对，又赶紧地把它收回去，并且把它缩到手掌里去。大拇指也时常遭受同样的待遇，因为要抑制性的意念，时常不知不觉地把它缩进拳头里去。此外可作象征的东西还多，例如二十六个字母里的有几个字母。"

我们不妨再举一个例子，以示性的象征处处皆是，不胜枚举。马西诺夫斯基（Marcinowski）叙述到一个已婚的女人，芳龄是27岁，智能很高，但神经上略有几分病态。性象征的呈现，大都在睡梦的时候，醒觉以后，她总有一番很巧妙的解释。例如：船只停泊在港里往往就是性交的象征，人在船中航行也未始不是。

水是母体的象征。这方面的解释显然和早年的一种错误的性观念有关，即以为膀胱是性交时的器官之一；死去（原是一种委顺或自我舍弃的行为）的行为就是和人发生恋爱的行为；一把刀是一个阴茎的象征；环节类的虫和蛇类是小型的男外阴；马与狗也都是性的象征，鸽子也是；一只火车头也是阴茎的象征，一棵树或一个香蕉也是；梦境中杀伤别人也就等于和人性交；许多鱼是性交的象征；雨、尿、眼目是精液的象征；溲溺的要求对她是一种性的兴奋。

此一类的象征，大多数是随地会遇到的，也是任何人的经验里都可以发生的。

不过要一个象征成为一个性欲的对象，即成为一个恋物，那必须有先天的特殊倾向为条件，这特殊倾向虽无疑大部属于神经病态的性质，却不一定都很显著地看得出来；一个在春机萌发期前后的青年，在一度强烈的性兴奋之际，对身外的某一事物有时会忽然感到极深的印象，而成为欲念的对象。这种偶然的牵强是常有的事，不过要从偶然牵强的事物进而为比较持久和比较浓厚的物恋的对象，其间总得有先天的倾向做张本。希尔虚弗尔德曾经反复申论到这一点，认为一个恋物往往是一个人性情的真实表现。在西方，一个士兵的红色制服，对一个使女可以成为一种恋物，固然因为它象征着男子的刚劲与同仇敌忾的气概，但同时也未始不因为这种女人自身有些癖性，使一种寻常的象征得有偌大的教人系恋的力量。

不过，癖性尽管存在，就大多数的例子而言是无法明证的，因为恋物终究是一件身外的并可以说是始终守护中立的东西。一个男童爱慕着一个成年女性，这女人某一次溲溺的时候，居然被他窥见了外阴的阴毛，从此以后，阴毛就成为他意念上时刻常存的恋物。一个青年男子在地板上躺着，一个颇有风韵的女人走过来，把一只足放在他身上，不断地践踏，无意中激发了他的欲念。此后，这男子终身变做一个所谓足恋者。诸如此类的例证是很容易遇见的，但要就每一例子指出先天病理的倾向来，却不容易。

　　不过这一类的物恋现象，如在比较轻微的限度以内，还可以说是完全正常的，每一个在恋爱状态中的男人或女人对爱人身上的某一品性，或对爱人所曾接触的事物，总不免表示几分特别的系恋，原是不足为奇的，但如这种系恋过了相当的界限，成为性恋的专一的对象，或性情绪全神贯注的事物，那就不符常态了。再若恋物的威力发展到一种程度，可以离人而独立，即使所爱的人不在，恋物的呈现不但足以激发积欲的过程，并且足以完成解欲的过程，即无需乎正常的性交，亦足以供给性欲的满足，那就是一个明确的歧变了。

　　在程度较轻的变态的例子里，当事人还知道要小心，自己制裁，即把恋物深深地安放在求爱行为的背景里，不大让它露面，不让它在用情的时候，横加阻碍或多出娄子。它尽管是情欲所由唤起的主要刺激和先导，但一经唤起，却不由它完全控制。但在比较积重难返的例子里，当事人所已获取的快感既多，而获取的时候又很不费力，他也就并不很愿意回到正常的状态里来。物恋现象到此程度，有时便会引起种种反社会的犯罪行为，尤其是恋物的偷窃，例如鞋、手绢或其他服饰之物。即或不到侵犯他人物件的地步，恋物所激发而不能自制的性的兴奋也不免使本人或其他在场的人觉得难堪，例如，有一位拿眼镜做恋物的青年女人，她一见别人戴着眼镜，即使戴的是一个女人，就不免春心荡漾起来。对于这种例子，以前常用催眠的方法来治疗，有时倒也见效。

就心理学的关系而论，有几种性爱的物恋现象是往往很曲折的。最显明的一例是脚的物恋现象或鞋的物恋现象；在文明社会里，穿鞋替代了赤脚，所以足恋可转移而为鞋恋，二者实在是一件事。把脚和性器官联系在一起，原是古今中外很普遍的一个趋势，所以足恋现象的产生可以说是有一个自然的根基的。就在犹太人中，谈到性器官的时候，有时就婉转地用"足"字来替代，比如，我们在《旧约·以赛亚书》里就读到"脚上的毛"，意思就是阴毛。在许多不同的民族里，一个人的脚也是一个怕羞的部分，一个羞涩心理的中心。在不久以前的西班牙就是如此，在1777年，贝朗（Peyron）写道，西班牙妇女掩藏她们脚部的风气如今正渐渐不大通行了，"一个把脚部呈露出来的女人，到如今已不再是一个准备以色相授的表示了"。我们不妨再提一笔，脚的色相的授与等于全部色相的授与，在古代的罗马也复如此。无论那个时代，一个正常的在恋爱状态中的人也认为脚部是身体上最可爱的部分。霍尔用征求答案的方法调查青年男女在这方面爱好的程度时，发现脚部实居第四。一是眼睛，二是头发，三是身材与肥瘦。不过别的观察家，例如希尔虚弗尔德，则发现手的可爱程度要在脚部之上，所以手的成为恋物要比足部为普通得多。婴儿对足部的兴趣也特别大，不过根本的兴趣是在自己的脚上。在许多民族里，特别是中国、西伯利亚的部分民族、古代的罗马、中古的西班牙，脚恋的现象是多少受人公认的。

到了现今，在文明最发达的社会里，对情人脚部表示极度爱好的人，是难得遇见的，除非这个人心理上有些不大正常，比较容易遇见的是把情人的眼睛认为最可爱的人。不过在少数而也并不太少的男子中间，女人的脚部与鞋子依然是最值得留恋的东西，而在若干有病态心理的人的眼光里，值得留恋的不是女人本身而是她的脚部或鞋子，甚至于可以说女人不过是脚或鞋的一个无足轻重的附属品罢了。在近代比较重要的文艺作家里，法国的布雷东是一个脚恋现象的有趣的例子，在他的生活表现里，脚恋的倾向是很显著的，但他始终并没有走极端，女性的鞋子，对他无论怎样可爱，还够不上做整个女性的替代物。

依据前文的讨论，可知足恋现象虽属很不正常，其实也无非是一个原始的心理冲动或情绪冲动的再度呈现罢了。也许在我们的祖宗中间，这种冲动是相当普遍的，后来在进化的过程中，它退化了或大致被淘汰了，但偶尔或因进化论所称的远祖遗传或类似远祖遗传的关系，或因发育中上的关系，终于在近代生活里再度呈现出来。这推论是大致不误的，因为在幼童的生活里，足的留恋始终是一个明显的事实，而大凡幼年表现而壮年不表现的品性，大抵都是当年祖宗的一般品性的遗留，在进化的历程中，这种事实是极多的。到了近代，这种冲动的所以能偶然复活，与所以能在少数例子的生活中维持下来而成为一种病态，也不外是这种因素里应外合的结果。因素之一是一个神经非常锐敏而通常又是发育得特别早的个体，另一因素是外界种种的刺激了。这些刺激，对于普通的欧洲人，不外发生三种影响，一是根本不感觉到，二是虽感觉到而为时甚暂，三是在恋爱与积欲的过程所产生的复杂的性情绪里，这种影响只占到一个很不相干的地位，而始终受全部性情绪的节制。但对于前文所说的少数神经过敏与成熟过早的人，这影响便非同小可了，充其量可成为脚恋或鞋恋的现象。宾斯旺格（L. Binswanger）曾用精神分析法很仔细地分析过一个有趣的例子：有一个名叫格达（Gerda）的女子，在孩童时就养成一个很特别的习惯，就是喜欢弯着腿坐在自己的足跟上，让鞋跟抵着她的外阴和肛门。这就引起了这部分发欲带的快感与兴奋，而兴奋到相当程度以后，她必须方便一次。溲溺也许就是幼年解欲的一个方式，观点已见前文。从此鞋就成为她的最亲爱的东西，平时保护得极周密，生怕被人看见。至于她的双脚，尤其是穿上鞋子的脚，从此和她的一切的性观念混而为一，成为男子阴茎的代表，以至于产生像原始民族经历过的心理状态，把它当做一切生殖与繁育行为的象征。在这个基础上后来又堆上各种恐怖心理与其他病态心理的症候，年份一多，这些症候不免把原有的足恋的表现掩盖了一部分，减少了一部分，一直等到一个精神分析家上场，才把它剥茧抽丝似的清理出来。

前文所说的先天的根基，并不限于足征的现象。在有几种别的物恋现象里，这种近似先天的倾向有时还要更见得显著，例如发恋、兽皮恋（带毛的皮）等等。

在许多物恋的例子里，我们对它们的发展，不但找不到一个起点，例如生活上发生过什么特殊的事件之类（这也许可以解释开，就是说事件是有的，但是记不得了），并且往往发现它们发展得非常之慢，好像是很自然似的。因此，我们虽不能把足恋说成一个严格的远祖性的遗传现象，至少我们可以认为它是从一个先天的基础上产生出来的。我们不如同意法国学者加尼埃（Garnier）的看法，承认先天的成分是一个要素。

我们提到先天的成分，这就一般的性象征现象或性歧变而论，也是值得注意的，并且也许更值得注意。原来在一切歧变之中，各式的物恋，虽自有其先天的根基，此种根基却还比较看不清楚，看得清楚的是后天在幼年时的体验里所发生的一些偶然的情绪与事物的联系，或因特殊事件而遭到的心理上的打击或震撼（上节说物恋的开始不容易就什么特殊事件的发生而加以确指，当然是就一部分的例子而言，并非一般之论）。同性恋的现象也未尝不是一种歧变，它的先天的根柢就要比物恋现象深得多，同性恋的发生与发展是一种自然的趋势的，后天的阻遏力量，无论多大，总属徒然。物恋的发生，虽也很可能要靠一个神经过敏、惧怯成性与成熟太早的心理基础，即多少要有一个神经有病态的遗传做张本，通常总还可以推溯到一个后天的起点，即早年生活中可以引起强烈的性情绪的事件，这种起点虽在许多例子里不一定找得到，但大体上往往可以找到。

这一类情与物的联系，即在最正常的人，也未尝不可以在早年的经验里遇到，这种联系对于未来的生活观感究属影响到如何程度，要看一个人情绪上接受感触的难易为转移，或者，要看他的遗传歧变倾向的大小。对于一种歧变的产生，发育太早无疑是一个便利的条件，一个孩子，如在春机萌发过程中，在把性欲的正常路线确定以前就对异性能发生异常锐敏的反应，这样一个孩子最容易受象征现象的支配，一遇上有象征意义的事物就一下子上钩了。象征意义的深刻程度，当然也因人而异，各有不齐的。我们可以大致为三种程度。一个普通感觉不甚锐敏的人也许根本看不到这种意义，但在一个神经灵活与想象丰富的人，它是全部情欲的画龙点睛处，全部的最引人入胜处。再进一步说，在一个神经格外脆弱而易受震动的人，一旦一种象征现象在心理上长下了根，它就成为用情之际一个绝对少不得的条件，倘若爱人身上或左右无此条件，那根本就不成其为爱人，最后，到了一个精神完全不健全的人，一个象征就会扩大成为全部的用情对象；异性者到此是用不着了，她成了象征的一个赘疣，一个废物，可束之高阁。至此，只有象征是值得注意的，只要象征有着落，就不怕得不到性欲的满足。这三种程度之中，第一种比较还可算正常，第二种已有几分病态，第三种就完全成为一种歧变。

在一、二两种程度里，象征现象虽存在，但整个的女人还是少不得的，因此，性交与生育的功能依然多少有它们的地位；到第三种程度，整个的女人就遭到抹杀，性交既不需要，生育自不可能，那就完全成为一种病态了。

克拉夫特-埃平认为鞋恋大部分也就是一种被虐恋，不过由于转了一个象征现象的弯，所以看起来不很显豁罢了。一个被虐恋者见了所爱的人总要表示一番恭顺，一番屈服，而脚与鞋子便是这番恭顺与屈服心理的一个象征。这观点怕是错误的。冒尔的看法比较合理些，他认为鞋恋或脚恋往往和被虐恋有些联系。"加尼埃也有此见地，不过他很细心地指给我们看，在许多例子中，这种连带关系是查不出的。我们一方面完全可以承认这种常有的连带关系，但如我们想把脚恋与被虐恋混为一事，那就得特别小心了。从我们所了解的广义的象征现象而言，被虐恋与脚恋都可以看作象征现象的一部分，而不妨相提并论。但双方的象征与所象征的事物实在是不一样的；就被虐恋者而言，卑躬屈膝的冲动与行为是象征，对爱人的崇拜仰慕是所象征的事物。就脚恋或鞋恋者而言，脚或鞋是象征，而爱人的人格中一切最美好、最华贵、最富于女性的表现是所象征的事物。双方虽各有其象征与所象征之物，但究竟是截然不同的两种现象。被虐恋的行动有时固然有些像脚恋或鞋恋，但只是像而已；在利用到鞋子的被虐恋者，那鞋子决不是象征，而是所由行使他冲动的一件工具罢了；对于他，真正的性象征不是那链子，而是自我作践的一番情绪。反过来，在脚恋者，脚或鞋不只一个工具，而是一个真正的象征，是不借顶礼膜拜的东西，是一个理想化的对象，摩掌时固需极其虔敬之诚，想象时更不免忘餐而废寝。脚恋者自己大抵既不需作卑屈的行为，更丝毫没有自虣与足恭的情绪。不但没有，并且往往适得其反，前面提到过的法国作家布雷东是一位典型的脚恋的例子，他就反复他说到，凡是足以打动他的脚恋倾向的女人，他都想"征服"她们；在童年时，他曾经特别看上一个弱不禁风而有凌波欲仙状态的女人，因为这样一个女人，他觉得征服起来不大费力，童年即已如此，成人后更可想而知了。布雷东一生的性格与态度是自动的，是富有男性的，而不是接近被虐恋的。

　　我们要决定一个例子究竟是物恋的抑或是被虐恋的，我们必须把这人的理智与情绪态度通盘地考虑一过，两个人的性行为也许一样，但这行为对彼此的意义也许很不一样。克拉夫特-埃平认为凡是甘愿被人在身上践踏的人，绝对是有被虐恋的症候的。这是错的。这种心甘情愿的表示也许只与脚恋现象有关，其间并没有被征服的愿望在内，单单为自我作践而教人践踏，他是不愿意的。笔者的记录里就有一个很好的例子，这人笔者认识，现在已死，他未尝不喜欢有人在他身上践踏，但他却始终是个很豪强、积心于进取而不受人家颐指气使的人。马尔尚（Marchand）与富勒（Fuller）后来也记载着一个情形很相类的例子，他们指出，这人也没有被虐恋的迹象。即使在脚恋发展的过程里，中途发生被虐恋的倾向，那是后起的，附属的，是象征现象上的一个寄生事物。

足恋者有时所感到的喜欢受人践踏的愿望本身也是很有趣的，因为这种愿望所表示的，不只是一种恋物的狭义的趣味盎然，并且是一切象征广义的引人入胜的力量；对于脚恋者，爱人的脚或鞋子不止是件值得崇拜的体质的东西。它是一个力的中心，一个会施加压力的机构，它是活的，生动的，不是一件静物，也不止是供象征化的用途而已。它在活动时所表示的力实际上就等于性器官在活动时所表示的力。所以一样是象征现象，比起其他静物的物恋来，脚恋是完全另成一格的；脚恋是一个生动的象征现象，它所给人的满足是从它的动态中来的，而此种动态，因为同样有节拍，同样用压力，最足以教人联想到性交的基本动态。夏尔科和马尼昂（Magnan）观察到过一个脚恋的例子，特别喜欢在女人鞋子上钉钉子进去。在钉的时候，它性的兴奋就到达了极度，这显而易见是一个性交的象征；钉子的活动虽和脚或鞋本身的活动不一样，但一种醉心于动态的倾向是一样的。

　　在结束性爱的物恋现象的讨论以前，我们不妨再提一提所谓反物恋现象（anti-fetishism），该名词是1897年意大利研究犯罪学家朗勃罗梭所提出的，其目的在概括一切对品性或物件的强烈的性的反感，一样一个品性或物件，在彼可以唤起兴奋的情绪，而在此则适得其反，那就是反物恋现象了。朗氏又特别把反恋物和春机萌发期开始前后一个人对于性现象的厌恶心理联系在一起。希尔虚弗尔德也曾采用过该词，他以为这种反感是相当重要的。宾斯旺格则赞同在物恋现象的名词上加一个"负"字。

第五节　兽毛皮革恋与动物恋

现在我们必须讨论到另一类的性象征了。此类的性象征现象与物恋现象很有几分相像，所不同的是，恋爱的对象或恋物虽也和体不无关系，通常却是和人体不相连接，这显然和前文所论的品性或衣饰一类的对象颇有不同。这一类的现象里包括一切对人足以激发性欲的动物身上的产品，例如带毛的皮或不带毛的革，以至于动物的活动，特别是交配行为的景象等等。这些现象是建筑在相像的联想之上的；交配教人联想到人的性交，动物成为人的象征，所以也不妨总括在性的象征现象之内。

此类现象又可分为若干小类。

（1）一般的人，尤其是青年人，有时看见动物交配，会感受到性快感。这有人起过一个名词，叫作观察性的物交恋（inixoscopic zoophilia）。这是在正常的变异范围以内的。题目中所说的兽毛皮革恋是这第一类的别派。

（2）另外有一些例子，在动物身上摩挲的结果，也能唤起性兴奋或性满足；这是一种狭义的性的物恋现象，克拉夫特·埃平把它叫作性爱的动物恋（zoophilia erotica）。

（3）另有一些例子，喜欢比拟着和动物性交，甚至真的和动物发生交配的行为。这种例子所表现的便不是狭义的物恋现象了，但还没有越出我们所了解的性爱的象征现象范围以外。这第三类不妨就叫作人兽相交（克拉夫特·埃平拟的名词是zoocerastia）简称兽交。兽交事实上又可以分为两派：一派是比较自然的，当事人在人格上并不能算不正常，不过因为文明程度太低，不知自我裁节罢了。另一派也许是一些教育造诣与社会地位相当高的人，但因为神经上有病态，意志薄弱，根本不能裁节。这两派不妨分别叫作榛狂的兽交（bestiality）和病态的兽交（可即以克氏的zooerastia当之）。

对于儿童中，无论男女，动物的交配往往是富有神秘性的一种景象，最值得观看。这是很自然，也是很难避免的。因为在儿童看来，这景象富于所谓"拆穿西洋镜"的价值。性的现象对儿童多少是个违禁的题目，在人与人之间所看不到的，居然在兽类之间看到了，岂不是等于一大神秘的揭穿？况且，这秘密也不只是别人的，儿童在自己的身体里，也未尝不感到一番鼓动挣扎，即在完全天真烂漫与知识未开的儿童，这种交配的景象也未始不可激发一些隐约的性兴奋。就一般的观察而言，似乎女孩中有这种兴趣的比男孩要更多些。在成年人中，这种兴趣自然也有，而也以女人为多，在十六世纪的英法两国，王家与贵族的女人几乎很公开地表示过这种兴趣，即不免特地找这景象来观看。到了较近的近代，很多人以为这种景象是有伤风化的，爱看这种景象，多少是好色贪淫的一个表示，也是一种病态。就神经不稳健的人而言，确乎是如此，但这种景象本身却是无所谓的。

动物交尾的揣摩与观看，其所以为性情绪的一个象征，是不难了解的，如果在童年有这兴趣，其为象征的表示，更可以说是相当正常的。但在这物交恋与上节所讨论的在人体上有其系恋中心部分的物恋之间，还有一派象征的现象，就很复杂了。这派就是所谓兽毛皮革恋（stuff-fetishism）。兽毛皮革恋的对象便是毛和皮革或类似毛和皮革的货物，大致上可以说都是动物身上的产品。这一派现象是比较复杂的，它所包括的恋物表面上也不只一种，而情欲在行为上的表示也不只一式。有不少例子对女性所穿的衣服不免发生性的兴趣，因为衣服的原料里大部有兽毛皮革或其他相类的成分。在很多的例子中，我们发现性欲的表示偏重于触觉一方面，即当事人特别喜欢抚摸玩弄这一类动物身上的产品，从而获取性的兴奋与性的满足。此外，有的例子所恋的对象可能就是兽毛所附的美丽的那动物，有的很自觉的，有的却存在于潜意识里而不很自觉，兽毛皮革的之所以成为恋物，而带毛的兽皮的吸引力尤其强大，大概是因为这个缘故。我们不妨把发恋（hair-fctishism）看作人体的物恋与动物恋中间的一个过渡的枢纽，而归到动物恋里讨论。人发是与兽毛一路的东西，虽是人体的一部分，也是可以分割而脱离人体的。这样看去，人发便和兽毛皮革可以归做一类的事物。实际上，它比兽毛皮革更容易成为恋物，其重要性要远在兽毛皮革之上。克拉夫特-埃平说过，毛发的诱惑力极大，它和性择的视、听、嗅、触四种感觉全有关系。

严格地说，发恋应当属于上节所讨论的物恋现象，因为发和脚一样，都是人体的一部分。不过因为它可以从身上截割下来，而即使发所从出的本人下在，它也足以引起性的反应，事实上便很可以和衣服、鞋、手绢、手套等物相提并论。

从心理的立场论恋发并不成为什么特别的问题，不过一则因为发的性的效能特别广大（眼睛而外就轮到它了），再则因为编成辫子或扎成辫子之后，它是很容易从头上截取下来，因而从法医学的立场，它是很可以引起复杂的问题的。在西方犯罪者中，有一种人特别喜欢切取女人的头发，这种人有个特称，就叫头发截劫者（hair-despoiler法文叫 coupeur desnattes，德文叫 Zopfabschneider）。自女人剪发之风盛行，这种人的活动已日见减少，但从前在各国的大都会里都可以找得到，而曾被研究得最仔细的例子则发生在法国首都巴黎。窃发者大都是一些神经脆弱而遗传恶劣的人，他们对于女人头发的爱不忍释，有的在早年即已开始，有的则发展较迟，大抵总在一度严重的热病之后。所恋的发有的是通常的散发，有的是辫子。大抵所恋的只是二者之一，即不是散发，便是发辫，一个人兼恋两种的可以说是没有的。此种人摸到女发，在切取的时候，就会感到性的兴奋以至于发生射精作用。割取到的发，在后来手淫时，也有用处。大致说，截功女发的人是纯粹的物恋者，在他所得到的快感里倒并没有施虐恋的成分。

兽毛皮革的对象，最普通的是带毛的皮货和类似此种皮货的丝绒；其次是鸟羽、丝织品和不带毛的皮革。总之，直接间接都是动物身上的产品。其中最有趣的也许是皮货。因为皮货所引起的性恋又往往和被虐恋有些连带关系。霍尔曾经告诉世人：儿童的情绪生活里，对于皮货的爱或憎，是相当普遍的。即在婴儿时期，即在始终没有和动物发生过接触的幼儿中，这种爱憎的心理也可以找到。大多数比较纯粹的兽毛皮革恋的例子也似乎都有一些先天的根苗，因为这种物恋情绪的产生，不但很早，而且找不到什么特别的起因。兽毛皮革恋所牵涉到的官觉，大多都是触觉，只有极少数的例子与视觉有关。假如性的知觉是由怕痒的知觉演变出来的话，那我们不妨说此种物恋的象征现象多少是怕痒心理的一个先天的歧变，不过这种歧变只适用于对动物的接触罢了。

由这种根据触觉的歧变再进一步，我们就到达了前面所提的性爱的动物恋了。

　　该名词是克拉夫特-埃平起的，克氏也记录着一个很富有代表性的例子。这例子是一个先天神经上便有病态的人，智力相当高，但很清瘦，血色也不好，性的能力也薄弱。他从幼年起便对家畜特别表示宠爱，尤其是对犬和猫。每次在它们身上抚摸着玩，他就感到一些性的情绪。但在那时他还是一个天真烂漫的孩子，根本不知道性是什么东西。到了春机萌发的年龄，他方才明白这种特殊的情绪是有性的意义的，遂设法加以纠正。他居然成功了，但从此以后他就常做性爱的梦，而梦境中总有猫犬一类的动物在场，一觉醒来，又不免手淫。而手淫之际，意念中也总有这一类动物的成分。同时他却并没有和这一类动物交配的欲念。实际上他见了动物就觉得可爱，起初不问那动物是雄的还是雌的。总之，他的性观念，在这一方面倒没有什么不正常。这样一个例子所表示的似乎是完全建筑在触觉上的一种物恋现象，比起一般的兽毛皮革恋来，它是进了一步，比起人兽相交来，它的程度还不够，易言之，它是介乎二者之间的。

　　克氏认为人兽相交与性爱的动物恋是截然不同两事。这见解笔者以为是不能接受的。笔者以为从性爱的动物恋到人兽相交，中间只是程度的不齐，而不是品类的不同，实际上是一路的现象，所不同的是，犯兽交的人大抵知能要薄弱些或精神上要多些病态罢了。同时，前文不是说过人兽相交有两派，一是榛狂的兽交，一是病态的兽交么？这两派也是不能绝对划分的。在所谓榛狂的兽交的例子里，我们如果加以仔细的研究，恐怕十有八九可以找到一些心理的变态。冒尔说得好，我们在癖（vice）与病（disease）之间，是很难划一条清楚的界线的。这句话在这里也正很适用。

讨论到兽交，我们就到达了这类歧变中最粗野而又最屡见不鲜的一个方式了。

凡是用和动物交配或其他紧密接触的方式而取得性满足的行为，我们都叫作兽交。

要明知了这种歧变，我们先得把文明生活与都市社会生活所养成的对于动物的观感搁置一边。大多数的性的歧变，可以说大部分是文明生活与都市社会生活的直接产物，即或不然，也至少是性冲动对这种生活随便适应的一些表示。但兽交则不然，不过有一种兽交是例外，详见下文。它是乡僻地方农民中的一种性的变态行为，而这种农民又是一些智能低下、感觉迟钝和易于满足的分子。在比较原始与质朴的人口中也有。田野粗鲁的人，既没有妇女垂青，自己又没有能力去追求她们，便很自然会养成这种恶解。在有的比较朴野无文的社会里，由于司空见惯，根本不把它看作淫恶的癖习。如在瑞典，一直要到十二世纪的末年，非宗教性的地方法律才把它算作一种罪名，而这罪名也并不大，犯过的人只需对动物的物主负责，出一些赔偿费便可了事。在更单纯的民族里，例如加拿大西部不列颠哥伦比亚的色里希人（Salish，即印第安人的一种），认为动物在生命的地位上并不低于人类，它的价值并不贱于人类，所以即使有兽交的事实发生，犯过的人并不因此受人鄙薄，并且根本也不算是一种犯过的行为。

此种所谓榛狉性的兽交之所以异常普遍，综合看来，是有三种因缘的。

①原始与朴质无文的社会对于生命的概念和文明社会的不同，它并不承认人类与其他动物，尤其是高等一些动物之间，有什么很大的界限。

②农民与此种动物之间，关系必然比较密切，感情必然比较浓厚，有时再加上接触不到妇女，家庭生活的不易建立，这种关系和感情自不免更加发展。

③有许多民族的传说和迷信无形中也有推动的力量，例如，妄言和动物交配可以治疗性病等等。

就在如今日文明国家的乡间，兽交还是一件不能说是很不普通的现象。这是很难怪的。一个未受教育的农民，感觉既欠灵敏，辨别力自然薄弱，其对于异性的要求，又只限于极粗浅的程度而止，他对于一个人和一头牲口在性方面的区别，事实上怕不会十分措意。一个德国的农民在法官面前替自己解释说："我的太太好久不在家了，没有办法，我就找家里的雌猪去了。"这样一个解释，出诸不懂法律、不识宗教教条的农民之口，可以说是很自然的，事实这解释也已经很够，无需再有什么别的辩护。从这个立场看，兽交便与手淫以及其他临时满足性欲的方式没有多大区别，都是不得已而求其次的权宜之法。我们正不必严格相绳，引为是性冲动的一大歧变。禁欲已久的前方军兵也往往有兽交的行为，古代、中古时代以及最近欧洲大战的军伍里，就都有过这种情形，而传说中所提到的动物大都是雌山羊。

不过农民中兽交现象的所以比较多，除了感觉迟钝与接触不到妇人这两点外，还有一个重要的理由，就是他们与动物的关系特别密切。站在农民的立场而说，他和他的牲口或家畜的日常关系，不但不比他和街坊邻舍以及一般人类的为疏远，并且更为接近，农民和牲口合住一屋，是乡间最普通的一种情形。

中外古今见于文献的，古今曾经做过兽交对象的动物见于文献的，种类很多，而利用这种动物的自然男女都有。家畜的用处自然是特别大，可以说每一种家畜都当过这用途。利用得最多的是雌猪。提到雌马、雌牛、雌驴子的例子也不少。用犬、猫、兔子的例子也偶尔遇到。雌鸡、雌鸭子、雌鹅，也不算不普通。在中国，据说鹅用得特别多。古罗马的贵族妇女据说特别喜欢用蛇。甚至于熊和鳄鱼都有人记载过。当地兽交现象的普遍程度，是一种复杂的心理的存在，即憎恶的心理之中又掺和上一些神秘与亵渎神明的恐怖心理。法律的态度既有不同，处罚的宽严程度也大有不齐，最轻的罚镬而止，最重的是人和兽一并受严厉的极刑。在中古时代及中古时代以后的欧洲，兽交的案子也是相当多的，此点我们从教士或神父布道时常用的题目里完全可以看出来，一直到十五、十六两世纪还是如此。关于此层，我们还有一些更有意义的旁证，就是当时教会的法律也认为在这方面有规定各种处分的必要，主教、神父和会吏犯兽交罪名的都得经过相当时期的忏悔，大抵职位越高，那时期就越长。

对于兽交的处分，有的民族里是极严酷的，这无疑是因为这种民族把兽交、兽奸或鸡奸看作一种滔天的罪孽。而从宗教的立场看，更是罪孽中最最可怕的一种。至于它给社会及个人的实际的损害，还是另一回事。犹太人是最怕兽交的，故主张凡是犯者和被侵犯的动物都要受处以死刑。在中古时代的欧洲，特别是法国，这种严刑峻罚也流行过一时。犯者和母猪或母牛或母驴，一并被判处酷刑的例子记载上都见过。在法国的图卢兹（Toulouse），一个女人因和犬交而被烧死。即降至十七世纪，有一位很有造诣的法学家还认为这种判决是合理的。即在今天，社会与法律对于兽交的态度还没有完全革新，还没有充分参考到前文所已讨论的事实，即凡有这种反常行为的人，不是精神上有病态，便是智力缺乏到一定程度，往往与低能的人没有很大区别。还有一点我们得参考，就是有少数例子，或对动物身上有残忍的伤害，或和下文所要讨论的施虐恋的现象有连带关系。除此之外，兽交在事实上并不是一种直接反社会的行动，德国性心理学者沃瑞尔说得很对，只要没有残忍的成分在内，兽交是"性冲动的最没有妨害的一个病态的歧变"。

第六节　窃恋

从十八世纪起，西方有一个名词，叫"窃狂"（"kleptomania"），当初算是"偏执狂"（monomania）的一种。但这名词始终没被医学界的公认，至于法学界，且还加以否认。有人间或用到这名词时，指的不过是一个窃的冲动。犯窃狂的人，一阵心血来潮，就多少不由自主要行窃起来，其间不但没有自觉的动机，并且一经自觉，当事人（通常总是一个女人）还不免竭力挣扎。研究精神病的人又认为它是和静躁交迭性的癫狂（manic-depressive insanity）最相接近。最近精神病学的趋势是想根本不再使这名词。不过名词虽有问题，它所指的现象却是很实在的。当一个有偷窃病态冲动的人被押上法庭而法官听取辩护的时候，法官可以很俏皮地回答说："这人如果有病，那病就得归我治疗。"不过俏皮的话容易说，他却并不了解问题的真相。这种冲动实在是界限相当分明的一种心理状态，而不是一个笼统的偏执的倾向而已；它是有来历的，并且这来历是可明白地追寻的。从我们的立场来看，它是性心理学范围内的一个现象。在性心理学里，有人把它称做"性爱的窃狂"（erotic kleptomania），但比较简单而适当的名称也许是"窃恋"（kleptolagnia）。这名词是1917年前后美国芝加哥城的精神病学家基尔南所创立的。把偷窃的行为和性情绪联起来看，该名词可以说是再恰当没有，它和下文第八节所要讨论的虐恋或痛楚恋的名词是一贯的，系指性与偷窃行为的联系，而虐恋则指性与施虐或受虐行为的联系。当时笔者很快就采用了这个名词，以后也一贯认为它是指称该种状态的最恰当的一个名词。另一种比较难得遇见的状态，以前叫作"性爱的火焰狂"，西文是erotic pyromania，同样也不妨改称为"火焰恋"，西文是"pyrolagnia"。最初关于窃恋例子的记载，似乎出于法国里昂的拉卡萨涅（Lacassagne）的手笔，年代是1896年。

窃恋和虐恋不但在名词上相仿，而且在性质上也有连带关系。窃恋可以说是建筑在更广泛的虐恋的基础上的。虐恋中性情绪的联系物是痛楚。窃恋中性情绪的联系物是一种提心吊胆的心理，而提心吊胆的心理也未便不是痛楚的一种。这样一个看法以前有不少观察家也提到过，但都不很清楚。一直要到二十世纪初年，经法国的部分精神病学者，例如德普伊（Depouy）在1905年把若干窃恋的例子明确地阐述以后，这看法才算成立。而窃恋的性的含义才完全显露。这些精神病学家告诉我们，窃恋的心理过程实际上就是积欲与解欲的性过程，不过经过一度象征性的变换之后，就成一种偏执性的冲动，而这种冲动，在活跃之际，也必有一番抵拒挣扎。活跃的结果，则为一件很无价值的东西的窃取，往往是一块绸缎的零头或其他类似的物料，除了借以取得可能的性兴奋而外，可以说皆无用处。内心的抵拒挣扎相当于积欲的过程。大家知道普通积欲的过程里，本就有不少抗拒挣扎的成分。而窃取的最后手段则相当于解欲的过程。大家也知道，有的窃恋的例子，在窃取成功之际，真会发生解欲的作用而取得情绪上的宣泄。至于那偷到的东西，不是藏匿一边，便是完全抛弃，真是捐同秋扇了。窃恋的人大抵是一个女人，并且往往是有相当身家的女人，更可见她的所以偷窃，目的决不在东西，而是别有作用。这样一个女人对于偷窃行为的性作用也许并不了解，并不自觉，即使自觉也不会自动地承认。因此，我们可以知道窃恋事实上并不是"窃狂"的一种，两者在以前虽常相混，现在我们却看得很清楚了。在理论上，"窃狂"是认为没有动机的，也是不可抗拒的；而窃恋则自有其确切的动机，初不论此动机的自觉与否，此动机并非偷窃他人物件，自不待言。同时，偷窃的行为也不能说无可抗拒，因为当事人总是筹之已熟，见有机会来到、环境适宜，就很快地下手。

大凡窃恋的人，神经上虽十分之九有些变态，却精神上不一定有严重的病态。窃恋决不是一种精神病。所以，也就不能和目前事实上已成过去的"窃狂"相提并论，而应完全归纳到性心理学的范围之内。我们不妨把窃恋看作性爱的物恋现象的比较有病态的一种。

窃恋而外，还有性冲动与偷窃行为的混合现象，这些虽和窃恋不无连带关系，却不应与我们所了解的窃恋混为一谈，并且这些现象的发生，事实上也较窃恋少。

这些现象，斯特克尔（Stekel）在1908年曾经特别叙述过。这种现象中的偷窃行为是不属于性爱性质的。换而言之，偷窃并不成为获取性满足的一个方法。窃取物也不是一种恋物，而是任何表面上可以供给性兴趣或性的暗示物件。窃取这样一件东西，当事人，大多也是女子，算是聊胜于无地得到了一些性的满足，这种女人大都因丈夫阴茎不举而平时情绪上感受着多量的抑制；一种有性暗示的事物的窃取对她多少有望梅止渴的用处，此外别无意义。斯氏用这个现象来解释一切"窃狂"的例子。不过如果我们不再承认"窃狂"的存在，这种解释也就根本用不着了。至于这现象既不是物恋也不是窃恋，显而易见是无作多解释的。

性的情绪与偷窃行为的另一混合的现象，曾经美国犯罪心理学家希利阐述过，并且还有过实例的证明。春机萌发年龄前后的青年男女，一方面受了性的诱惑，一方面又深觉这种诱惑的罪大恶极，不敢自暴自弃。于是转而从事于罪孽比较轻微的偷窃行为。这现象背后的心理过程可以说恰好是窃恋心理过程的反面，因为一样是实行偷窃。在窃恋，其目的是在性欲的真实的满足或象征的满足，而希氏所述的现象，则为此种满足的闪避。

第七节　裸恋

　　性冲动的另一个象征的表现是裸恋。这在成年人是一个严重的问题。而在童年则是天真烂漫的一种行为，不算不正常的。有若干作家曾经告诉我们，在春机萌发期内，甚至于成年期内，很多男女都有一种自我炫耀的冲动，而借以炫耀的事物包括正在发育中的性器官在内（其在女人，特别要人注意的是乳房），这自耀的倾向是从幼年时自然沿袭而来，丝毫不足为怪的。弗洛伊德提到过，即在最小的幼儿，在光身露体时，会感到兴高采烈；在睡觉前，脱衣之后，他们总喜欢在床上跳跃一阵，蹦跳之际，又往往把下身的衣服撩开，甚至于有陌生人在场，也复如此。据弗氏看来，这是乐园时代的一番回忆，乐园是失落了，但当初的情景并没有完全忘怀。这种回忆，到春机萌发的年龄以后，虽大致已趋消失，但也常常有幕露的可能，不过因为多少要受意志的制裁，尚不大为正常的罢了。倘若不受制裁，那就成为一种病态的偏执行为（obsesLsion），那就是裸恋了。成年人在梦境中时常觉得自己不穿衣服或穿得很少，普特南（Putnam）认为这种梦境是一种潜在的裸恋的表示。这看法笔者不能接受。普氏没有想到，我们在睡眠时，事实上已经是赤裸的或半裸体的，初无待梦境之曲为补充。在童年（一直可以到满十二岁），彼此互相脱衣查看也是时常有的行为。儿童对性器官自有其单纯的兴趣，这种行为大都是这兴趣的一种表现。有时候，兴趣之外，儿童也间或借此表示一些顽皮与反抗的心理；但如果成为习惯，这其间也许有几分暗藏的性动因，或许是内部有些轻微冲动正摸索着宣泄的路子的一种表示，也可能是一种替代的手淫活动，应当和普通手淫一般看待。总之，都不能算作裸恋。到了壮年人，裸恋却是性交的一个更明确的象征，其方式也不一而足，可以归并成若干种类。

1877年，法国拉塞格（Lasegue）最先描写到裸恋的现象，裸恋的西文名词也是他命名的。裸恋是性爱象征现象的一种。当事人只需把性器官对异性的人故意暴露一下，特别是对异性中年轻而在性方面尚属天真烂漫的人，往往是对异性的孩子，就可以获取相等于性交的满足。裸恋的现象似乎相当普通。大多数女性，在一生之中，尤其是在年轻时，至少总有一两次碰见不相识的男子故意在她们面前卖弄一下。从性犯罪的立场看，这实际上是最普通的一种冒犯行为。伊斯特（Norwood East）发现在法庭受理的和在勃里克斯顿监狱（Brixton Prisron）里拘禁的291个性刑事犯中，多至101

个犯的是这个罪名即西方刑法里所称的"猥亵的暴露"（indecent exposure）。这数已不能不算很大，因为犯罪学家告诉我们。在一切监犯之中，一切性刑事犯合起来，只不过大约占4%。

裸恋者虽然往往是一个年富力强的青年，但却只需把性器官曝光一下，从而得到对方一些情绪上的反应，他就觉得满足。他对面前的女性并没有什么要求。

他也不太开口，也不要求更和那女人接近。就大多数的例子而说，他甚至在表面上并不透露一些兴奋的样子。他平时也难得手淫。他只要有机会曝光一下，而觉察到或自以为面前的女人已因此而发生情绪的反应，他的愿望就算完全达到了。

他从此就走开，踌躇满志，心气平和。

各家对于裸恋的分类很不一致。梅德（Maeder）承认三种：一是幼年的裸恋，要看别人的秘处和要别人看他的秘处是儿童很正常的一种表现；二是衰老的裸恋，或未老先衰的裸恋，乃是阴茎缩痿的人用以取得性兴奋的一个方法；三是壮年人的裸恋，其目的在诱惑与招徕异性的人，这种裸恋的人在其他方面也许相当正常，但性的能力却是有缺陷的。梅氏这分类也许并不完全，但他有两点主张是不错的：一是性能薄弱，裸恋者确乎是性能力不足的，二是裸恋虽属一种歧变，却自有其正常的基础，如果无此基础，就不会有第一类幼年的裸恋了。克拉夫特–埃平从医学方面把裸恋者分为四类：

（1）后天的心理衰弱的例子，大多大脑和脊脑都有病态，因而意识模糊不清而性能萎缩；

（2）接近羊痫的例子，其裸恋行为是一种反常的有机冲动，而在这种冲动表现之际，当事人的神志是不完全清楚的；

（3）与第二类相近似的神经衰弱的例子；

（4）有周期的比较强烈的性冲动的例子，其先天的遗传是有很深缺陷的。克氏这分类法也不能完全教人满意。伊斯特从实用的立场把裸恋者分为两大类：一是精神有病态的，约占全数裸恋者的三分之二，其中大多数是浸淫于像境中的梦幻家和低能的人；二是怙恶而有犯罪倾向的，有害人的动机的约占全数三分之一。还有一个归并成两大类的分法，每一类虽比较复杂，但也有它的用处。在性心理方面，第一类的例子是多少有些先天的变态的。不过在别的方面看去，心理和智能是相当完整，甚至于全无瑕疵。这些例子也大都是成年不久的壮年人，他们对裸恋的行为与目的，也未尝没有几分自觉，冲动之来，虽终于不免在行为上表现出来，但事前总要费一番很认真的抵抗挣扎。第二类的例子，则或因智能与神经已初步发生病态，或因饮酒过度，其的神经中枢已受侵蚀，其感觉力与辨别力因而削弱。所以在这第二类里我们有时就可以遇到老年人如老年的牧师等等，这种老年人在未衰之前也许是律身甚严，无懈可击的。但到这年龄便不然了。他们在裸恋时和对此种行为的目的，即究竟为了什么他们要出此一着。他们往往不大自觉，而冲动之来，也往往不加挣扎。对这一类的例子，只要有相当时期的休养和治疗，健康便可以增进，而裸恋的行为可以停止。所以第二类的问题比较简单，只有第一类才是已成格局的一种性的歧变。在第二类的例子里，一种多少有些清楚的性动机是不能说完全没有的，不过这动机恰恰是在有意识与无意识之间，而其所以出现于意识界的缘故，并不是因为动机本身的强有力，而是因为较高级的神经中枢暂时或永久地失掉了控制力。其中原因不只一个，而比较普通的一个是酒精中毒。酒精中毒的影响有二，一是引起神志与意识的混乱，二是把潜在的比较下级的行为倾向解放出来。伊斯特提到过，酒在英国的消耗减少以后，"猥亵的暴露"的案件也就随而削减。1913年，在英伦与威尔士，这种被判决有罪的男子有866人，到1923年，在更大的一个人口之中反而只有548人。

克氏所说的有羊痫的例子，在裸恋的时候是昏晕过去的。因此事实上只好算是一种假的裸恋或虚拟的裸恋。有人认为这种例子很多，其实不然。伊斯特在150个裸恋的人里就没能找到一个。其中并非没有羊痫的人，但发痫疯时不裸恋，裸恋时不发痫疯。因此他说，就他的经验而论，说这种例子比较更能凑热闹则有之，说它多，则未必。不过患羊痫的人中，可以发生真的裸恋或虚拟的裸恋，是无疑的。意大利学者贝兰达（Pelanda）很多年前在维罗纳（Verona）地方就很清楚地提出过这种例子。因此我们只能说这种例子不多，却不能说没有。同时，我们却也不能因为羊痫的人有裸恋的表现，便以为一切裸恋的行为，都是不自觉的。假如一桩裸恋的行为同时也是真正的痫疯的行为，则这种裸恋是假的、虚拟的，其间没有自觉的性背景，并且它的发生也不受时间与地点的限制，也不因在场的人数多少而有所取舍。患羊痫的人在发病之际有时会对着大众便溺，似是有意的，其实是不自觉的。这和他的裸恋实际上是完全一类的行为，同是机器一般的自动的、不自觉的、不由自主的。旁边有没有观众，他根本不会看到。所以，这种裸恋是假的、虚拟的，不是真的；真的裸恋者暴露私处的行为是自觉的、故意的、而且是煞费苦心的。因此如果我们遇见的裸恋行为，一方面既有时间与地点的选择，一方面又有旁观人数的限制。它大多是一个僻静的场合，在场的只有一二少女或儿童。我们就不能承认那裸恋的人是正在发着不自觉与不由自主的痫疯，即使那人真是一个羊痫的人，我们也敢说他那时是决不在发病之中。

羊痫性的虚拟裸恋，从法律的立场看，显而易见是不负责的，我们固然可以搁置不论。不过我们还要记得，就在真正的裸恋，当事人也大多在神经病态上又有些高度的理智的失常，甚或完全有病。在一切歧变的种类中，这原是共同的一点。但对裸恋，这一点恐怕比任何其他种类都关系重大。因此，一个作"猥亵的暴露"的人，在受法律惩处以前，理应先交由专家诊察。希尔虚弗尔德认为没有一个裸恋者是心理正常的。在有的例子里，裸恋的冲动可以被克服过去，或过了一阵自己无形消散。这大概是因为裸恋的来历有些不同。或因酒精中毒，或因其他原因，当事人的高级神经中枢暂时失去了制裁的能力。惟其是暂时的，所以经调养与治疗后也许可以复原。如果这种暂时的现象发生在青年时代，则年事稍大后，更自然而然地有复原的倾向。有受虐恋倾向的卢梭就是一个例子，他在《忏悔录》里说：在童年时，他有一次或两次曾经远远地看青年女子暴露她的臀部。

好几年前，笔者旅行经过摩拉维亚，即Moravia，第一次世界大战前属奥国，后属捷克，笔者在火车上望见一个少妇在铁道附近的小河中洗澡，当火车在她面前驶过时，她转身过去，并且特地把围着下身的衬衣提起来，露出她的臀部。在这里，我们要记住暴露臀部原是古代一个辟邪的方法，到了后世，则退化成为表示鄙薄与不屑的一种姿态，在女子用得特别多。）在妇女中，除了童年时期，真正的裸恋行为是极难得的。布赖恩（Douglas Bryan）说得好，妇女发生裸恋行为时，她把全身当做男子阴茎一般向人暴露。这在事实上是比较困难的，唯其困难，所以少见。

裸恋者的暴露行为，从表面上看，似乎是很无聊与无意义的，一般人又不察，以为一定是疯癫的一种行为，无法解释的，以前有不少关于精神病或性的"孽邪"的作家均有过这种看法，这种作家如今恐怕还有。这看法是过分的，固然我们也承认，有一部分极端的例子往往与精神病有关，或的确是一种性的病态。

我们的看法是裸恋根本上是一种象征的行为，其动机与出发点还是在求爱。

简而言之，根本还是一种求爱的行为，不过是没有走正路罢了。一个裸恋的男子把他的性器官向相逢的女人卖弄一下，而观察他这种突如其来的行动对那女人究竟发生一种什么打击，一种置身无地的害羞的反应，使他就得到了情绪上的满足，仿佛和正常的性交所给予的满足一样。他觉得在精神上他已经一度破坏了一个女人的贞操。

从该立场看，裸恋可以和另一种更普通的冲动相比，并且事实上也是相连的。

有许多人喜欢在年轻和天真烂漫的异性前面做一些不雅及失态的动作，或讲一些秽亵故事与笑话，而观察对方的反应。这种行为其实也未尝不是一种裸恋的行为。

它的动机和所企求的满足是一样的，即同样要目击别人在情绪上的难堪，而从中取利。不过奈克认为裸恋不过是施虐恋的一种，教人难堪，让人惊惶失措，便是一种施虐的行为。这又未免把裸恋看得过于简单，我们不敢苟同。秽亵的暴露与秽亵的言辞，虽如两种不同的裸恋，但也可以在一个裸恋者身上发现。

值得在此提出的，还有很有趣的一点，就是施虐恋中的主动的鞭笞行为和裸恋行为，就象征的意义而言，是大可以相比的。一个鞭打者手持一根棍子或鞭子（本身就是阴茎的一个象征，并且在有的民族的文字里，鞭棍一类的名词往往也就是阴茎的称号）走近一个女人，要在她身上平时隐秘的那部分打出一些像脸部怕羞时所呈现的红晕来，并且要在被鞭的地方观察肌肉的痉挛性的颤动（在性兴奋时，肌肉颤动原是常有的现象），而同时又要使她在情绪上发生和这种红晕与颤动相呼应的反应，即一种又惊又喜的害羞的反应，至少在持鞭者以为她已有了此种反应，他就算满足了。同样是模拟着性交，这鞭打的行为比暴露色相的行为则要更进一步，一则鞭打者是得到了对方的同意的，再则他和对方部分赤露的身体可以发生很密切的接触，而在裸恋者则否。这两种人的区别是有缘故的，大抵鞭打者比裸恋者要来得壮健，在别的身心方面，也要比较正常。不过我们应当注意，前文所说只是一个比论，而决不是把两种现象混为一谈。我们绝不能把裸恋者也当做一种施虐恋者，前文所引奈克和别人的见解，我们已经说明是不敢苟同的。就大多数的裸恋者而论，他们的性冲动的力量是薄弱的。有的甚至已经进入初期的全身麻痹（general paralysis）状态，有的已呈衰老性的癫狂（senile dementia）的症候，有的或因其他原因，神智已日就衰败，例如慢性酒精中毒。

他们性能的薄弱还有一个旁证，即他们所选择的对象往往是年幼的女童。

从表面上看，裸恋者的行为似乎不可究诘。但从心理学的立场看，是不难了解的。裸恋者普通总是一个害羞而胆小的人，并且有时在发育上还有种种幼稚的品性，他那种暴露的行为实际上是对他自己性格的一个强烈的反动。物恋者和他一样，也往往是一个畏葸不前的人，因此希尔虚弗尔德坚持一种说法，以为在裸恋中往往有些物恋的成分。他认为一切裸恋的例子的构成，有两个因素必不可少：一是内在的神经变态的因素，二是外在的因素，而这往往就是物恋的。因为足以打动裸恋者性兴趣的书物，决个会是对象的面部，而最普通的是对象的腿部；儿童与小学的女生容易成为裸恋者的对象，希氏以为原因也就在于此，童年的装束是往往把腿部露出来的。

裸恋者对于对方所能唤起的反应，大多不出三种：①女子受惊之余，就跑开了；②女子发怒而以恶声相向；③女子觉得惊喜，觉得有趣，因而微笑或忍俊不禁地笑得出声。三种之中，最后一种最能给予他满足。

还有一种比较难得碰见的性爱象征现象似乎也可与裸恋相提并论，就是向妇女的白色衣服上泼些墨水、酸类的化合物或其他浊的物，因而取得性的满足。冒尔、舒奥诺（Thoinot）、希尔虚弗尔德和其他作家都记载过这种例子。舒奥诺认为这是一种物恋。而白衣服上的污点便是恋物。这说法是不完全对的。依笔者看来，就大多数的例子而言，那白衣服本身原是一件恋物，不过经玷污以后，好像做上记号一般，更值得留神注目罢了。同时，玷污的行为和泼溅的时候在双方所唤起的强烈的情绪，从物恋者的立场看去，是等于交接的一番模拟；因此，与其说这种现象完全属于物恋，毋宁说是和裸恋更相接近。这现象又可以和另一种行为联系起来，就是履恋者不但感觉得鞋子可爱，往往觉得沾上了泥污的鞋子更加可爱，无疑是出乎同一心理。布雷东一面爱女人的整洁，一面又特别爱女子的足，因为他说：足是身上最不容易维持整洁的部分。以常情论，这两种爱是矛盾的，就方才讨论的性心理而论，两者却是相成而拆不开的。

对于主动的鞭打行为和前文所讨论的各种表现，即如秽亵的言词、溅污的举动等，加尼埃又特别起过一个名词，叫"施虐性的物恋现象"（sadi-fetishism），他的理由是：这种现象是施虐恋与物恋的混合现象，当事人一面对某种物品既表示病态的系恋，一方面对它又有一种冲动，多少要加以强暴的作践，结果就成为这种混合的现象。不过就我们所了解的象征现象的立场而言，笔者以为这名词是用不着的。在这些表现里，我们事实上找不到两种不同的心理状态，更谈不到两种的混合。我们眼前有的只是一些象征现象所共具的一个心理状态，不过此种状态的完整程度与复杂程度各有不同罢了。

把裸恋当做一个象征现象的过程看，中间又牵涉到一个问题，就是我们要知道裸恋者对于对方所表示的情绪上的反应，究竟能自觉地注意到什么程度。他想激发对方的情绪，而就大多数的例子说，并且希望这情绪对彼方自身也应该有几分快感，那似乎是可以无疑的。不过因为种种不同的理由，他自己的理解力与辨别力是受了抑制的，或很不活跃的。于是，他对于对方因他的举动而发生的印象，以及他的举动所引起的一般的结果，事实上无法加以准确的估计。再或不然，他的举动是完全受一种偏执的冲动的强烈的支配，那就不免情令智昏，更说不上估计的能力了。就许多例子而说，他的理解力与辨别力只够让他自己相信此番举动给对方是有快感的，在别人和对方尽可以觉得他这种估计失诸过于一厢情愿，在他却决不这样想。所以，他在裸恋的时候，观众往往是一群下级的婢女之辈，表面上尽管捧场，实际上也许全无快感的反应可言。

不过一个裸恋者的欲望往往也不只于教对象起一些隔靴搔痒似的快感而已。

他要的是一些强烈情绪的反应，至于反应者感觉到愉快与否，是无关宏旨的一点。所以，有的裸恋的男子，特别是身体瘦弱、形貌像女性，而精神上却有几分夸大倾向的分子，在裸恋的时候，不免费上很多的心思精力，为的是不鸣则已，一鸣惊人。他兴许特别选上一座礼拜堂来做他的用武之地。但人家在做礼拜的时候，他是不去的，因为他最怕群众集合的场所。大约总在晚钟初动时他才去，那时礼拜堂中只剩下少数的信女，三三两两地散布在堂上，跪着默祷。他特意挑上礼拜堂，目的倒决不在亵渎神明。这一点，就大多数的裸恋者而言，是毫无可疑的。不过他认为从他的举动与所希望的影响设想，礼拜堂的环境似乎是最合理想的。有一位常到礼拜堂的裸恋者自己承认说："为了交换一些印象，礼拜堂的环境真是恰到好处。""她们看见我之后，到底在想些什么呢？她们看见我之后，彼此之间又说些什么话呢？唉，我真想知道！"加尼埃所治疗的例子中，也有一个常到礼拜堂去的裸恋者。他对加氏所说的一番话最足以表示这种心理。他说："您问我为什么喜欢到礼拜堂去么？这我也很难回答。不过我知道只有在礼拜堂里我的举动才会产生最深长的意义。在那里的每一个妇女和平常不同。她是在极虔敬的态度之中，她的心是虚一以静的，因此，她一定会了解，我在这种场合下有这种举动决不是开玩笑，决不是一个俗子村夫不知廉耻的秽亵行为。她也一定知道，我到那里去，目的也决不在自寻快乐；我的目的要比自寻快乐严重得多！我要看那些小姐太太们，见了我的器官之后，脸上究竟发生一些什么变化。我指望着她们会表示一番极深刻的内心的愉悦。我更希望她们会情不自禁地对自己说："看到这里才知道造化是何等的庄严伟大呀！"在这里，我们也很清楚地看到一点生殖器官崇拜的痕迹。这种崇拜的情绪在古代是相当发达的，即在今天，我们有时也可以找到。霍尔和其他作家都说过：男女在青年期内，大都可有这种情绪的表示，不过在寻常生活环境下，是受抑制而不发扬的，最多不过是对自己发育完整的男女身心品性，有一种自豪的心理在神情上流露罢了。

因为有这种情绪的表示或流露，于是我们可以知道，就它最近乎正常的各式表现而论，裸恋的现象，是青年期内可有的事。伊斯特的研究中，发现150个例子中，多至57个，即占全数的三分之一以上，是不满25岁的。年岁逐渐增加，裸恋的例子就逐渐减少。而150个例子中，半数以上也是尚未结婚的。基于同样的理由，我们也可以了解为什么很大一部分裸恋者（伊氏的150例中有40例）可以叫作"梦幻家"（visionaries）。那就是说，这些例子都能用昼梦的方法来虚拟一些求爱的情境，这种求爱当然是反常的，不过其为求爱则一。但伊斯特也说，他们中也有不少的一部分人，其所用的求爱办法不免教人联想到院子里的家畜所用的方法和部分动物所用的"卖弄"与"做把势"一类的惯技。

由此，我们可以说，裸恋者的所以不恤人言而敢作公开的色相的呈露，是一种类似远祖遗传的或假远祖遗传的表示。我们不能说它是一个真正的远祖遗传的品性在文明生活里突然由潜藏而显露，不过，文明生活所造就的种种较高与较细的情绪，既因上文所已说过的各种原因，而至于沉抑不宣，陷于瘫痪不动，一个有裸恋倾向的人，在心理的水平上，就不免沦落下去，而与原始的人为伍，而既有这种心理的水平做基础，种种属于原始人的行为冲动也就可以孳生发育了。因此，如果一个人的遗传的神经病态不太深刻，只要有良好的环境，他的裸恋倾向往往可以无形消失，而正常的行为可以完全恢复。

由此可知裸恋者的行为也无非是把原始时代原有的一种性的表现更推进一步罢了；在其他的性歧变里，也大都有这种情形，这我们在上文已经看到。裸恋也正不是一个例外，所以如果此种行为能不走极端，能接受裁制，偶有流露，亦能有其时地与人事上的限制，则我们还不妨把它看作一种正常的表现，不必事后干涉。要知一个裸恋的人实际上往往只是一个太不修边幅的影恋的人罢了，影恋的人，我们在上文已经看到，原是与人无伴、与世无争的。不过我们也承认，在今日的社会状态下，裸恋的举动，无论它的根底如何深远，来历如何自然，是不能事过宽容的。至少在看他暴露而在精神上受他打击的女子，如果天真烂漫一些，难免不发生神经的与歇斯底里症一类的病态。到此，就不能说与人无忤了。与人有忤的行为，社会法律出面干涉，自然是极应当的。

不过法律对裸恋的人又应如何处置呢？伊斯特说过，今天的法庭有很大一部分总教附属的医事机关对他先有一度心理状态的调查与报告。这种调查与报告当然是一个进步，但我们对于性歧变的观点虽越来越开明，问题的困难却越来越增加。对于裸恋的例子，处罚太轻则等于无用；处罚太重，则失诸不平，并且一样的无效。除非当事人比较有身家，我们又不能把他送进精神病的机关，让专家精心治疗。我不妨在此引一段一位做法官的朋友寄给我的信，他是一个以干练著称的人，所说的话应当极有分量；他说："昨天在地方法庭（一年开庭四次）上我审到一件案子。当事人是一个工人，罪名是秽亵的光露，屡戒不悛。当时的判决是六个月苦工的徒刑。不过这样一个判决似乎有两重困难。第一，据笔者所知，这样一个人没有什么拘禁的地方可送，也没有地方可以给他一个治疗的机会。第二，即使送到寻常的监狱里去，监狱的医官一定要说，这人在心理上是不够正常的，因此，对他自己的行为不能负责，他做医官的也不便签字证明，我们暂时虽让他在监狱里住下，我们的权力实在达不到他。试想，他现在是一个38岁的年富力强的人，看他那样子是很可以活到68岁的，在短短的6个月以后，他还不是在外间自由流浪而依然可以继续他的犯罪行为么？这人入过伍，成绩很好。其他法官对这件案子同样地表示关心，笔者看见法官们的意向大都反对把这样一个人送进牢狱，我自然很高兴。但不监禁就得当场开释。幸而我们已经过了笞刑的法律时代，如在两三年前，根据刑法的条文，这人还是免不了一顿鞭子。"

另一个法官，他同时也是一个医生与精神治疗的专家，在给笔者的信上说："我在法庭上见过很多这种犯案的例子。他们的情形实在是十分悲惨的。有几个我设法当场开释了，但有的只好'依法'惩处。无疑的，大多数例子是需要精神治疗的，他们实际上是精神病的例子，而不是犯案的罪人。也有许多对他们自己的行为表示真挚的痛恶的态度，并且也曾努力设法控制自己。我们一般对于裸恋的见解是太陈旧了，但如果要加以改革，大量的社会教育工作是少不得的。"

谈到精神治疗，笔者倒要提议一个方法，且认为该方法含有几分效力，就是让有裸恋倾向的人加入近来日渐流行的日光浴运动。假如裸恋的人不过是一个比较极度的影恋或顾影自怜者，有如前文所说，则其所表示的冲动便不一定与社会相伴。在相当条件下，并且很可以受社会的认可。既然如此，则一旦参加日光浴运动以后，他的冲动就可以有一个合法表现的机会，也就等于取得一种新的自我制裁的能力。在日光浴的场合中，不论男女都是光身裸体的，教裸恋者加入其间，其他在场的可不以为怪，而在裸恋者则可以充分满足他的影恋的倾向。只要他不超越一定的限度，这种男女杂处的生活只会减轻他的病态而无变本加厉之患。在这种场合里，他也自然会明白，如果他不能自制而至越轨，则结果一定会是遭受大众的谴斥，而裸恋的权利将因此无法享受。易言之，他有不得不自我制裁的苦心与必要，一样一个冲动，到该境地就有了一个健全的社会化的出路，否则便不免越来越孤僻、越奇怪、越为人所不齿。

此外，我们对一个有裸恋倾向的人，如果他还没有受到过警察的注意，第一件应当加以劝导的是，让他无论如何不要单独出门。希尔虚弗尔德也承认这劝告是很重要的，因为，他说，裸恋者对自己的冲动也自知警戒，故对这样一个劝告是很乐意接受的。不幸而被捉将进去，则法官对于第一次过犯的最合理与最合人道的办法是把他放了，同时却警告他，释放他是有条件的，就是要他立刻去请医生检视。在许多较大的都市里，目前已有一种特殊的诊疗所；法官、警厅的医师以及社会工作者可以很容易地把当事人介绍前去；此种诊疗所所收的费也不大。

我们以为这种诊疗机关应当更多地有人利用。在第二次冒犯以后，一个裸恋者就该被拘留起来，至少以一月为限，但拘留的目的应当是在检查与治疗，而不在惩罚，而拘留的处所也决不是囚狱，而是近乎住家性质的疗养院。这种处置的方法是和沃瑞尔的意见相呼应的，沃氏认为裸恋者并没有什么危险性，并且（除了同时患低能的分子）只应短期的受疗养院的拘留，使专家有诊断与治疗的机会便足够了。

第八节　虐恋（施虐恋与受虐恋）

"虐恋"（algolagnia）是一个方便的名词，它是施沦克-诺津（schrenck -Notzing）所拟的，用以指另一类很重要的性歧变或象征现象，这就是性兴奋和痛楚联系后所发生的种种表现，单说虐恋，是不分主动与被动的。主动的虐恋，普通另外叫"施虐恋"，西方叫"沙德现象"（sadism）。从前法国有一个侯爵叫作沙德（Mar quis de Sade，1740—1814），在他的实际生活里，既稍稍表示过这种性的歧变，而在他的作品里，更充满着这种歧变的描述，"沙德现象"的名词就滥觞于此了。被动的虐恋叫作"受虐恋"，西方叫"马索克现象"（masochism）。十八世纪奥国有一个小说家叫萨歇尔·马索克（SacherMasoch，1836—1895），他自己是一个受虐恋者，而在他的作品里，他又屡屡讲述到这种性的歧变。施虐恋的定义，普通是这样的：凡是向所爱的对象喜欢加以精神上或身体上的虐待或痛楚的性情绪，都可以称之为施虐恋。受虐恋则反是：凡是喜欢接受所爱对象的虐待，而身体上自甘于被钳制、与精神上自甘于受屈辱的性的情绪，都可以叫受虐恋。虐恋的行为无论是施的或受的，也无论是真实的、模拟的、象征的以至于仅仅属于想象的。在发展成熟之后，也可以成为满足性冲动的一种方法，而充其极，也可以不用性交，而获取解欲的效用。

虐恋的名词用处很大，因为它不但能总括施虐恋与受虐恋的两种相反的倾向，同时它也能兼收并蓄不能归在这两种倾向以内的一部分现象。例如克拉夫特-埃平和冒尔都不肯承认使人鞭打是一种受虐恋的表示，他们认为这不过是要多取得一些身体上的刺激与兴奋罢了。这也许是，但对于许多例子，这种行为确乎是受虐恋的表现，而向人鞭笞确乎是施虐恋的表现。不管两氏究竟对不对，也不管受鞭笞的是自己还是对象，这其间都有性情绪与痛楚的联系，是无可置疑的；两氏所提出的现象纵不成其为受虐恋，至少总是虐恋的一种。所以说，虐恋一词用起来特别有它的方便。

从严格的定义的立场而言，这种施虐恋与受虐恋的合并的说法也有它的不方便处，但从心理学的立场看，这种归并以至于混合是合理的。据弗洛伊德的见解，受虐恋就是转向自身的施虐恋，而我们也以可照样他说，施虐恋就是转向别人的受虐恋，信如这种说法，则把两种倾向归纳在一个总名词下就特别见得有理由了。

从医学的观点看，这两种倾向固有其分别存在的理由，不过两者之间事实上并没有较清楚的界限。我们在一个纯粹的受虐恋者的身上虽不容易找到一些施虐恋的成分，但在施虐恋者的身上却往往可以找到一些受虐恋的成分。即就沙德侯爵自己而论，他也并不是一个纯粹的施虐恋者，在他的作品里我们清楚地发现不少受虐恋的成分。所以说，虐恋中主动与被动的成分是可以有很密切的联系的，说不定两种成分实在是一种，也未可知。有一个大体上是施虐恋的人，在他的心目中，鞭子是一件富有刺激性的恋物，他写道："我的反应是偏向于鞭笞行为的主动的一方面的，但对于被动的一方面，我也养成了少些的兴趣，但这种兴趣的所以能成立，是靠着在意识与潜意识之间的一番心理上的扭转功夫或移花接木的功夫。结果是鞭子虽由别人加在我的身上，我的潜意识的想象却以为是我自己操着鞭子在挞伐别人。"还有一点也是有注意的价值的，即一方面有的受虐恋者在一般的性情上虽见得很刚强，很壮健施虐恋者的人格在另一方面，却往往是很畏缩、懦弱而富有柔性的表现。例如拉卡萨涅研究过的里德尔（Riedel）一例。里德尔是一个施虐恋的青年，曾经杀死过另一个青年。他从四岁起，见到血或想到血就感到性的兴奋，并且在游戏的时候，喜欢模拟残杀的情景，他的体格上始终表现着幼稚的品性，很瘦小，胆怯，见了人很害羞（比如有人在旁，他就不敢便溺），富有宗教的热诚，痛恨猥亵和不道德的行为，面貌和表情像一个小孩，看上去很不讨厌。不过，这只是一方面，在另一方面对于流血的景象和足以造成该种景象的残杀的举动，却又十分爱好，成为一种无可约束的偏执的行为倾向（此人最后终于入疯人院）。这种倾向的付诸行事，对人固然有绝大的损害，对他却是一度最畅快的情绪宣泄。马利（A.Marie）研究过一个法国小伙子，情形也正相似。这人也是胆小很，容易脸红，见小孩都要低头，不敢正视，至于勾搭妇女或在有旁人的场合里溲溺，更谈不到了。这人后来也以疯人院为归宿。

施虐恋和受虐恋的界说，因为有各种困难，不容易确定，已略见前文。希尔虚弗尔德有鉴及此，特别提出了一个新概念与名词，叫作"转向现象"（metatropism）。所谓转向，指的是性态度的男女易位，并且是变本加厉的易位，即男子有变本加厉的女性态度，而女人有变本加厉的男性态度。男子有施虐恋，那是男子应有的性态度的变本加厉，女子而有受虐恋，那是女子应有的性态度的变本加厉。所以，同一施虐恋，或同一受虐恋，发生在男人身上的和发生在女人身上的，便完全不一样。男人的施虐恋和女人的受虐恋，由希氏看来，不过是正常的性冲动的过度发展而进入性爱狂（erotomanic）的境界罢了，但如果男子有受虐恋或女人有施虐恋，那就成为转向的歧变而和正常的状态完全相反了。不过希氏这个转向现象的概念并没有受一般性心理学者的公认。这样一个概念不但不能减少问题的困难，反而很笨拙地增加了问题的复杂性。因为它所根据的所谓正常的性冲动的看法，就不是大家所能接受的。希氏自己也承认，施虐恋的男子在一般性情上的表示往往是刚劲的反面，而受虐恋的男人所表现的往往是温柔的反面，把转向的概念适用到这种人身上，可以说是牵强已极。所以，笔者认为最方便的办法，还是采用虐恋的总名词，而承认它有相反而常常相联系的两种表现，一是施虐恋，一是受虐恋，初不问它们发生在男人身上抑或在女人身上。

痛苦与快乐普通总认为是截然两事，但我们的生活里，也常有以痛苦为快乐的经验。这一层对于我们目前的问题，也增加了很多的困难。不过在虐恋现象里，我们所认为有快感的，倒并不是苦痛的经验本身，而是这种经验所唤起的情绪。

有虐恋倾向的人，就大多数说，在性能上是比较薄弱的，他的情形和性能旺盛的人恰好相反。所以，一样需要刺激来激发性的活动，他的刺激一定要比寻常的来得强烈才有效力。强烈的知觉、强烈的情绪在常人看来是和性生活绝不相于而出乎意料之外的，例如忧虑、悲痛之类，在他却可以成为性刺激，明知这些刺激的本身是痛苦的，但凭借它们，他却可以取得性快感。居莱尔（Cullerre）在这方面曾经收集到不少的例子，男女都有，大多数都表示着神经衰竭的症候，其中大部分也是很守道德的人，他们全都经不起严重的忧虑事件或强烈的恐怖情景，有时并且是属于宗教性质的事件或情景。比如一度遇到，结果不是色情自动兴奋，便需手淫一次，以促成兴奋。居氏的例子原和虐恋无关，但我们看了这些例子，可以知道因痛苦而觅取快感是一个基本的事实，是可以有很远大的含义的。不过在有虐恋倾向的人，却自觉地或不自觉地把这些含义抓住了，利用了，来补充他的性能不足。

我们千万不要忘记，轻微一些的痛苦的经验（和有相连关系的惊骇、忧虑、憎恶、贱视等等情绪可以并论），无论在别人身上见到，或在自己身上觉到，对于许多人，尤其是神经脆弱的人，虽不足以激发真正的性感觉，至少是可以引起一些快感的。对痛苦的自然反应是一种情绪上的悲感（比如发生在本人），或同情的悲感（比如在别人身上发生）。痛苦若在自己身上，一个人自然觉得难过，倘若在别人身上，他也觉得难过，不过难过得轻一些，至于轻到什么程度，便要看他和这人感情关系的深浅了。但同时一些快感与满意的成分也是可以有的。罗马的诗人与作家卢克莱修（Lucretius）有过一段话（参见其诗文集中第二篇）最足以表示这一番心理：安安稳稳站在岸上的人，对于在水中挣扎而行将灭顶的人，是有一种特别的感觉的。卢氏说："从岸上目击一个不幸的水手在波涛中同死神搏斗，是有甜蜜的趣味的。这倒不是我们对别人幸灾乐祸，而是因为自己超脱于灾祸之外，不免觉得庆幸。"近代报纸在报摊前面总摆一张招贴，上面用大字写着本日要闻的题目，这些题目里最普通的形容词是"惊、奇、骇、怪"等字，大都含有痛苦的成分在内，但宣传的力量，不但不因此种成分而减少，反因而增加，可见正自有其引人入胜的力量在了。有一派的戏曲是专以恐怖的情景擅长的，而许多上流作家所写的传诵一时的小说里，喜欢把悲痛的场合弄成发噱，可怜的人物弄成可笑。由此可见少许可以说不关性现象的施虐恋与受虐恋（德国人也把它称做"幸灾乐祸"Schadtenfreude）的成分是在一般的人口中散布得相当广的。

依据上文的种种考虑，我们可以了解为什么施虐恋者的行为动机不一定是在虐待别人了。他所要求的，与其说是别人的痛楚，不如说是这种痛楚在自己前身上所激发的情绪。前文所已引证过的一个主动的虐恋的例子所说的另一番话很可证明这一点。这人智能相当高，很有读书人的气息，他的施虐恋也不算人厉害。他说："最引人入胜的，不是别的，是鞭打的动作本身。我绝对不愿意使人家受罪。她一定很感觉到痛，那是不错的，不过这无非是要表示我执鞭时富有强劲的力量罢了。只是让人家发生痛苦，在我是不感觉快乐的。实际上我很讨厌此种幸灾乐祸的行为。除了我这部分的性变态而外，我对于一切虐待别人的行为是深恶痛绝的。对于动物，我平生只开过一次杀戒，并且至今引以为憾。"

在讨论虐恋的时候，我们的注意很容易集中到痛苦上去，那是因为我们没有把一切牵连到的心理现象考虑充分。一个比喻也许可以帮我们的忙。我们不如假定一件乐器是有知觉的，而乐人在吹弹拨弄时是可以让乐器感到痛苦的。我们希望富有科学精神而喜欢分析的人终于会了解，音乐的快感就是以痛苦加于乐器的快感，而音乐对于情绪所产生的影响即从所加于乐器的痛苦中来。这比喻我想是合理的。乐人原不想教乐器感受痛苦，但为获取音乐的快感计，他不能不吹弹拨弄，并且很使劲地吹弹拨弄。施虐恋者的情形也正复如此。

在虐恋的范围以内，我们可以发现性变态的一部分最狂妄的表现。施虐恋的倾向，充其极，可以做出多种对于人性最悖谬的行为来；而受虐恋的倾向，充其极，可以教人性感受到种种最意想不到的屈辱。因为有这种种极端的表现，我们就更需记住施虐恋和受虐恋本来都是建筑在正常的人类冲动上面的。千里之谬的极端当然不是凭空而来，至于毫厘之失的轻微的虐恋，那还是严格的在生物变异范围以内，也不足为怪。

虐恋的基础里自有其一部分正常的心理事实，不过这事实也是多方面而相当复杂的。有两个成分我们应该特别注意。

①痛苦的经验，无论是加于人的或身受的，原是求爱过程的一个副产品，在人类以下的动物如此，在人类也还是如此。

②痛苦的经验，特别是对于先天或后天神经衰弱的人，好比一剂兴奋药，有一种提神的力量。无论是身受的痛苦或加诸人的痛苦，对于性的神经中枢都有很大的刺激的功效。我们明白这两点以后，虐恋现象的方式虽多，我们对它的大体上的机构，就比较易于了解，而我们对虐恋的心理学，也就有了一条线索了。一个人的性冲动所以要走上虐恋的路，暂且不问其方式如何，大多不出两个解释：（a）虐恋的倾向原是原始时代所有的求爱过程的一部分，到了后世此种倾向忽作一些回光反照的表现（有时这表现也许是有远祖

遗传的根据的）；（b）一个衰弱与缩瘘的人，想借此取得一些壮阳或媚药似的效用以求达到解欲的目的。

一位英国前辈作家与哲学家勃尔登（Robert Burton）很早就说过一句话："一切恋爱是一种奴隶的现象。"恋爱者就是他的爱人的仆役：他必须准备着应付各种困难，遭遇各种危险，完成各种难堪的任务，为的是要侍候她而博取她的欢心。在浪漫的诗歌里，我们到处可以找到这方面的证据。我们的历史越是追溯得远，一直到未开化的民族里，一直到原始的生活状态里，就大体说，这种爱人的颐指气使，恋爱者在求爱时的诸般屈辱和诸般磨难，就越见得分明。在人类以下的动物中，情形也正复相似，不过更进一步要看得粗犷，雄的动物要把雌的占有，事先必须用尽平生之力，往往于筋疲力尽之余，还是一个失败，眼看雌性被别的雄性占去，而自己只落得遍体鳞伤，一身血渍。总之，在求爱的过程里，创痛的身受与加创痛于人是一个连带以至于绝对少不得的要素。在女性与雌性方面，又何尝不如此？对异性的创痛表示同情，本身也就是一种创痛；至于在求爱之际，忍受到异性的报复性虐待，更是一种创痛。即使不然，在求爱之际，她始终能役使异性，对两雄因她而发生的剧烈竞争，她始终能作壁上观而踌躇满志，一旦她被胜者占有之后，还不是要受制于她的配偶而忍受她一部分份有应得的创痛？以后，从性功能进入生育功能的时候还要受制于她的子女，创痛的经验岂不是更要推进一步？有时，就在求爱阶段里，雌的也往往不免受到痛苦，有的鸟类到了这时候，雄的会进入一种狂躁的状态，雌鸟中比较更甘心于雌性的自更不免于吃亏：例如鹏类的雄的是一个很粗暴的求爱者，不过据说只要雌的表示顺从，他也未尝不转而作温柔与体贴的表示。又求爱或性交时，雄的会咬住雌性的颈项或其他部分（英语中叫作love-bite，可直译为情咬）。这是人和其他动物所共有一种施虐的表示。马、驴等等的动物，在交配时都有这种行为。

以痛苦加入未尝不是恋爱的一个表示，是古今很普遍的一个观念。希腊讽刺作家卢奇安（Lucian）在《妓女的对话》里让一个女人说："如果一个男人对他的情人没有拳足交加过，没有扯断过头发，抓破过衣服，此人就还没有真正经验到什么是恋爱。"西班牙著名小说家塞万提斯（Cervilntes）在他的《鉴戒小说集》的一种《林高奈特与戈尔达迪迪略》（*Rinconete and Cortadillo*）里也描写到这一层。法国精神病学者雅内（Janet）所治疗的一个女人说："我的丈夫不懂得怎样让我稍微受一点罪。"不能让女子受一点罪的男子是得不到她的爱的。反过来，英国戏曲家康格里夫（Cngreve）的作品《如此世道》（*Way of the World*）一书里，有一个女角叫密勒孟特的说："一个人的残忍就是一个人的威权。"

上文说虐恋的种种表现是正常的求爱表现的一个迹近远祖遗传的畸形发展，但事实上并不止此。这种表现，尤其是在体质瘦弱的人是一个力争上进的表示，想以此来补救性冲动的不足的。求爱过程中各种附带的情绪，比如愤怒与恐惧，本身原足以为性活动添加兴奋。因此，如果性冲动的力量不够，一个人未尝不可故意去激发这类情绪来挽回颓势。而最方便的一法是利用痛苦的感觉：如果这痛苦是加于人的，那表现就是施虐恋；如反施于自己，那就是受虐恋；如痛苦在第三者的身上，而本人不过从旁目睹，那就是介乎两者之间的一个状态，所侧重的或许是施虐恋一面，或许是受虐恋一面，那就得看从旁目睹的虐恋者的同情的趋向了。从这种观点看，施虐恋者和受虐恋者本是一丘之貉，他们同样利用痛苦的感觉，来从原始的情绪的库藏里，抽取它的积蓄；情绪好比水，库藏好比蓄水池，痛苦的感觉好比抽水机。

我们把虐恋所以为歧变的生物与心理基础弄清楚之后，我们就明白它和虐待行为的联系毕竟是偶然而不是必然的了。施虐恋者并不是根本想虐待他的对象，无论在事实上他是如何残暴，对象所受的痛苦是如何深刻，那是另一回事。施虐恋者所渴望的无非是要把他那摇摇欲坠的情绪培植起来。在许多例子中，而要达到这个目的，不能不借手于激发对象情绪的一法，而最容易的一条路是使她受罪。即在正常的恋爱场合里，男子对所爱的女人，往往不惜让她吃些痛苦，受些磨折，而同时一往情深，他又满心希望她可以甘心忍受甚至于也感到愉快。施虐恋者不过是比此更进一步罢了。有一个记载着的例子，他喜欢在对象身上扎针，而同时却要她始终陪着笑脸。这显而易见是他并不想让她挨痛，要是可能的话，他实在也很愿意教她得到一些快感。固然，就事实而论，只要她表面上装着笑脸或有其他强为欢笑的表示，他也就不问了。即在最极端的例子里，即施虐到一个杀人的程度，施虐恋的本心也决不在杀伤而在见血。因为血的刺激而获取更高度的情绪的兴奋，而血的刺激力特别大，也几乎是古今所普遍公认的；勒普曼（Leppmann）有过一个很精细的观察，他说，在施虐恋的刑事案子里，比较普通的创伤，总发现流大量血液，例如颈部或腹部。

同样的，受虐恋的本心也不在挨痛或受罪。按克拉夫特－埃平和冒尔等作家的看法，程度轻些的被动的虐恋，原不过是正常性态一个比较高度的发展，而可以另外叫作"胜的屈服"（sexual subjection，德文叫Hoerigheit）。所以，严重的痛楚，无论在身体方面或精神方面是不一定有的。在这种人所默然忍受的无非是对方一些强力压制和任情拨弄罢了。在性的屈服与受虐恋之间是没有清楚的界线的。受虐恋者与性的屈服者一样，在接受对方种种作践的时候，同样感觉到愉快。而在受虐恋者，甚至是极度的愉快。所不同的是在性的屈服者，正常的性交的冲动始终存在，而在受虐恋者则受罪与挨痛的经验会变做性交的代用品。充其极可以根本无需性交。被虐恋者所身受的作践，是种类极多的，其中性质也不一样。有的是很实在的，有的是模拟的，例如：全身被捆绑、手脚加镣铐、体躯遭践踏、因脖子被勒或被缢而至于局部的窒息、种种常人和对方所视为极不屑的贱役、极下流的臭骂等等。在受虐恋者看来，这些都可以成为性交的代用品，其价值与性交完全相等，而虐待的看法，以至于痛苦的看法，是谈不至的。我们明白这一层，就可以知道，若干心理学家（甚至于弗洛伊德）在这方面所殚精竭虑创制的许多理论是完全用不着的。

受虐的种种表现，因本身性质所限，是显然没有很大的社会意义，而对社会生活不会发生很大的危害。由于其危险性小，因而受虐恋的历史虽极悠久。虽在文化史里随时可以发现，而把它当作一种确切的性变态，却是很晚近的事。克拉夫特-埃平在他的《性的精神病态学》里，最初把它的特点如实地叙述出来，从那时起，它的歧变的地位才算完全确定。施虐恋便不然了。在生物学与心理学上，它和受虐恋虽有极密切的联系，在社会学和法医学上，它的意义却很不一样。施虐恋的各种程度亦大有不齐，其中最轻微的，即如前文所提的"情咬"之类，当然是无关宏旨，但程度最严重的某些方式往往可以造成极危险的反社会惨剧。轻者可以伤人，重者可以杀人，例如前文已经提到过的"剖腹者杰克"（Jack the Ripper）便是最骇人听闻的一件淫杀刑事案了。这一类造成刑事案的施虐恋的例子并不算太少，虽不全到杀人的地步，但伤人则时有所闻（对这一类的例子，拉卡萨涅有过一番特别的研究）。还有一类例子则牵涉到学校老师、家庭妇女和其他对儿童、婢女可以作威作福的人，这些人种种惨无人道的虐待行为也大都出于施虐恋的动机。

施虐恋和受虐恋是男女都可以表现的歧变。受虐恋则男子表现得独多。这是有原因的：一则也许因为相当程度的所谓性的屈服或受虐恋的初步表现，可以说是女性的正常的一部分，不能算作歧变；再者（冒尔曾经指出过）在女子方面根本无此需要，因为女人的性活动本来是比较被动的与顺受的，受虐恋一类所以加强性能的刺激或代用品就没有多大用处了。

前面已经说过，施虐恋与受虐恋只是虐恋的一部分，并不足以总括虐恋的所有各种表现。从大处看，虐恋是性爱的象征现象的一大支派，凡属和痛苦、愤怒、恐怖、忧虑、惊怕、束缚、委屈、羞辱等相关的心理状态发生联系的性的快感，无论是主动的或被动的，真实的或模拟的，乃至想象的，都可以归纳在这支派之下，因为这种种心理状态全都要向前面所说的原始的情绪的大蓄水池掘取，以补充性冲动的捐注。鞭打的行为就是一例。此种行为，无论是身受的或加诸人的，目击的或想象的，在先天有变态倾向的人，可以从极幼小的年龄起，就成为性活动的一种兴奋剂。在大多数例子中，这种行为牵动到身心两方面的许多品性，因而另成一派关系很重要和范围很广泛的虐恋现象。还有一些例子，只要目击一种可以惊心动魄的景象或事件，例如一次地动，一场斗牛，甚至于一个至亲好友的丧葬，便会发生性爱的反应，而这种反应显而易见是和施虐恋或受虐恋的倾向很不相干的。

因而从大处着眼，虐恋的领域实在是很广的。而在这领域和他种歧变的领域接界的地方，还有一些似虐恋而非虐恋的现象，比如有一部分应当认为是物恋的例证也多少会有虐恋的意味。加尼埃想把这些例子另外归纳成一派，而称之为"施虐性的物恋现象"。不过他所举的一个例子并不能坐实他的主张，因为那是比较很清楚的一个足恋的例子。亚伯拉罕（Abraham）一面承认前面所已讨论过的虐恋者的性能的衰退，但又以为这种衰退并不是原发的现象，而是一个强烈的性能受了抑制或变成瘫痪的结果。他也引到弗洛伊德的一个提议，认为臭恋和粪恋有时也是产生脚恋的一些因素，不过嗅觉的快感，终因审美的关系，后来退居背景，而余下的只是视觉的快感了。亚氏这种看法也似乎认为在臭恋与粪恋以及脚恋的发展里，多少也有些虐恋的成分。

还有一种不常见的虐恋与物恋的混合现象叫作紧身褡的物恋（corset-fetishism）。在这现象里，紧身褡是一种恋物，不过它所以成为恋物的缘故，是因为它可以供给压力和束缚的感觉。亚伯拉罕十分详细地分析过一个复杂的例子：他是一个二十二岁的大学男生，他的性歧变的表现是多方面的，其间有脚恋、紧身褡恋、对一切束缚与压迫的力量的爱好，又有臭恋即对于体臭的爱好，而臭恋一端亚氏认为是原发的表现，是从他与他母亲的关系里看出来的。他又表现着肠道和尿道恋。像前文在脚恋的讨论里所引到的女子一样，在幼年时，他就喜欢屈膝而坐，教脚跟紧紧扣在肠道的口上。另外，他又有哀鸿现象（eonism）即男身女扮或女身男扮的现象（详见下文第五章第三节）的倾向，他希望做一个女子，为的是可以穿紧身裙和不舒服而硬得发亮的高跟鞋子。从春机萌发的年龄起，他开始用他母亲已经用旧的紧身裙，把腰身紧紧地束捆起来。他这种种物恋的发展似乎是很自然的，亚氏找不到有什么突然发生的外在的事件来解释它们。

尸恋或对异性尸体的性爱，是往往归纳在施虐恋以内的另种一现象。尸恋的例子，严格地说，是既不施虐而亦不受虐的，实际上和施虐恋与受虐恋都不相干。

不过，尸恋者的性兴奋既需仰仗与尸体发生接触后所引起的一番惊惧的情绪作用，我们倒不妨把这种例子概括在广义的虐恋之下，有时因情形小有不同，似乎更应当归并到物恋现象之内。不过我们如果就医学方面加以检查，可以发现这种例子大都患着高度的精神病态，或者是很低能的。他们的智力常常很薄弱，感觉很迟钝，并且往往是嗅觉有缺陷的。埃普拉（Epaulard）所记载的"穆伊城的吸血鬼"（vampire du Muy）便是富有代表性的一个例子。这些病态或低能的男子原是平常女子所不屑于接受的，所以他们不得不乞灵于死尸，实际上无异是一种手淫，至少也可以和兽交等量齐观。有时候，尸恋者对尸体不但有交配的行为，且从而加以割裂肢解，例如流传已久的贝特朗（Sergeant Bertrand）军曹的一例。这种比较稀罕的现象有人也叫作施虐的尸恋（necro-sadism）。严格地说，这其间当然也没有真正的施虐恋的成分；贝特朗最初常做虐待女人的白日梦，后来在想象里总把女人当做行尸走肉。在此种情绪生活的发展里，施虐恋的成分也就附带出现，而其动机始终是不在伤残他的对象，而在自己身上唤起强烈的情绪。任何割裂肢解的行为也无非是想增加情绪的兴奋而已。这种例子不用说是极度变态的。

第九节 性的衰老

　　女人到绝经的年龄，在性欲方面往往有一个显著的突爆倾向，好比垂绝的火烬迸出一些余热一般，有时很容易成为一种病态的现象。

　　在男人方面也有这种倾向。老景将来未来的时候，性的冲动也可以突然变得很急迫。这可以说是一种本能的反应，而其表现，不论在方式上正常与否，也容易越出情理的范围以外。而这种倾向最初不限于在青年时期在性爱方面特别活动的人。即使青年时期，因严格的宗教与道德的训练而守身如玉的人，到了这个年龄，也会突然变化，好像是潜意识里觉得以前吃了亏，到此日将就暮，不得不力图补救似的。因为有这种变化的情形，这种人的表现有时比第一种人更要见得显著。许多女人的经验告诉我们，她们在早年所遭遇到的性的侵犯——最无忌惮而也往往是最成功的侵犯——并不是从年龄相仿的青年男子方面来，因为这种年龄的男子对于女人的态度总是比较客气，甚至于比较恭敬。这种冒天下之大不韪的行动是比较不可能的，而是从老成持重的已婚男子方面来，准以这种男子平时的操守与身份地位，这种不虞的侵犯更是很不可能的，然而居然发生了。

前文所说女人早年的体验往往是很早，甚至还在童年的时候。据勒普曼很久以前就有过的一个判断：在性心理现象的范围内，除了性的衰老一层而外，更没有其他的先天的变态，可以让一个男子有这种专以女童作对象的性侵犯行为。在很特殊的情形下，一种久经抑制的潜意识的冲动可以使一个男子对未成熟的女孩打主意，但这是极难得的。大多在衰老的年龄到达以前，有这种侵犯行动的人，最大多数是一些低能的分子。

我们一面承认上了年纪的男子有这种性欲突然发作的倾向，同时我们还应承认与年龄俱来的另一种变迁，就是在性情上变得相当自私和同情心转趋薄弱；这也未始不是促成性欲方面不能自制的一个辅助的原因。这种性情上的转变，从其他方面看，也未尝没有它的好处，因为风烛之年，经不起强烈的情绪作用，借此在生活上得些收敛，自有一种自卫的功用存于其中。但它的危险性也不少，如果在性欲方面发现，那就不免助纣为虐，以至酿成恶劣的结果。

同样是性欲的爆发，如果它的对象是尚未成年的女性，以至于尚在童年的女孩，无论在行动上猥亵到什么程度，此种危险性之大，更是不言而喻。老年的人对年轻的人，平时原有一种感情上的爱好，这种爱好也多少有些性的色彩，但这是不能说不正常的。反过来，年轻人对异性的成年人也可以有这种表示，也是不足为怪的。但在老年的男子对青年的女人，这种表示却可以走上反常的路；而因为性能日趋衰弱的关系，他只需有些表面上的性接触，也往往可以满足。他的年纪越大，他就越容易满足，而在寻求满足的时候，他越是不加顾忌，不知廉耻。

因此，依照勃罗亚德尔（Brouardel）多年前已有过的观察，作此种侵犯行为的年龄越递加，被侵犯的人的年龄便越递减，而递加递减的倾向是很整齐的。当然，不是所有老年人都有这种行为，只要身体相当健康，神志相当完整，这种行为的冲动，即使发生，也是很容易克制的；即或在行为上稍作爱好的表示，而这种表示又多少带一些性的意味，也不能算作一种病态的现象。但如身体神志都不很健全，在生理方面既发生种种内在的刺激，例如前列腺的扩大，在心理方面义因神经中枢的衰弱而精神上控制的力量趋于薄弱，则藩篱尽撤，一种荡检逾闲而损人不利己的危险行为便在所难免了。有的老人，在理智方面虽还没有解体，而在情绪与行为方面日趋堕落，渐呈所谓老年癫狂（senile dementia）的症候，就是这种情形了。

以前有的专家（如克拉夫特·挨平和勒普曼）以为神志健全的老年人对女童也可以有性的侵犯行为。那得另外寻求解释，就是这种人对正常的性生活已因满足而感觉到厌倦，不得不别寻新鲜的途径。不过这种观察恐怕是不准确的。希尔虚弗尔德的性心理学的阅历不能说不广，他却说就他所遇到的此种犯好的人而论，实在没有一个是神志健全的。无论如何，我们如果碰到这种例子，我们总得先有一番细密的精神病学的诊察，然后再下断语。

第十节　社会对性歧变的态度

　　法国作家古尔蒙在他的《恋爱的物理》（*Physique del Amour*）里说过一句名言："恋爱病理学是一个地狱，这个地狱的大门是永远打开不得的。"这样一句危言耸听的话是只有让古尔蒙一类的恋爱的哲学家说的。不过他毕竟是一个哲学家，在他的本行里无论他如何值得我们钦佩，但说起科学的训练，他是没有的。因此，他这句话居然有妇产科专家范·德·弗尔德一类的人加以赞许，是很诧异的。亚里士多德说过，行文措辞，能善用隐喻是一件难能可贵的事，但地狱之门在这里是一个错误的隐喻。应知我们目前所处的并不是一个表演剧本的场合，专演但丁所作《神圣的喜剧》一类的作品，而是生物科学的领域。在这个领域里所谓的生理状态是不断地在转入病理状态，生理与病理之间，找不到一丝接缝的痕迹。接缝既没有，试问那里还有什么门，探问地狱之门又从何开启。病理的成分在生理中原就可以找到，而病理的作用也始终遵守着生理的法则，根本无法划分。每一个常态的人，就性生活方面而论。如果我们观察得非常仔细的话，总有一些变态的成分，而所谓变态的人也并不是完全和常态的人不同，而是在常态的人所有的某一方面或某几方面发生了不规则或畸形的变化罢了。所谓常态与变态，把一切例子综合起来看，无非是各种程度不同的变异，可以在一根曲线上排列出来。一个在热恋中的女人，可以对男人说："我想把你吃了。"这样一个女人和前文所已一再提到过"剖腹者杰克"未尝不是一条链子上的两个链环，中间所隔的链环尽管多，其为在同一链子之上。在我们自己中间，无论如何正常，谁都包纳着一些残忍酷虐的种子，并且不只是种子而已，而是多少已经发了芽或长了叶子的。

所以，一种性的活动使得我们憎厌，倒并不是因为它反常，因为它变态，从前流行的看法是不正就是邪，邪就是可恶。以前的人对所谓"自然的"概念是很狭窄的，而又认为凡是"不自然的"行为都应当大骂，甚至于应当责罚，应当重重地责罚，因为它即使在社会面前不是一种罪，而在神道面前一定是一种孽。

如今观念不同了。由于知识的进步，我们一面既把"自然的"范围推广了很多，一面又承认造物生材，各种程度的变异的存在几乎是没有止境的。所以，我们觉得有作进一步辨别的必要。我们要提出的问题不再是这种行动是不是反常而是这种行动是不是有害。人与人的性关系，方式尽管多，尽管繁变，社会大可以不过问，社会要问而要加以断定的是：哪些方式是有害的。这问题是很有几分重要的，因为很多经验丰富的医生相信，近年以来有不少方式，有许多种目前还有人所谓的"邪孽"是比以前更见流行了。流行既更广，它们有害无害的一层自更有确定的必要。何以有的方式，有的歧变现象，更见得流行了呢？这其间原因是很多的。妓女制度的范围缩小了。因为卫生的关系，嫖妓的风气也日见减少；嫖妓之风当然不是徒然减杀，而是有它的替代的，这替代是一般男女关系的比较自由与比较放恣；但放恣之中又不能全无忌惮，或因人言的可畏，或因怀孕的顾虑，有的女人可以容许男子任何方式的性的接触，而独独不许性交。这些，至少是原因的一部分了。

此外，文明进步之后，生活方式的更趋于繁变曲折与更趋于纤密细致，也未必不是原因的一部分。一般的生活如此，性生活自亦不能例外。因此，有许多觅取快感的方式，在原始社会认为是龌龊的，可作三日呕的，到此便流行起来了。

这许多方式，在文明社会里，纵然平时或在别人身上，也觉得不雅驯的，到了自己发生热恋的时候，也就无所忌讳了。我们同时又得承认，很多的人口之中，总有一部分人，因先天后天的关系，在性感觉方面，有比较根深蒂固的歧变的倾向，例如前面所已分别讨论的受虐恋或物恋，或下文将要讨论的同性恋之类，这些人的性欲的满足是有特别的条件的，就是性刺激的到达他们身上，一定得经过一些不太正常的途径。不过就在这里，即不学的人所称的"邪孽"里，只要它们不走极端，也还有它们的正常的成分。沃尔巴斯特说得很对："在常态的人的品性里，我们也往往可以找到这种成分。"在常态的人中既有它们的地位，也就不能算不正常了。弗洛伊德说得更进一步，并且也许说得很正确，就是："在任何健康的人的生活里，这种'邪孽'的性倾向总有时候要表现一两次。"

因此我们如今正慢慢达到的结论是这样的：性冲动的不正常满足，无论出奇到什么程度，也无论表面上可以教人憎厌到什么程度，除非是那些在医学上或法律上可以引起问题的例子，是无需乎责备或干涉的。第一类在医学上可以发生问题的例子是要干涉的。因为这种人的不正常的活动会侵蚀到本人的健康，所以，非经药物或精神的治疗不可。第二类的例子可以伤害到对方或第三者的健康或权益，因此法律就有干涉之权。这种侵害别人身体和权益的方式是可以很多的，各国各地方的法律对此种侵害行为的反应也各异其趣。至于法律究应如何反应，各种人士的观点自然也很不一致。不过对若干种的侵犯行为之所以为侵犯行为，与这种侵犯行为的应当惩处，各方面的见解倒也不大分歧。对未成年人的引诱成好，对已婚男女的奸淫，因性交而传染性病给别人，因获取一己的性的满足而虐使他人（不论此种虐待是有意的或无意的）等等，都是这一类应受干涉的侵害行为。

另有一种性的歧变有时也可以成为侵害行为，但对于它，各方面的意见还极不一致。而各国的法律习惯也莫衷一是，那就是同性恋，关于这个问题下章别有详细的讨论。

同性恋是古往今来始终存在的一个现象。它和许多别的现象一样，也是自然的与无可避免的变异范围以内的一个所谓间性（详见下章）的状态（intersexual condition）。离开这所谓间性的状态一点不说，同时，同性恋的人在早年的时候，性的兴趣也往往比较淡薄，这一点也抛开不说，在有的国家和文化里，同性恋可以成为一种很流行的风尚，甚至于成为一种性生活的理想。但在其他一些国家和文化里，它是受舆论及法律的干涉的。尽管无论舆论如何严厉，法律如何冷酷，同性恋依然存在，无法根除。在欧洲基督教流行的最早的几个世纪里，东罗马的君士坦丁大帝皈依基督教而使它成为国教以后，同性恋是一度受过国家极严厉的干涉的。当时多少是政教合一的，政府曾三令五申禁止，但终于无效。及至大革命前夕的法国，因犯鸡奸或男色而被烧的人，时常还有。大革命以后，自《拿破仑法典》的颁行，一切比较单纯的同性恋行为，只要双方都是成年人，双方全表示同意而完全是私人的行动，不影响到国家的观瞻，是不构成罪名的。但若有些公开的性质，且行为的一方又属一个在法律上未成年的人判刑罚还是很重的。凡是《拿破仑法典》影响所及的国家，现在都通行这种比较开明的法律习惯。但其他国家就不如此，特别是英美两国。在这些国家里，旧时那种不放松的态度还存在，而原有的严刑峻法也似乎很难修正。目前所已做到的不过是使这种刑法不完全实施出来罢了。

社会对于这一类问题的态度越变越开明以后，我们还可以看见一些更多的成效。态度的开明化既属固然有理，这种成效也自势所必至。有些简单的事实我们早晚总会承认。性的活动和性的态度只要不公开地取罪于人，终究是一二当事人的私事，而其是非利害，应由私人自裁，与公众并不发生关系，此其一。这种活动和态度，虽与后天的教养有关，终究大半是先天气质的结果，根底极深，无由卒拔，此其二。因此，一个医生或性心理学专家遇到一个似乎有先天根据的性歧变的例子的时候，他总有一个疑难的问题要向自己提出来。他想用些治疗的功夫把病人弄成一个常态的人么？我们说弄成常态，而不说恢复常态，因为就病人而言，病态就是他的常态，而常人之所谓常态，即使能弄成的话，对他是横逆的，不自然的，即对他反而成为一种"邪孽"。这岂不是心劳日拙么？岂不是非徒无益，而又害么？所以笔者很赞成沃尔巴斯特的一句话："倘若一种性歧变的行为对某一个人的性态，能一贯予以满足，而在给予满足之际，对当事人的身心两方并不引起什么损害，那种歧变对于那个人，名为歧变，事实上却一定得认为是正常的。如果我们从事性心理研究的学者能根据这样一个说法行事，大概虽不中也不远了。"沃氏这说法是很对的。不过我们得补充一句，即那个人的那种歧变必须同时对别人的身心健康也不发生危害才行。否则，无论对本人如何"正常"，如何有利，社会还是有权干涉。我们固然不赞成用强制禁绝的干涉方法，因为那是根本不生效力的，但我们应该在医学方面，甚至外科手术方面，开一些方便之门，教凡属自身感到此种先天或后天的歧变是一副极重的担子而实在有些承当不起的人，得以休息，得以逃避。总之，我们干涉的目的，是求公允两个字，"公"对社会而言，是法律的责成，"允"对当事人而言，是同情心的表现。

我们在整个性问题上需要更大的宽容态度，不仅为离开了正常的典型人物着想，也未始不是为全部的社会组织与道德制度图一部分长治久安之计。要知道把形形色色的性歧变当做不道德的行为看，当做罪孽看，不但是白费的，不但是要失败的，并且正因为徒劳无功，而越让大家对道德制裁的力量失去信仰，越发让种种歧变多得一些暗中滋长的机会。因为我们知道，这一类的问题越是受严厉的干涉，发展得便越快；名为禁止，实同鼓励。在禁酒的问题上，这一点已是大家公认明白的。专门研究希腊民族性表现的德人利希特指给我们看，在希腊人中，性的"邪孽"是极少的。同性恋虽发达，但希腊人不但不把它当做一种"邪孽"，并且承认它是一种正常的事物，可以做婚姻制度的陪衬而补其不足。利氏认为少的缘故就是希腊人根本把性的问题看作道德范围以外的东西，如牵涉到儿童，或有残虐的行为，自然又当别论。道德所过问的只是一切不公平的行为、危害国家的各种罪名以及一般的犯罪活动。凡属正常的性关系能自由发展的地方，各种歧变及变异是很难矫饰滋长的，即使发生，也是自生自灭，不受人注意的。

沃尔巴斯特也正确指出："近年来美国社会里种种性邪孽的发展与散布大部分是道德机关努力所培植和教唆而成的。这种培植与教唆，不用说是无意的。这好像是一种诡辩的议论，但事实确是如此。"

我们不希望也不愿意恢复希腊时代的道德观念，但希腊人"身心两俱健美"的理想，我们轻易也不敢仰攀。不过不得已而求其次，至少下面要说的一些信念是不容摧毁的。我们要把许多虚伪的见解清扫一下，要把我们自己从许多舆论或法律的生吞活剥的教条中解放出来。在近古以来的西方，全部性生活的历史所以如此支离灭裂、恶浊混乱，为之厉阶的便是这些见解与教条。它们一日存在，性生活便一日没有澄清的希望。我们能做到这一步，也就可以把我们精神生活的空气更换成更新鲜的，把我们道德的习俗，补充为更巩固的。旧的种种见解与教条是一个软弱病的源泉，此种源泉涸竭以后，新的健康的力自然会应运而生。

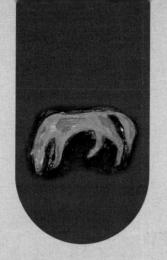

第五章

同性恋

Psychology of Sex

第一节　性的逆转

倘若一个人性冲动的对象是一个同性而不是异性的人，则这另成一种性歧变的现象，有人叫作性的逆转（sexual inversion）或"反性感"（contrary sexual feeling）及"优浪现象"（uranism），比较普通的名词是"同性恋"（homosexuality），所以区别于常态的异性恋（heterosex11ality）。在这许多名词里，同性恋无疑是最能够概括这方面一切现象的，而性的逆转一名词则最适用于所有表面上有些先天倾向而根底比较深固的各式同性恋。在任何性的歧变之中，同性恋是界限最分明的。同样是性冲动的表现，同样是用情，而情的寄托则根本而且很完整地从一个常态的对象转移到另一种对象身上，如就常情而论，这对象是脱出了性欲的范围以外的。我们一再说"同样"两个字，因为除了对象的转变为同性而外，其余一切用情的方法、过程、满足等等，可以说完全和异性恋没有二致。同性恋是一种很反常的歧变，但它所能给予一个人的满足，似乎比任何其他歧变为大。同性恋或性的逆转之所以重要，也许这是一个主因了。这种重要性又可以从三方面看出来：①它的散布极广，古来今往，不论在任何文明的阶段里，都有它的重要地位；②在今日的文明社会里，它是一种屡见不鲜的现象；③许多名人都有过同性恋的表现。

同性恋的根本而也可以说是"自然"的基础，是在人类以下的动物里便找得到的。同性恋原是动物界的一个相当流行的现象。至少在其他哺乳类动物里是很普通的，特别是在和人类在血缘上最为接近的灵长类动物里。汉密尔顿医生研究过猕猴和狒狒的性发展，说"未成熟的雄猴通常总要经过一个时期，在这个时期里它在行为上所表现的性兴趣，几乎完全是同性恋的，而一到性的发育成熟，这时期便突然终止，而性的兴趣与活动就变为异性恋的了"。朱克曼很近地密切观察过狒狒和黑猩猩的同性恋行为。有时发现在雌的一方，这种行为比雄的更显著。

他甚至觉得在猿类中，同性恋和异性恋的行为根本上仿佛是一回事，找不到显然的区别。

在许多未开化与半开化的民族里，同性恋也是一个很显明的现象。有时它在风俗里并且很有地位，而同性恋的人往往得到别人的尊敬。在西洋近代文明所由建立的几个古代文明里，情形也复如此。亚述人中间是有这个现象的，而埃及人在差不多四千年以前也把男色鸡奸行为看作相当神圣，且认为何露斯（Horus）和塞特

（Set）两尊神便有过这种行为。同性恋不但与宗教发生关系，并且和武德也有牵连。古代非洲北部的迦太基人、希腊人的一部分祖先杜仑人（Dorian）、古代黑海以北的斯基泰人（seythian）以及后来北欧的诺曼人，都曾经从这些立场对同性恋下过一些特别培植的功夫。最后，在古希腊人中，同性恋的受人尊崇就到了一个登峰造极的地步。他们认为它不但和武德有关，同时和理智的、审美的、甚至于道德的各种品性也有联系，并且更有不少人认为它比正常的异性恋还要来得尊贵。基督教传入欧洲以后，同性恋还是保持着它的地位，但是它的声誉却跌落千丈了。自此以后，公众再也不理会它是一个心理上的异态的现象。它的目的无非是要把恋爱与尊崇的情绪施诸于同性的人身上，而这种情绪下一定要以犯奸的行为做归宿，也就不会有所措意。到了东罗马皇帝查士丁尼（Justinian）以后，它算是又被人承认了，但仅仅被认为是一种"所多玛现象"或鸡奸。易言之，就是一种丑不可耐的淫恶，甚至是一种犯罪行为，值得国法和宗教法律极严厉的处分，即受烧焚的极刑也不为过。

在中古时代，性的逆转也是很发达的，在部队的营房里固然不必说，就是在修道的寺院里，也许同样流行。要不然，天主教忏悔的科条（penitential）也不会屡屡提到它了。不过，这现象的发达到一个境界以至于受人注目，则是在文艺复兴的时代。但丁的老师拉蒂尼（Latini），是逆转的，而但丁在他的作品里也提到在当时有学问和有名望的人中，这种歧变是时常遇到的。法国的人文主义者米雷（Muret）因为有这种歧变，一生之中，几乎始终濒临死亡的绝境。文艺复兴时代最伟大的雕塑家米开朗琪罗（Michaelangelo）也怀着一番同性恋的理想与热情，不过我们无理由推断他对所爱慕的男子发生过肉体上的关系；英国文艺复兴时代的主要诗人之一马洛（Marlowe），也显然有同样的情绪。我们也有理由可以相信近代科学方法的祖师培根（Franicis Bacon）也未尝不是这样个人。

凡是逆转的人不大肯请教医生，确实是个事实。就凡例而言，他是很安于自己的境遇的，他有他的故我，并不愿意把它改变。因此没有问卜寻医的必要。他的智力也相当高，大部不在一般水平之下，甚至于在一般水平之上。因此，他总有办法可以把他的特点掩饰过去，不致招惹是非，更不至于引起法律的麻烦。也因为这种种原因，除了少数人知道到那里去发现或怎样去发现逆转的例子而外，逆转现象究属流行到什么程度，一般人是不知道的。在德国，希尔虚弗尔德在这问题上的了解是谁也比不上的。据他综合许多方面的估计（即许多不同作家就人口中许多不同阶级所作的估计）而得的结果而言，逆转的人以及同性恋和异性恋两可的人，要占到全人口的1%到5%。在英国，笔者个人单独观察，虽远不及希氏那般深广，发现在有知识的中等阶级里，普遍的程度也正相似。在中下各阶级里，同性恋的例子虽然较少，但也并不罕见，此种例子虽未必都有先天的根据，但遇有同性恋的事件发生，他们几乎完全没有什么憎恶或惊诧的表示。中下阶级里许多逆转的例子也时常谈到这一点。也可见不希罕地说是一个事实了。在女人中，同性恋的存在比较不容易刺探出来，但事实上其流行的程度似乎并不比男子中为小。这是和前文所已讨论过的各种歧变很不相同的一点，那几种歧变，在男女的分布上，我们多少可以找到一些区别，但同性恋是分布得很平均的。极端的同性恋的例子也许在男人中比较多些，但不甚显著而根底较浅的例子则似乎以女人为多。在有的职业里，逆转的例子也比较多。在科学家与医生中，逆转的例子并不见得特别多。但在文学家与艺术家中，特别是在艺人中，这种例子是屡见不鲜的。在理发业与男女特殊行业里，情形也是如此。反过来，很大一部分有知识的逆转人都表现出各种艺术的兴趣，特别是音乐的爱好。就笔者个人观察所及，这种人可以占到全数的68%。

美国的知识阶级与自由职业阶级也有同样的情形，并且表现得比上文所说的还要清楚。佩克（M.w.Peck），在波士顿的60个大学教师里，发现7个是很真正的同性恋者，其中有6个人而且承认在成年以后和别人有过行为上的表示以至于身体上的接触；这60个教师并不限于一二个院系，而是所有院系都有分。7人之外，又有些人显然也有同性恋的情绪，但本人并不自觉。佩氏认为就大学老师阶级而言，10%是同性恋的，先不问有无行为上的表示与身体上的接触。据汉密尔顿医师的调查，100个已婚女人中，只有44个不承认在青年时期有过同性恋性质的游戏生活，至少是记忆不起有过这种经验。但同时却有46个男人和23个女人承认有过同性的情好关系，并且要好到一个彼此对性器官以刺激相加的程度。戴维斯女医生也发现31.7％的女人承认对别的女人有过热烈的情绪；而27.5％的未婚女人承认在童年有过同性恋的游戏，但其中48.2％也承认一到成年，这种游戏就停止了。

同性恋的普遍和严重还有一个事实的证明，就是"象姑"业或"相公"业的发达。这在德国首都柏林有人做过特别的研究。在柏林，警察对象姑业的态度和对娼妓业的态度是同样的容忍，因为他们承认只有采取容忍的态度，才可以管理它们和限制它们，使它们不至于妨害城市的治安。希尔虚弗尔德估计柏林的象姑约有20000人。但后来毕克登（Werner Picton）比较精密地估计则认为只有6000人。其中三分之一以上是可以断定为有精神病态的。而不足四分之一则不但所以满足顾客的同性恋欲望，自身也有同样的欲望。象姑业的产生，普通承认的原因是失业，好比娼妓业一样，但事实上原因当不只于失业的一种。

性的逆转虽属一个如此重要的现象，但一直到近代，它才成为一个科学的研究课题或被认为有研究的价值。这是首先在德国开始的。在十八世纪末，德国学术界有人发表了两个例子。后来霍斯利（nbssli）、卡斯巴（Caspar）特别是乌尔里克斯〔（Ulricchs），"优浪现象"的名词就是他起的〕又做了些清宫除道的工作，但这些都不能算重要。到1870年，韦斯特法尔（Westphal）所观察的例证发表以后才奠定了这方面的研究基础。韦氏所观察的是一个青年女人，他对她的特点与这种特点的原委描写得十分详尽，他证明这种特点是先天遗传的而不是后天获得的。因此，我们不应当把它看做淫恶的表示。他又指出，这女子的生活里虽有神经不健全的成分，却不是一个疯狂的例子。此后，我们对性逆转的知识，便很快地日趋加多了。克拉夫特－埃平，是逆转现象的第一个伟大的诊察家，在他的《性的精神病态学》里，他搜集了很多逆转的例子。不用说，这部《性的精神病态学》，也是在性变态方面唤起一般人注意的第一本科学的作品。冒尔也是一个比较后起的大家，他的评断力比克氏力强，他的科学训练也比克氏为广，克氏此书问世不久，他的那本很值得钦佩的关于《性的逆转》的专著也就出版了。

最后，希尔虚弗尔德接踵而起，他对逆转人的同情了解，在质与量上都是无与伦比的，而他的那部《男女同性恋论）（Der Homosxualiat，1914）不只是这题目的一部百科全书，可惜到现在还没有人把它翻译成英文。意大利好像是"性的逆转"这个名词（inversione sessuale）的发源地。在那里，学者如里蒂（Ritti）、塔马契亚（Tamassia）、朗勃罗梭等很早就提出过若干例子。在法国，1882年夏尔科和马尼昂最先着手这方面的研究，后来又有一些很著名的研究家在这现象上下过不少功夫，让它越来越易于了解。这些研究家包括费瑞、塞里厄（Serieux）、圣保罗（笔名为洛，Dr.Laupts）等。在俄国，最先对这现象有所探讨的是塔诺夫斯基（Tarnowsky）。在英国，西蒙兹（John Addington Symonds）

以名医之子而自身又富有文学天才的资格，曾经私自印行过两本很值得关注的小册子，一本讲古希腊的逆转，一本讨论近代的同性恋问题。卡本特（Edward Carpenter）也著过一本小册子（最初也是私自印行的），后来又出过一本专著，叫作《间性论》（*The Intermediate Sex*），原是用德文发表的，后来才有英文本。拉法罗维奇也用法文出过一本有相当价值的书。而笔者自己关于这方面的一本专书，最初也是在德国出版的（书名叫《反性感》，德文原名是*Das Kontrore Deschlechtsgefiihl*，1896），后来又在英美两国印行。不过在美国，在笔者的书问世以前，基尔南和利兹登（Lydston）两家对于性逆转的事实与理论已经有过相当的注意。近些年，这方面最值得注意的英文作品是从西班牙文译出来的马拉尼昂（Maranon）的那本书（译本，1932）。

近年以来，这方面的研究虽多，但各家的意见还没能完全趋于一致。第一个困难与最根本的困难是在断定性逆转究竟是先天遗传或后天获得的。在克拉夫特－埃平的影响传播开来以前，一般的意见是以为同性恋是后天的，是习惯得的。

简而言之，它就是一种"恶习"，大体说来，是手淫过度或房事过度以致阴茎不举不能行人道后的一个必然的结果。也有以为是早年的暗示所造成（比内与施伦克－诺津主此说）。克拉夫特－埃平则承认同性恋有先后天两类。自此以后，先天之说就渐渐占优势，而后天说的重要就逐渐消减了。在冒尔的作品里，这趋势就很显著；希尔虚弗尔德和马拉尼昂以为在任何同性恋的例子里，总免不了一些先天的成分；而布洛克与阿尔特里诺（Aletrino）等则把因后天原因而有同性恋行为的人划分开来。另成一类，叫作"拟同性恋"（pseudo-homosexuality）。奈克的见解也是如此。他认为我们要分的，不是先天同性恋或后天同性恋，而是真正的同性恋或虚拟的同性恋。他又认为即在壮年以后才发现的同性恋也不是后天获得的而是先天遗传的，不过发现得迟一些或"晚成"一些罢了。有几位起初完全主后天说或侧重于后天说的专家（例如奈克与布洛克）后来也采取了这比较新颖的见解。许多精神分析论者虽然到现在还认定同性恋是一个后天的现象，但也承认这现象往往可以呈胶着或固定的状态。因此，其间也许有先天气质的关系。

既有这种留余地的看法，则精神分析派和其他各家的意见纵有出入，也就无关要旨了。

在各家的见地里，除了先天或后天一点而外，还有很基本的一点也经历过一番变迁，就是性逆转即使承认是先天的，它是一个病态、一个"退化"的状态抑或只是一个变态呢？在这一点上，克拉夫特-埃平最初是比较保守的，他接受向来的看法，认为逆转是一种神经病态或精神病态的表示。但在他最后的作品里，他很谨严地修正了它的地位，而很心悦诚服地承认逆转是一个变态现象，而不复是一个病态或"退化"现象。这也是后起各家的见地所共同遵循的一个一贯的趋向。这趋向无疑是对的。逆转的人也许是很健康的，除了逆转的一点特殊变态而外，其余种种也许都是很正常的。笔者个人的立场一向以为逆转是一个变态，而不是病态。固然笔者也承认逆转状态和轻微的神经病态往往有密切的关系。希尔虚弗尔德（他发现逆转的例子之中，25%不足是有遗传的病根的）认为即使逆转现象里有一些神经病态的基础，那病态的成分普通是很小的。对希氏这种见解我们可以表示同意。

讨论到这里，我们不妨探讨一下同性恋的生物学的基础了。我们的主要对象原是同性恋的心理学。但心理的领域是在更大的生物的领域之内，或心理自有其生物的基础，比较寻根探究的讨论势不能不加以考虑。同性恋既有其先天的根源，更不容我们不参考到此。寻常我们似乎很容易说明高等生物界有两个截然划分而一成不变的性，一是带有精细胞的雄性，一是带有卵细胞的雌性。不过从严格的生物学的立场说，这种看法是早已不正确的了。性究竟是什么，我们也许不知道。

但我们知道它是会变动的，两性中的一性变成另一性是可能的。两性也不能截然划分，中间的界线往往很不确定。即在一个完全雄性与一个完全雌性之间，有许多发育程度不同的中间状态。在有的生物的物类里，雌雄是分不大清楚的。性原是造化所运用的方法之一（这种方法在自然界不一而足），所以保障物种的延育，但抛开了生殖作用而研究性的现象也是理论所允许的。造化的最终目的为繁育，"天地之大德曰生，生生之伦莫不掌乳"，固然不错，但繁育与掌乳的方法不只一种，而两性的方法不过是其中之一，也是不可否认的。既不过是方法之一，造化在运用之际，允许有几分出入，也是情理上应有与可有的事。

我们不能不假设在每一对性染色体里，无论其为XX或调XY，中间寄寓着一个有动力的物质基础，其活动的结果，注定了一个发育的个体，不成为雄型的，便成为雌型的。两个不同族类的个体交合的结果，例如两个不同族的蛾类（在蛾类里这现象是有人特别研究过的），其子息往往不大正常，雄的子息可以有向雌性方面发展的趋势；或者，在其他情势下，雌的子息有向雄性方面发展的趋势。在研究的人的印象里，前者的血缘似乎是"转强为弱"，而后者则"转弱为强"。在这样一个比较低等动物的物类里，我们已经可以看见所谓"间性"（inter-sexuality）的状态。由此以上，以至于人类而进入心理学的范围，有人也时常用相类的名词，间性或中性（in-termedia sex）等，来指称这一类居间的性型，但事实上这一类名词是不正确的。实际的现象大概是这样：决定雄性与雌性的因素之间是有一个数量的关系的。这关系若和谐，或不成雄便成雌，不成男便成女，否则便成一种居间与夹杂的状态。决定性别的因素是个体遗传气质的一部分，因此是与生俱来的，并且在发育的过程里，会越来越显著。所谓发育过程，不只指个体的发育，也指种族的发育，种族的发育到人类的阶段，这种居间与夹杂的状态就进而在心理与精神的领域里表现出来了。

生物学家研究蛾类的时候，发现间性的状态是可以用同种而异族的个体交合而得，并且这种状态也比较高等的动物所能表现的为简单。到将近人类的物种和在人类自身，间性状态的方式就不一而足，但在外表上倒也并不显著，甚至于完全看不出来，而其产生的原因，由于族类交合者少，由于个体变异与歧变者多，同时，外界的影响，在任何发育的阶段里，也时常在那里活动，帮助这种间性状态的成立。

不过间性状态的产生，性染色体的关系虽属基本，还是比较间接的，比较有直接关系的是内分泌的作用。我们可能有这样一个看法，即性的发育最初是由性染色体领导的，但性染色体的影响有时而尽，及其既尽，其导引的地位便由内分泌取而代之。内分泌不只一种，每一种多少和性的决定都有关系，各种内分泌又有其集结的特殊的复合体。身体体质部分（所以别于种质）所成的组织，不断地在接受这种复合体的活动与刺激。因此活动与刺激，这些组织便有发展与表现雄的性征或雌的性征的潜在能力。我们要注意那个或字，雄的或雌的，男的或女的，都属可能的。卵巢除产生卵细胞而外，也有其性的内分泌，不过这种分泌的作用，依专家的意见，在发育的初期里，对于体质部分是不发生很显著的影响的。所以，女性的发展好像是完全属于先天固有的，但及其既经发展，此后的维持，即女人性征全部的维持，也还得依靠性内分泌的复合体的力量。但男人的发展与分化则不然。固然，它也有它的先天固有的基础，但其发展似乎始终得依靠精囊所供给的内分泌。因此，这方面的生物学家认为，所谓雌性或女性实际上是一个不分雌雄男女的性的型式，在男性的内分泌上场以前，一个个体的体质部分就取这样一个无所谓雌雄男女的型式，及男性的内分泌上场，方始发生作用，这体质才获得男人性型，而从阴阳不分的原始型式分化出来，以成所谓男性。所以，假若男性的内分泌展缓登场，或登场延期，结果就成为某种程度的间性状态，延期不多，则男性的成分虽不达寻常的标准，还不至于太少，愆期过久，则女性的成分便要占优势了，愆期的久暂和女性成分的多寡成正比例。葛吕说过："雄性内分泌开始活动的迟早决定了变态程度的大小。"这可以帮助解释为什么一个个体在生命的初期看上去是雌的或女的，一到性成熟的年龄却表现起雄的或男的性征来。

肾上腺（肾上腺的外层）也制造一种内分泌，其活动的结果，和精囊的内分泌一样也有一种增加男性化的影响。这种变本加厉的结果，现今有人叫作"阳刚现象"或"男性化现象"（virilism），以前医学的名词是"肾上腺性征异常综合症"（adreno-genital syndrome），其表现与多毛发状态（hypertrichosis）有连带关系，其在男人，则多毛发状态而外，更有性发育与一般体格发育的提早等，其在女人，则更有子宫的萎缩、附带着卵巢内部的变化、大小阴唇的发育不足、阴蒂的过分发达、乳房的退化、盆骨的变窄、肩部的放宽，附带着肌肉或脂肪的特殊发展等性征上的变化。性的功能因此也发生扰乱，甚至于到不能孕育的程度。根据发生的早晚，我们可以把阳刚现象分做四种型式：一是先天型（侧重女性的拟阴阳同体，性腺如卵巢等照常，但第二性征却是男的）；二是发陈型（发生在将近春机萌发的年龄，多毛发，月经不调）；三是成人型（与第二型大致相同，但性征上的变动比较不显著）；四是产后型（发生在绝经以后，脂肪过多，全身发胖，毛发脱落或变本加厉地增多，神志不健全，一般的机能衰弱）。肾上腺的分泌究属怎样的活动，以致引起这一类的变动，专家的意见还很不一致。

从大体看，间性的状态，据希尔虚弗尔德的说法，可以分为四类：一是生殖官能的阴阳同体（男女性器官混合存在）；二是体质的阴阳同体（男女第二性征的混合存在）；三是心理的阴阳同体（哀鸿现象或男女心理品性的混合存在）；四是性心理的阴阳同体。

所以，研究同性恋事实上下能超出间性状态的范围，我们也无疑不能搁置内分泌的作用而不论。不过我们事实上也已经进入心理的领域，而一进心理的领域，许多生理以及病理的综合症普通就不容易追究了。这种综合症无疑的未尝不存在，但大部相当轻微，即间或比较显著，也是无关宏旨。诚然，我们也承认，在好多年前，韦尔（Weil）和其他专家也曾就同性恋的例子，寻找一些轻微而终究可以量断出有先天依据的品性，以示和普通人多少有些区别。但这些区别毕竟是有限的。除了这种量断得出的区别而外，我们也不怀疑有的人间接因先大有机的气质，而直接或因内分泌的比较异常的凑合，确乎有一种特殊的行为倾向使他们对同性的人可以体验到性的满足。这种人也许不多，但日常经验又告诉我们，另有更多的一批人平时也许是很正常的，但如处境特殊，不能和异性的人来往时，暂时也可以在同性的伴侣中取得一些性的满足。不但在人类如此，在人类以下的比较高等的动物里也有这种例子。

我们如果说每一个体是男性成分和女性成分的一个混合体，而两性的分量大有不齐，拼凑的方式也很不一致，因而造成各式的性型。一个逆转的男人是由于女性的成分特多，而一个逆转的女人是由于男性的成份特多——这说法虽简单，却是有些危险的，因为它近于刻板，而刻板的说法万难解释全部的逆转现象。不过，如果我们把许多常人所间或表现的同性恋的行为搁过不论，我们也似乎很有理由他说，逆转是一个先天的变态，或者说得更正确些，人基于先天条件的一个变态。如果说这变态同时也是一个病态，也没有什么不可以。不过所谓病态，我们应依据威尔休（Virchow）的看法。威氏对病理学的定义是：病理学不是研究各种疾病的科学，而是研究各种变态的科学。这看法是最合理的，我们在前面不已经说过么，一个逆转的人是可以很健康的，如同色盲的人的健康一样。因此，先天的性的逆转是生物界的一个变异。这变异的由来无疑是因为性的分化不全，而这种变异的状态和一个个体所表现的任何病态往往没有什么必然的牵连关系。

这样一种性的逆转的理论近来大有流行的趋势，并且一天比一天有力量。不过事实上也并不太新奇，我们如果把它追溯一下，那历史也不算太短。乌尔里克斯在1862年早就说过逆转是"阴阳同体的一种"。1888年，基尔南在美国也申说过：在进化历程的初期里，双性两可的现象原是有过的，人种既属于同一的演化历程，和这两可的原则自然也有关系。胎儿在成胎后八个星期以前，至少表面上也呈一种两可或不分男女的状态，谢瓦利埃（Chvalier）对于逆转现象的解释就拿这事实做根据，那时是1893年。第二年，马德里的作家勒塔曼迪（Letamendi）又提出"泛阴阳同体现象"的说法（panherinaphroditism）。据他看来，男性中必有潜在的女性的种子，女性中必有潜在的男性的种子。最后，到1896年，克拉夫特−埃平、希尔虚弗尔德和笔者自己（三人似乎是不约而同的）都采取了和前面各家所提出的相似的解释。

这一类性逆转的见解的流行对于逆转现象在治疗学上的分类当然有它的影响，克拉夫特−埃平承认四种不同的先天逆转和四种不同的后天逆转。冒尔拒绝了这样一个复杂的分类而另外承认两类，一是性心理的阴阳同体现象（psychosexual hermaphroditisin），现今普通称为双性两可现象（bisexuality）；二是完全的逆转现象，即非同性不恋的现象。这分法和目前大多数专家所承认的分法大致相同。易言之，除了非异性不爱的人而外，我们只能有两种人，有些是非同性不爱的人，有些是同性和异性两可爱悦的人。这简单的分法而外，当然还有无限的个别的例子，但正因其个别，是不容易归纳成确切的门类的。就是所谓双性两可的一类便不很确切，因为其中一定有些分子，原是先天的逆转者，但在后天也稍稍取得了异性恋的能力。

假如我们把比较显著的性逆转的例子观察一下，我们可以发现若干共同或常见重现的特点。其中很大一部分的家世（据笔者个人的经验而言，大约在50％以上）虽相当健康，但不健全的也复不少，大约有40％的家世里，总有几分病态或变态，例如心地偏窄、酗酒成癖、"神经衰弱"等等。性逆转的遗传是很清楚的，这一点虽也有人否认，但事实具在，怕不能不终于承认的。一家之中，有兄妹同是逆转的，也有母子同是逆转的，也有叔侄同是逆转的。有时二人之间，彼此未必知道有相同的特性，但在善于观察的第三者看来，却是无疑的。据笔者的材料，家世逆转或遗传逆转的例子要占到全部逆转例子的35％，而罗默尔观察到的比例恰好和我的相同。这些事实已足够证明逆转现象大约是与生俱来的了。至于个人身心的健康则大约三分之二的例证是好的，并且有时很好，但其余则神经上总有几分欠缺或性情上总有几分不稳称，只有很小的一部分（依笔者的观察是8％）显然是有病态的。

在大多数例证里，逆转的倾向是很早就显露的，大抵在春机萌发的年龄，但在此年龄以前即已显露的，也所在而有。很大一部分例子的性发育显然比寻常要早。性感觉的过度锐敏也是一个常有的趋势。许多逆转的例子自己承认"感觉过敏"或"神经脆弱"。外界暗示的影响也往往可以推查出来,不过在这种例子里也大抵可以找到一些先天逆转的证据,先天逆转倾向于前,这暗示易于发生效力于后。很大一部分例子是有手淫习惯的,但在通常异性恋的人中,手淫的习惯是同样的普通。因此,手淫决不是逆转现象的成因之一是显而易见的。逆转者的性梦大抵也是逆转的,但不逆转的性梦也是可以有的,即在先天倾向相当清楚的逆转的人,有时也可以有正常的性梦,好比正常的人有时也可以有逆转的性梦一样。

　　逆转的性冲动所取得满足的方法是不一而足的。在笔者所观察到的实例中,差不多20％是从来不曾和别人发生过任何性关系的。30％到35％是有过性关系的,但程度不深,大都不过是一些身体上表面的接触,程度最深的也只是相互手淫罢了。在其余的例子里,两腿肌肉之际的交接是一个比较通行的方法,"唖阳"也偶然用到。在女人例子里,取得满足的方法不外亲吻、身体紧密的偎倚、相互手淫,偶然也有"唖阴"的,但逆转的人所处的大多是一个主动的地位而不是被动的地位。男的逆转的例子倾向于"鸡奸"或"肛门交接"方法的(也见主动多于被动)为数不多。希尔虚弗尔德以为此种例子占全数8％,笔者则以为15 ％为差较近实。

　　男性的逆转者往往有相肖于女性的倾向,而女性的逆转者则有相肖于男性的倾向。并且这种倾向在身心两方面都有。相肖的品性也不只一面,有的好像和其他的品性有些格格不相入,但也不一定。但有的逆转的男人始终自以为富有阳刚之气；也有许多别的例子说不清楚究竟自己觉得像一个男人抑或像一个女人。女的逆转者，在态度与性情上很像男人，但此种相像外表上也不一定很明显。在身体的结构与生理的功能上有时也略有变动。无论男女，性器官的发展有时在寻常标准以上，但大多在普通标准以下者为多，即多少有几分幼稚的状态。不男不女或亦男亦女的状态（gynecomasty）有时也观察得到。在女人，喉头的发展会有几分像男人。多毛发的状态也可以有（据马拉尼昂的观察，男的品性倾向于在右半身发现，而女的品性在左半身发现）。逆转的男人有时不会作啸声。又逆转者无论男女，面貌及体态上总显得比较年轻，即实际已到壮年，看去还保持着不少青年之气。也无论男女，往往特别喜欢绿（通常绿色是儿童最喜欢的一种颜色，尤其是女童）。逆转的人也往往有些戏剧的才能。一种喜欢铺张炫耀和把自身打扮得妖艳的倾向也不算不普通。装饰品以及珠宝的爱好也是有的。许多这一类的身心特点可以说多少都是幼稚状态的一些表示，幼稚状态无他就是一个双性两可的状态。我们越是把一个个体的生命史向前追溯，我们便越是接近一个双性两可的时期。前文讨论性逆转的起源时曾提到双性两可的现象，到此，这一个溯源的说法就更取得了几分佐证。

在道德方面，逆转的人大多接受普通正常的观念，而对于自己的地位总想设词以自圆。其对自己的本性作强力的挣扎，而始终不以自己的态度为然或对自己的地位发生怀疑的，为数不多，不足20％，逆转的人难得向医生或专家请教，这就是一大理由了。他们这种自圆与自是的地位多少也受外界舆论与法律的推挽，而益见其巩固，在法国以及其他受到《拿破仑法典》影响的诸国（意、比、荷等国），单纯的同性恋行为是和法律不发生接触的，但需不用强暴，不侵犯未成年的人，不伤公开的风化，此种行为是构不成为罪名的。主要的国家中，只有英美两国还保持着一部分旧时教会法律的影响，对此种行为还不免以比较严厉的看法准绳。不过，在英美等国，法律在这方面的行使也时常引起种种困难和争辩。因为要断定同性恋行为究竟是否一桩刑事的罪名实在是不容易的。在实际上，被发觉的同性恋的案件也不会多，也没有人故意去侦查索这一类案件。偶有发觉，警察当局也大抵装聋作哑，不加追究。我们也不要以为凡是这方面有法律制裁的国家，逆转的人就比较少、比较不显著，这推论是绝对错的。例如在法国，在旧时君主专制的时代，逆转的人是可以依法焚烧的，然而在那时代里逆转的现象不但发达，有时还很时髦，很受人注目。但在今天的法国，情形就完全相反。近人有鉴于这种历史的事实，所以发起了一种运动，主张凡属不违反社会治安与风化的同性恋行为应不受法律的惩处。这运动在开明的医学与法学界中已经取得了不少拥护的力量。一旦这一种主张成为事实，行见为了这题目而发生的社会上的骚动，包括开明人士为同性恋者的请命运动在内，即可无形消灭，而因此类骚动而对同性恋者所养成的一种妄自尊大或高自标置的心理也便可以下再存在了。对同性恋的行为一体加以压迫固然不对，同性恋者自身的此种心理，也是不健全的，甚至是有妨碍的，不过外界的压迫一天不去，这一种心理便多一日滋长的机会。关于同性恋的刑法有取消的必要，这可以说是最有说服力的理由了。

第二节　性逆转的诊断

我们在前面很早就说过儿童时期的性冲动比成人时期的要来得散漫。也许正因为比较散漫，所以冲动的力量不会很准确地集中在异性对象的身上。德索瓦（Max Dessoir）甚至说就正常的情形而言，男女孩子在满十四五岁以前性的本能是不分化的，即在对象方面不作男女的辨别。后来弗洛伊德（承美国心理学家詹姆士及其他专家之后）再三地说，在童年孩子的性生活中，通常总有一缕同性恋的气质。在理论上这见解是完全通达的。每一个人，在体质方面，既具有异性的种子，那在心理方面，自亦不免有异性种子的存在；而在儿童时期，一人固有的性别既尚未发展，异性特点的相对明显，也是情理内应有的事。

同性恋倾向的早年即表露与生理学家研究的结果是不谋而合且相呼应的。希普的结论里就说：我们所有的资料都证明"世上没有纯粹雄性或雌性的动物，任何动物多少都含有雌雄两性的成分"。

生理学家有此结论的理由是相当显明的，而这样的一个结论也是心理学家久已认为最合理的逆转现象的解释。从这样一个结论，我们就更容易了解为什么在应占优势的性成分还没有充分发展的年龄里，其潜在的性成分自会有一番出头露面的机会，一旦应占优势的性的成分充分表露以后，这些潜在的成分始被抑制退藏于隐密。弗洛伊德在1905年写道："在研究精神分析的经验里，我所遇见的男女例子的生活中全部可以找到不少同性恋的伏流，在分析之际，不能不加以郑重地考虑。没有这种伏流的例子，简直是一个都找不到。"弗氏的宏富经验以及分析功夫的周详，是我们早就知道的。他这番对有病态而需精神分析来治疗的人的话既属可信，则我们可知在比较正常的人，这样一个伏流无论多么细微，一定也是存在的。所不同的就是一到成年以后，其隐伏的程度更深而更不易寻探罢了。这样一个推论也是合理的。因为我们早就说过，在正常的人和有病态而需治疗的人中间，原只有些程度上的差别，而找不到什么分明的界限与鸿沟。

　　这样一个同性恋的歧流或伏流之说是很可以邀我们承认的。我们阅看前文之后，也可知这此种承认也不至于把我们陷进一种处境，非同时接受童年的性冲动完全不分化之说不可。童年的性冲动分化未到家则有之，完全不分化则不确。诚然，在有的范围大些的校园里，尤其是有几个大些的英国公立学校，同性恋是很流行的，有的且因学校传统观念的推动，驷驷然有成为一种校风的趋势。这种事实似乎是替不分化之说张目，不过这种事实似乎终究是一些例外。读者之中谁都有过早年的学校生活和交游生活，如果大家回想一下去追寻一些同性恋的经验，无论是自己的或别人的，笔者恐怕不容易找出很多清楚的例证来。偶然有些性的爱慕的事实，其爱慕的对象大多悉数是异性的人，而不是同性的人。

不过这只是说童年时期的性冲动并非完全不分化，而并不是说童年时期完全没有同性恋的趋向。这种趋向无疑也是存在的。一种多少有些浪漫性的同性间的爱悦是有的，男孩中间有，女孩中间或女孩和比较年长的女人之间、女孩和女老师之间往往也有，并且比男孩要多得多。这种爱慕也时常只是片面的。但即使不是片面，而是相互的，即使内心的爱慕演成行为的表示，以至表示到一个可以取得相当性满足的程度，我们也不必大惊小怪，或轻下断语，或妄加干涉，以为它是淫恶之源应严加惩处，或以为是一种病态，故作解人而强迫其治疗。这一类行为的表示，就大多数的例证而论，实在是很单纯的，实在是童年时期性发育过程中所不可避免的一个阶段。

这一类同性恋的表现，大都是属于纯粹的感情方面的，即使有些性的感觉存乎其间，也是很模糊隐约的，粗鲁以至于残暴的方式虽也未尝没有，但是很偶然的。所以，在应付它们的时候，我们要切需记住，我们所应付的，表而上虽有几分异态，实际上也许是多少不失为正常发展的一个初期的阶段。我们如果过于躁切，妄下断语，以为它们是病态的、淫恶的或发乎劣根性的，我们对一个该子的品格，在神经与其他心理方面，也许会遗留很大的创伤，至于这孩于在未来名誉上所受的不良影响还是一个次要的问题。遇有这种表现时，如果必须应付的话，适当的方法是让当老师的人或有其他负有监护之责的人，本着平时爱护的热忱，在授予一般的性的知识的时候，婉转地加以指示，让他一面知道尊重自己的人格，一面爱护别人的安全与健康。在女孩中，这一类的表现大抵不引起什么严重的应付问题，一则因为这种表现比较普通，再则因为同样是这种表现，如在女人方面发生，一般的态度比较放任，在女人自身看去，尤其是如此不仅这样，往往观察别人有此种表示的女人，自身也就有这种表示。

不过，暂时的同性恋的表示是一事，光大的性逆转的倾向却又是一事，当其初期，两者也许是一样，但一则及期而归于无形消失，一则可以暗示一个人一生的性冲动与性理想的特殊的趋向；起点虽同，而归宿则大异，是不容不细察而明辨的。在有的孩子中间，性冲动当其最初表现时，既不是毫无分化的表示，又始终不以异性做对象，而偏偏专向同性的方面去寻找出路，这其间就有问题了。不过，先天逆转的诊断是不容易的，一定要到成人期完成以后，才可以诊察清楚而加以断定，在此年龄以前，诊断是可以的，但误诊的机会比较多。例如，有一个大学的学生于此，天分既高，造诣也好，而风流蕴藉的程度亦在同辈以上，他所交游的人又大都是品格相同程度相等的同性学生。这样一个大学生，终其大学以至研究院的求学时期，也许一贯在同性人中寻求与满足他的情绪生活，而对于异性，则始终不感到兴趣。这样一个男人自省之余，也许会自己断定是一个生而逆转的人。但是，一旦脱离大学的环境而与社会接触，他终于会发现他和一般的世人在情欲方面，实际上可以说全无差别。这种例子虽不多，但也非绝无仅有。所以，一个人一定要满了二十五岁，甚至于过了二十五岁，我们才可以恰如其分地断定他的同性恋的冲动是先天性的一部分，而不单是正常发育的一个阶段。即远在成年以后，一个人的同性恋的冲动也还可以改变过来而转入异性恋的方向，或演成一种折衷的局面而变做一个真正的双性两可的人。

但是话又得说回来。在很早的年龄，要断定一个人是先天逆转的固然是不行的，但根据一个人的行为倾向而加以预料是可以的。如果一个人性的发育是特别的早成，而其性的活动又完全以同性做对象，同时也许自己虽属男性而却有女性的兴趣，喜欢女性的作业，再如果在他的家世里又可以发现不少的神经变态和性情怪癖的倾向，我们就至少可以猜测，他大概是某一类先天逆转的例子了。不过，猜测是可以的，下断定则还太早。

不过有的先天逆转的例子，虽属先天，而同性恋的倾向则出现得比较迟，甚至要到成年以后。这种情形，在以前，大家均以为毫无问题是后天的而不是先天的。不过到了如今，许多专家以为这种看法是错了的，这种例子的同性恋倾向，其实未尝不与生俱来，不过是发展得比较迟缓罢了，他们所表现的可以说是一种晚成的先天逆转现象。早晚虽有不同，其为先天则一。

总之，我们总得辨别三种现象，第一种是真正的先天性逆转现象（无论发展的早晚）；第二种是双性两皆可恋的现象（其中大多数例子也还是逆转的，不过表面上已取得相当的异性恋的习惯）；第三种的例子最多，也最不易择别，可以叫作拟同性恋者，其所以有同性恋的表现的原因也不一致，或因一时的怨旷（例如航行中的水手），或因老年而性能萎缩，或因一种好奇爱异的心理，故意要在性生活里寻求一些反常的经验。不过即在这种拟同性恋的例子里，我们根据目前专家中流行的看法，还得承认一些先天种子的基础，而不能看做完全是后天的一种虚构。先得有种子，然后会有枝叶花果，无中生有是不可能的。

性逆转的现象有特别严重的意义，因为表现这种现象的人，往往在理智与品格上要高出同辈之上，即把古往今来许多著名的君主、政治家、诗人、雕塑家、画师、作曲家、学者等除开不说，剩余的例子中也还有不少高人一等的人。性逆转的不容易为观察所及，这大概也是原因之一。有许多医学界的人认为他们从来没有遇见过逆转的例子。即如英国的萨维奇爵士（Sir George Savage）是医学界经验极丰富的精神病学家。有一次他说他似乎从没有和逆转现象发生过接触。

另一位名医的经验起初也是如此，但后来却不同了。这其间的变化是很可以发人深省的。奈克起初也认为没有碰见过逆转的人，有一次他写信给希尔虚弗尔德，请希氏送一个逆转的例子到他家里去让他看看，希氏对逆转现象的经验是任何其他医师所不及的，对于这请求自然是极容易答应的。逆转的人到了奈氏家里，奈氏见了，很吃一惊，原来这人他早就熟悉并且是他妻子方面的一个近亲。大多一个人先得碰上这一类的经验，先把眼光放远了，才知道在任何社会环境里都可以发现逆转的人。不过，发现的功夫也并不太容易，大多总是社会环境里地位最低微、生活最无聊、习惯最可鄙至于肯以色相换钱的逆转的分子才容易把他们的特性透露出来。至于地位较高的例子，除非有特别的事故发生，是轻易看不大出的。

　　自杀的事件或突然死亡的事件，如发之于这种地位高而才华大的人，往往和逆转现象有相当关系，不过即在案件发生以后，即在当事人的墓木已拱之后，其所以致死的原因，就一般公众的视听而论，也许始终是一个哑谜。这种人大概从来没有请教过医生，把自己的心事和盘托出来给他看。他们也知道即使请教也是没有用的，普通的医生根本不懂怎样帮他们的忙，甚至在听取了他们的心事以后，还不免大吃一惊或作呕三日！

　　有一位医生，学识很好，品格很高，他同时也是一个有先天逆转倾向的人，不过因为传统的道德观念很深，始终不敢在行为上表现出来。有一次他在给我的通信里，写到当初在一个举世闻名的医学重镇的大都市里专攻医学时的经验，他说："我第一次听到性变态的课题是在法医学的班上。在那班上，性的刑事案件是总得参考到的，因为提到此种案件，老师也就不能不牵连讲到性变态。不过他实在讲得很笼统，很不切实。同时，关于性逆转的一端，他也讲得极忽略，也根本没有提到。对于一部分生下逢辰的人，性逆转是一个天生的状态。有许多不太正常的性行为。虽不正常，却也未必是疾病、淫恶或罪孽，他却不分青红皂白，一并归作常人怙恶不悛或立心不肖的行为或疯子的狂妄行为。对于我这样一个青年学生，这一番讲演的恶劣影响是可想而知的。我当时正开始深切地感到自己的性本质和其他青年有深刻的不同，正在暗中摸索这不同的所以然，这一番讲授更变本加厉地替我增加了无限的疑惑和焦虑。从此以后，我的特性就更像龟缩壳里的蜗牛一样，再也不敢出头露面了。更不幸的是，老师们在分类医学和临床医学两门最基本的课程里，对这题目竟只字不提。有几种极难得的病症，其中有几种在我二十一年的行医经验里始终没有碰见过倒是极详尽地讨论过，独独对我个人最关切的一个题目，也是我以为我的职业所应该表示关切的一个题目，却完全付诸不论不议。"这位医生所口诛笔伐的一点也是历来学习医科的人所共有的一种经验；医学教育对于性的各种问题确乎是过于漠视了；不过笔者以为这种教育上的欠缺，流弊所至，涉及医生本身者尚少，而涉及其未来所能拯救的病者实多。幸而近来局势渐变，这种基本的缺陷如今已经很快地将次补足。

逆转的例子虽若在特出的人中比较特别多些。所谓特出指的是两种人，一是所谓天才或其他有异常智能的人，一是指世俗所称"退化"的畸人。但寻常人口中这种例子也还不少。寻常逆转的人。有时有人把他叫作"女性化"的人，即在医生，时常也袭用这个称呼。这是与事实不尽符合的。有一部分逆转的男子诚然可以当此称号而无愧，他们在身心两方面都表现一种软绵绵的状态，在性情上他们善于作态忸怩，爱好虚荣，喜欢打扮，对于衣服珠宝大都表现特别的系恋。他们的旨趣很像妓女的旨趣，有的后来真的贪做男妓。不过这种例子不足以代表逆转的现象，好比妓女——无论其为实际的妓女或性情有类乎妓女的女子，不足以代表女性的人格一样。事实上很大一部分逆转的男子是异常的风流蕴藉的，其感觉的锐敏情绪的易于激发，也在一般人之上，不过这一类特点的存在，并不限于这种逆转的例子，许多神经比较脆弱而并无同性恋倾向的人也大部如此。还有别的例子，其中男女都有，则在身心两方面的外表上，完全看不出有什么特点可以暗示本人是一个性冲动有反常的趋向的人，许多人，包括一部分医生在内，认为始终没有遇见过一个逆转的例子，这显然是一个解释了；表面上既没有什么不同于常人的特点，试问将从何辨识。不过认识不认识是一回事，有没有是另一回事。

事实上，逆转的例子在一般人口中的比例，据专家比较精确的估计，至少当在1%以上，即100人中不上1人。

前面已经提到，逆转现象流行的程度在各国大概是差不多的。在欧洲南部的若干区域里，这种程度比较广得多，那大概是因为特殊风俗与习惯的关系。有的人总说，在他的本国人中，逆转的例子要比较少，大概在外国要多些。这是不明事实真相的话。这种表面上与印象上的估量的不同是随着各国社会与法律态度的互异而来的。这并不是说凡属法律比较宽容的国家逆转现象就比较发达，而严刑峻法的国家、逆转的例子就比较少。其实就表面的印象而论，后一类的国家里，反而要见得多些。因为，严刑峻法的结果不免引起一般有心人对逆转者的热烈的同情，同情的发展会演成一种要求取消这种刑法的运动。运动是必须大吹大擂的，于是在一般人的心目中，不很大的题目会变成大题目，不很多的例子会变做很多的例子。在一切性的歧变中，流行之广，要推同性恋为第一。各式性爱的象征现象如就其各个初步与不完全的程度的事例而论，也许比同性恋还要普通，但完全发展而成格局的例子总要比同性恋的例子为少。同性恋的见得比较发达，还有一个理由，就是许多有这种行为倾向的人，在精力与品格上往往有过人之处。

逆转原是一个很普通的现象。自从这一点受一般通常智力与行为比较正常的人逐渐认识以后，医学界对这种性变态以及其他性歧变的本质上的了解与观点也就经过了一番修正。在中古时代以至中古以前，大家所了解的同性恋是"鸡奸"，是"磨镜"一类的两女相奸（tribadism），是一种亵渎神明的深重罪孽，非被活活烧死不可。从中古到十九世纪，它始终是一个被认为是陷入恶道的劣根性的表现。到了十九世纪后期与二十世纪初年，逐渐有人把它看作疯癫或至少是一个"退化"的表示。不过到了现在，这看法也成昨日黄花了。大势所趋与事实所示，这也是无可避免的。我们一旦发现在富有智力与善自操守的人也未尝不能有同性恋以及其他性歧变的倾向，而虽有此倾向也未必完全受冲动的驱遣，甚至完全不受其驱遣，于是我们才逐渐了解，这种倾向的存在实在是不值得大惊小怪的。偶然的同性恋倾向当然是更来得普遍，人类有，其他和人类接近的动物的物类里也有，并且事实上是来自一个源头的。先天的逆转当然是一个变态，一个与生俱来的变异现象，其所由构成的因素我们现在也已略见端倪。这种变态，即使极端发展而有病态的嫌疑，此其所以为病态，也正和色盲、天老以及脏腑的转位的所以为病态一般无二。

第三节　性美的戾换现象

"性美的戾换现象"（sexo-xesthetic inversion），一称"哀鸿现象"，又称"服饰的逆转现象"（transvestism）虽它有时和同性恋有些连带关系，却不能和同性恋混为一谈。性美戾换的人也是男女都有，但在服饰上，在一般兴趣上，在动作时的姿态与方式上，在情绪的趋舍上，男的多少自以为是女的，而女的则自以为是男的。这可以说是一种认同的心理。不过这种认同的心理是有限制的，一到狭义的性的态度，则男的依然是男的，女的依然是女的；易言之，正常的异性恋的态度往往还是很显著。虽则如此，这种现象的讨论还是在本文里提出，最较便利。

性美的戾换是一个很疑难的状态，替它下定义既难，见了这种例子之后，明确地加以指认也不容易。许多年以前笔者就注意到这现象，但觉得一时无从下手，也就把它搁置起来留待日后的仔细研究。在这时期里，希尔虚弗尔德在德国，那时他已经是同性恋研究的首席权威，对这现象也发生了兴趣，他认为它和一般的逆转现象是截然二事，又替它起了一个名词，即"服饰的逆转现象"。他在这课题上接连写了好几本书。在笔者的第一篇研究报告里（1913）我把这现象叫作"性美的逆转现象"。这两个名词都不很满意，而"服饰的逆转"一名词更是不妥当，因为，想穿着异性的服装不过是这现象的许多特点之一，而在有的例子里，这特点并不显著，甚至完全看不出来；而"性美的逆转"则又与一般的性逆转混淆不清，在不察者不免以为性美的逆转的人也必有同性恋的倾向，事实上则大都没有此种倾向。

最后笔者又创制了"哀鸿现象"（1920）的名词。目前有许多专家已经接受这名词，在各个名词之中，它训现在还似乎是最较方便、最足以把所名的现象从其他现象中区别开来。好比"沙德现象"（即施虐恋）和"马索克现象"（即受虐恋）一样，它也是拿人名做根据的。这人是法国的哀鸿骑士（Chevalierd Eon de Beaumont，1728－1810）。他是法国东南部勃艮第地区的人，家世很好，法王路易五时代在外交界做过官，后来移居伦敦并死在那里。他在伦敦流亡的时候，一般人全以为他是个女人，一直到死后由医师检验尸体，才发现他是一个在其他方面全都很正常的男子。在性美的戾换现象的实例里，他可以说是最富有代表性的一人，因此，笔者就利用他的姓名来创制"哀鸿现象"的名词。另一个比较没有他著名的实例是舒瓦齐修院院长（abbe de Choisy，1644—

1724）。他也是贵族家庭出身，有几个方面他比哀鸿更富有代表性。他写过一部自传，从这自传和别的当时的文献里，我们知道他是一个很文雅与和蔼可亲的人，他虽有戾换的癖性，却很能获得人的欢心。他很有风度，很和易近人，也很有几分女性化，但对女子又极崇拜，性的热情并不强烈，似乎尚在中人以下，但至少也生过一个孩子，理智的能力很高，也很醇，当时许多有声望的人都拿他当做一个畏友。他成为一个著名的宗教家，教会的掌门家，并且执教过法国学院。在著名的女人中我们也找得到不少戾换的例子，例如英国贵族斯但厄普女士（Lady Hester Stanhope）和巴里（James Barry），巴里一生穿着男子的衣服，并且还做过英国陆军军医部的高级总监。这两个戾换的女子似乎都不曾有过同性恋的表现。

哀鸿现象或性美的戾换现象是一个异常普通的变态；就笔者个人的经验而言，如比较各种歧变的流行程度，同性恋以后，就要轮到它了。就戾换的男人的日常生活看去，他们是很寻常的，并没有什么可以惊人的特性，和一般的男人也许完全分不出来，不过有时候感觉要比较锐敏，性情要比较沉静，他们对妻子往往很能爱护，不过性的情绪与能力大部比较薄弱。他们的戾转的旨趣大都是极难得透露的。因此，即在和他们最亲近的人，也往往会全不知道。戾换的例子也不全部喜欢"换装"（crossdressing，这英文名词是卡本特起的）。不过，不换则已，换则总可以完全成功，换的技巧也很好，对于女人服装的采用，即在最小的细节上，也都能得心应手，真好像生来就有这本领似的。据他们自己说，全部换装的手续和换装后的姿态行动，他们总感到十分自然，毫不牵强。在性的关系上，他们虽难得有戾换的愿望，但有时对女人孕育和做母亲的经验，却感到很强烈的兴趣而心驰神往。在智力方面，他们大多在中人以上，成为作家或从事其他业务而成名的，很有一些例子。

性美的戾换现象可以归作间性状态的一种。不过它究竟是如何发生的，似乎还不容易说清楚。我们不妨同意基尔南的见解，认为有时它是由发育的中途停止和以前我曾提到的在体格方面的阉割现象（eunuchoidism）很可相比，实际上戾换现象和阉割现象有时好像是有些连带关系的。既然如此，戾换现象的解释或许也可以向内分泌利用的不平衡与不和谐方面去寻找，未来这方面的知识更加充分以后，我们或许可以从调整内分泌的作用入手而觅取一种治疗的方法。

在心理方面，据笔者看来，戾换的人抱着一种极端的审美的旨趣，想模仿所爱的对象，以至于想和所爱慕的对象混为一体。前面所说的认同的心理就是这个。

一个男人想和他所爱的女人混而为一，原是一个正常的心理。戾换的人也有此心理，不过走了极端，走过了头，其所以过头的理由大概是这样的，一则因为他心理上有些感觉锐敏与近乎女性的成分，再则因为他的男性的性能或因神经脆弱的关系而有所缺陷。锐敏的感觉煎逼于内，而脆弱的男性性能不足以应付于外，结果就只有走极端认同的一途了。不正常的童年生活，加上母亲的溺爱，而母亲本人在心理上或许也不大正常，这种情形似乎有时也可以鼓励戾换现象的发生。精神分析派作家费尼克尔（Fenichel）认为戾换现象的特殊因素是一个阉割症结（可参见第三章第一节）；不过，这种因素的推寻是没有多大意义的，因为费氏对于一切性歧变的解释，几乎无往而不用阉割症结的说法，同时费氏也承认他这种见解对于戾换的女人是不适用的。

第四节　治疗的问题

　　如此特殊的状态性逆转这样一个现象当然会引起种种特殊的问题。一方面，在模样上是个十分、十二分的变态，而同时，至少就许多例子而言，这变态却和一般的身心健康并行不悖。而又一方面，它虽属一种变异，却又不是人类的一个生物学上的突变。这变异牵涉到的只是身体上的特殊功能之一，固然我们也承认这功能恰巧是非同小可的一个，影响所及，可以牵动全身。它的所以为变异，前文已经说过，也不过像色盲之所以为变异，并无其他特殊的意义。施瓦茨（Oswald Schwartz）不久以前在这方面的一篇精细的（固然也有一些失诸过于哲学的，而不完全是科学的）研究里，依然主张我们不能不把同性恋当做病态看。

　　不过他也还很严谨地指出，他所了解的"病态"是有一个定义的，就是一个器官对全身功能的法则有不遵守约束时才是病态，而此种不守约束的原因，大多可以追溯到一种幼稚状态的留滞，即未因发育而休退。他这种"病态"的界说是和威尔休的"病理"的界说有很相同的意义的。这种看法也和弗洛伊德的地位很相近,弗氏以为在同性恋的状态里,先天的倾向和后天的经验是紧密地连锁在一起而分不开的。同时,与别的专家的见解也相去不远,这些专家认为一切真正的同性恋都有一个生成的基础,其因外铄的力量而发生的各种方式的同性恋是虚拟的,不是真实的。

严格的治疗方法不在本书范围以内。马拉尼昂和其他专家在这方面都有过充分的讨论可供参考。不过不提同性恋的状态则已,偶一提到,无论其有无先天逆转的基础,治疗的问题往往是一个首先有人揭示出的问题。而普通提出的治疗方法既不外精神治疗的一途,则从心理的立场,此种治疗究属有何益处,自亦不容不加讨论。

我先把外科手术的治疗方法搁过不提,因为它还没有通行,还没有受专家的公认。利普舒茨说到过一个同性恋的男人:医生把一个正常的男人的睾丸移殖到他身上之后,他居然变成了异性恋的,而在一年以内觉得可以和女人结婚了。这种外科手术究属可能到什么程度,有效到什么程度,目前观察到的资料实在太少,无从断定。对于这种治疗方法,骤然看去,好像是不成问题地有效,其实不然。在有一个时候,很多人也一厢情愿地以为一切同性恋的例子必须施行这种手术才有办法。现今也不然了。固然专家之中,到现在还有人赞成这种方法,甚至对很显明有先天逆转基础的例子,他们也认为只要本人愿意，也不妨施用这种手术。不过笔者以为如果遇到这种根深蒂固与格局完整的逆转的例子，这种方法是不相宜的。不要说施行手术，就是想把它一些有组织的生活习惯、观念、理想等等根本上加以改革，以至于侵犯他个人原有的性格，笔者认为尚需郑重考虑之后方才可以下手。我们总需记得，如果一个例子真是根底深远，而已成一种固定的状态的话，一切正常的治疗方法都是行不大通的，外科的手术并不是例外。催眠的暗示方法，在以前对于各式各样的性变态的例子，是发生过效力的，至少对于不少例子是这样，但对于格局已成而有先天倾向的歧变，也是相当没有用的。并且运用这种方法也有困难，因为这种例子往往不接受暗示，拒绝暗示，好比一个正常的人拒绝犯罪行为的暗示一样。当性逆转的先天说在一般人的心目中还没有确立的时候，施伦克-诺津在数年前就费过不少的时间与心力，一方面运用催眠的方怯，一方面劝谕同性恋的人嫖娼，而自以为很有成效。不过这种成效是很表面而有名无实的。就性交能力一层而论，也许有成效。你问起当事的本人来，他或许也满口地应承这种治疗的方法是有效的。但若问他的性的观念、理想以至于性冲动的本身是否已经改弦更张，真正与永久地走上了一条新的以至于有利的路径，那就无从答复了。实际上所得的成效，据一位被治疗者的说法，从此以后，他学会了利用女人阴道的手淫方法！

　　弗洛伊德的精神分析法也有人运用过，作为治疗方法的一种，据说也有几分效果。不过到了现在，精神分析家中也逐渐地承认，如果逆转的状态已成固定（无论有无先天的根基），要用精神分析的方法把同性恋的倾向扭转过来使成为异性恋是不可能的。笔者认识许多曾接受过精神分析的例子。有的在开始受分析后不久就放弃了。有的认为是全无结果或等于全无结果。有的认为有很显然的效验。

不过所谓效验，指的大都是分析以后所得的更进一步的自知之明与此种自我认识对于生活的良好影响而言，而并不是性的冲动找到了新的趋向。总之，利用精神分析法而把同性恋完全转变为异性恋的例子，并且一成不再变的，笔者到现在还没有知道过。冒尔的联想治疗法也许可以算做精神治疗的第三个方法，值得在此一提，不过就治疗的方式而论，也算不得新奇。但在理论与实际上，这方法是行得通的，而其要诀是在当事人的反常的情欲和正常的目的之间，觅取一个联系的途径。例如假设当事人特别喜欢男童，就可以用联想治疗的方法加以训练，教他把情欲转移到有男童性格的女人身上。这是很可以做到的，因为我们早就知道逆转的人在这种地方是愿意加以考虑的。笔者举一个实例罢，我所观察到的例子里有一个男人，生活很健康，活动性也强，习惯也富有阳刚之气，对于同性恋的欲望，也颇能加以抑制，很愿意结婚生子，也曾再三地作性交的尝试，但都没有成功。后来在马耳他（英属，地中海中的岛屿），在跳舞场里邂逅相遇了一个意大利女人，她约他舞完到她的家里："她的身材细长，像一个男童，面貌也像，胸部扁平，几乎是没有乳房似的。我如约到她的寓所，见她穿了男子的宽大衬袴。

我虽觉得她异常可爱，但一到性交的阶段，我还是失败了。不过到分手的时候，我却并没有那番以前常有的憎恶心理。到第二天晚上再去，结果却如愿以偿，真是快感极了。我离开马耳他之前，我又去了几次。不过，老实说，这女子虽属可爱，我却始终没有感到性交的乐趣，一度性交之后，总想立刻把我的身体转过去。从此以后，我又和十多个女子有过性交的关系。不过这在我总觉得很吃力，每次总要留下一些憎厌的心理。总之，我知道正常的性交与我是无缘的，它实在是耗钱、吃力、不讨好，甚至是有危险的一种手淫。"精神治疗的方法一般所能希望的成效最好的也不过如此而已。

还有一点必须说明：这种种治疗的方法，即使对于根深蒂固的逆转例子，也可以说有几分效力。这种效力，说得最好些，也不过大体上把逆转的人引上双性两可的一条路，使他从此以后在同性或异性的对象身上，都可以取得一些满足。

不过这样一来，这样强勉地把性冲动移花接木，或把它原有的抛锚处移动一下，对于一个人性格的稳定和他的比较严格的道德生活，实在是很不利的。同时，从民族的立场看，使逆转的人居然结婚生子，也并不是一件值得庆贺的事。一个逆转的人和一个健全的异性的人结婚，所生子女事实上也许并不不健全，不过不健全的可能性是同样的大，谁都不敢说这种结合的危险性有限，也不妨尝试一下。

总之，如果一个逆转的人真正不满于自身的状态，有心于加以改正，而向专家请教，专家当然不容易拒绝，也自不忍拒绝；不过未来的成败如何，成功到什么程度，成功后的结果又如何，都是不容我们乐观的。

不过治疗的方法依然有它的用武之地。要直接抑制逆转的倾向，固然不必，也比较不可能，但其他治疗的需要还有；又有人很乐观而轻描淡写地以为同性恋不过是"不修边幅不识体貌的一种"（笔者真见有人主张过），但此种不修不识的背景里，安知没有一些应当治疗的病态？逆转的人，就很大一部分例子而言，在一般体格方面，有时单独在性能方面，总有几分以前医学上所称的神经衰弱。

有的例子则在性能方面感觉过于锐敏，虽极微小的刺激也可以引起反应，而这种感觉锐敏又大抵和一般的神经过敏同时存在。他不但在知觉方面易于接受刺激，在情绪方面也易于感到接触，有时则又不免因一己的变态关系，而突然感到恐怖或一阵焦虑，可以弄得十分狼狈。这一类的情形都是需要治疗的，或用镇静剂，例如各种溴化物，或用强壮剂或补益剂，视情形而定。治疗、浴疗、体操或运动、可以增进健康的职业、搬家与环境的更换等等寻常治疗神经疲惫的方法都有人提倡过，认为不但对同性恋有效，对其他各式性歧变的例子也大概有些益处。许多逆转的例子，只要身体健康上无问题，对自己的性变态是不大引为可虑的。因此，也正唯其有这种情形，如果有特殊医疗的需要时，这种需要总需设法加以满足，而在平时，生理卫生与心理卫生的培植，也绝对不容忽略。逆转的状态虽不能因此消除，但一方面专家的开导既增加了当事人的自知之明，专家的同情心又使他生活上多了一种信赖，逆转状态所引起的焦虑必由此可以减轻，它所激成行为上的流放必然可得约束，而整个的逆转倾向必因此可以受理性的自我制裁。就大多数的例子说，他们所必需的治疗不过如此而已。就许多例子而言，所可发生效力的治疗也不过如此而已。

逆转的人是否应结婚，有时也成为问题之一，固然大多数这一婚姻在事实上是不征求医师或专家的意见便会缔结了的。当作一个治疗的方法看，无论逆转的人是男是女，婚姻是用不得的，绝对与无条件地用不得的。婚姻也许可以教逆转的人走上双性两可的路，但如果他在婚前早就有此两可的倾向，那也就根本无需婚姻的治疗方法。至于想把逆转的冲动取消，尤其是如果在婚前此种冲动并没有丝毫消散的倾向，则成功的机会真是微乎其微。总之，婚姻是没有好处的，而它的害处却很显然。逆转的人对婚姻本是不感兴趣的，现强其所难，势必引起一种憎恶的心理，已醉而强酒，醉的程度不免加快加强，厌婚姻而强婚姻，逆转的状态亦必不免增剧。这是有实例可以作证的。这些例子，在未婚以前，本属太平无事。

在结婚不久以后，这种婚姻表面上看去还是相当美满的，他们忽然因性行为的不检而入了法网。总之，正常的性交，无论其为在婚姻以外或婚姻以内，决不是纠正逆转状态的一个方法，而嫖妓一途尤其走不得，因为妓女所能表示的女子的性格，是逆转的人所最仇恨的。比较有效而引人入胜的一法还是就异性之中，找一个温良明敏的对象，而和她发生柏拉图式的友谊关系。如果在这异性的朋友身上又找得到当事人在同性对象身上所能找到的种种特点，而这些特点又属当事人所能欣赏，那就更好，因为这种友谊关系，比起正常的性交关系来，更有希望可以供给一些上文所谓联想治疗法的功效。一个有先天根据的逆转者可以说是一个通体逆转的人，如果他的精神状态可以因外力而修正的活，这种外力的运用必须是逐渐的和多方面的才行。

无论婚内或婚外的性交决不能被当做治疗的方法。固然有如上述，倘若说逆转的人一定结不得婚，无论如何必须加以禁止，那也不必。逆转状态如此，其他比较深刻的歧变状态也未尝不如此。事实上，逆转的人有家室生活的也不算少。

不过，我们认为婚姻尽管缔结却不应盲目从事，也不应过于抱什么奢望。大抵对方的年龄不应大小，并且对方在成婚之前，对于未来的配偶究竟是怎样一个人，成婚以后，将来会有什么成败利钝也应当先有充分的认识。如果双方的情意相投，这样一桩婚姻是可以差强人意的，甚至还说得上美满两个字。不过无论如何，我们应当记住，任何一方要取得充分的性满足是机会很小的。逆转的一方，除非同时也有真正的双性两可的倾向（大多数双性两可的人是侧重于同性恋一方面的），要对异性的人表示一种毫无隐蔽的挚爱和完全放任的热情，是不可能的。而这种挚爱与热情却是性爱关系的基本因素，必不可少的。逆转的男人的性器官未必不宜于性交，但性交之际也许必须靠一番想象的力量，把对方当做一个同性而非异性的人，甚至把这种力量完全转移在另一个可爱而同性的人身上。用力在此，无闲心在彼。这样的性生活对逆转的一方是不会有很大的满意的，而在不逆转的一方，即使在意识上对于这种性关系的不很完整的状态不很了了，在本能上，终必不免有失望与沉郁不舒之感，甚或引起厌恶心理也是可能的。所以这一类的结合，如果索性把性交的满足搁置不问，而把双方的关系完全建构在其他共同兴趣上，未来的幸福倒可以比较多些。

至于子女的生育是否应列在这些共同兴趣之内，也是一个重要的问题，而不一定毅然加以否定的答复。大体上说，我们固然完全可以肯定地定下一个原则来，就是凡属有先天同性恋倾向的人是不应当生育的。不过，如果逆转的一方在其他的身心方面很属健全，而其所从出的家世又相当清白，同时，不逆转的一方又属完全正常无缺，则所生孩子未尝没有比较健全的希望。逆转的人是往往喜欢有子女的。对于不逆转的一方，孩子也是一种慰藉的力量，因而可以使婚姻生活更加巩固。不过就一般情形而言，这种结合总是不稳定的，分居与被第三者离间的机会总比较多。因此，家庭环境风雨飘摇的危险也比较大，这对于孩子也是不利的。

在现今的社会形势下，为先天逆转的人计，比较最圆满的办法是：由他尽管保留他所特有的性观念与性理想、特有的内在的种种本能倾向，根本放弃去变就常态的企图，对他变态的情欲也根本不追求什么直接与比较粗率的满足，他间或不免就自动恋方面觅取情欲的出路，虽不满意，亦属事不得已，只好听之。这是不足为奇的，不少操行很好的逆转的人就这样做。例如有一个和笔者通讯的男人，他在十九岁以前是有过同性恋的经验的，但后来就停止了。他写道："偶尔我可以连上数月不手淫。但偶然手淫一次以后，我的精神上就觉得比较自足，不过我对于其他男子的爱慕，从此就更觉得情不自禁。我的最好的朋友们当然不知道我对他们如何倾倒。如果知道，一定要引为奇事。这种倾倒的心理和一般同性恋的情绪，只有我自己知道。从朋友的立场看，我的性生活是没有什么不正常的。我相信从我的品性与行为来看，决没有丝毫的痕迹可以教别人疑心我在情欲方面竟可以和一般人所知道的'退化的人'属于同一个流品。不过我并不觉得自己一个退化的人。我对自己的情欲也并不以为有什么可耻的地方。不过我不愿意让人家知道，人家一知道便不免看不起我，因而影响到我的身份与地位，身份地位如有变动，那就可耻了。"

还有一个男人例子。他也从来没有和别人发生过同性恋的关系。他是一个海军军官过着很忙和很活泼的生活，不属于性的范围以内的友谊很多，并且很能在这种友谊里取得生活上的满足。他写道："我在任何方面都没有近乎女性的表示。我过的生活是很艰苦的，也很危险的，但这也是我志愿所在，从不退避。我对于在性方面可爱的男人，一心但愿和他们做伴侣，我平生最快乐的日子就是有这种伴侣生活的日子。不过我的欲望也不完全是性的，其中50%是心理方面的十足的投合与和谐，只是性的吸引而没有此种附带的情投意合的生活是不行的。因为深怕失掉这种伴侣的关系，我始终没有敢向所爱的人作过进一步的表示，而假设真要作进一步的表示，而另觅男妓做对象，则这种情意上的和谐我以为又是不可能的。我是和别的男子不同的，我以前不免以此为可耻，这种羞恶的心理现在过去了。我现在的看法是，我这种状态，就我个人而论，是自然的。"

对于有的逆转的人，前面两个例子的行为是几乎不可能的；对于许多别的例子，这种行为是可能的，不过得经过一番很痛苦的挣扎，需赔上许多本可以用在事业上的精力。不过就一大部分逆转的人而言，他们的性冲动事实上是不很强烈的。这种冲动固然与正常的冲动不同，因此不免过分在意识界徘徊不去，而又因不容易得到满足，更不免变本加厉地亦意识上不断动荡，但实力终究是不大的。

所以，他们只需在同性之中选择气味相投的分子，缔结一些柏拉图式的友谊也就可以得到很大的满足。如果这种例子能进一步把柏拉图本人和古希腊诗人的作品中关于同性恋的情绪和理想研究一下从而加以体会，这种友谊便可以进入一个更高的境界。近代作家中如美国诗人惠特曼（Walt Whitman）、英国的卡本特、法国的纪德（Andre Gide），都值得参考。

我们还要记得一层，逆转的性冲动是比较最容易升华的（参见本书第八章末节）。弗洛伊德认为同性恋的人只要把异性恋冲动确立以后，升华的发展是可以跟踪而来的。从此以后，欲力所至，可以为友谊关系，可以为伴侣生活，可以表现为同舟共济的精神，可以推进天下一家的理想。确像弗氏所说，升华必待异性恋的倾向确立以后，那我以为十有九例将永无升华的一日。因为，前文早已说过，对于先天逆转的人，要同性恋转变为异性恋，事实上等于不可能。幸而就我们观察所及，类此升华的功能是很早就可以发生的，本不必等到这样一个也许永远不会来到的日子，而即在同性恋的冲动早已确立不移的人，也还可以培植此种功夫，也不必等待其性冲动转入异性恋的轨道之后。并且这种实例也还不少，逆转的人替同性的人做些老安少怀的社会事业与慈善事业的例子所在皆有，并且做得很热心，这显然表示事业中也自有乐地。所病不求则罢了，求则得之。

有一位先辈是教友派的一个信徒。他是一个男人，家世中有不少分子在神经上有不健全的倾向，同时却又有很特出的智力。这位男子本人也复如此。他自己又有同性恋的冲动，但除了很轻微的表现而外，他是从来不让这种冲动发展出来而见诸行为的。他已经结婚，不过他的异性恋的冲动却不强烈。他在信中写道："双性两可的人似乎最能博爱。其对象是全人类，不只是一个人。一样是以心力事人，这也许是更尊贵而更有用的一种。即如科学的研究也未始不是以心力事人的一种，一个人一生能写出若干篇科学论文来，对真理多所发明，即不只替自己添了许多化身，其为造福人群，岂不比生育一大批孩子似乎更见得有用。"这是同性恋的倾向转入科学创作的一例。但转入宗教的努力的一途的例子更要多些。

　　另一个和笔者通信的例子，他平时很喜欢研究但丁并且自以为有双性两可的倾向，他写道："我认为性与宗教之间有一个密切的关联。我所熟悉的逆转的人（四个男子）全都是虔敬的宗教信徒。我自己就是一个在英国教会中服务的人。我自己有一个理论，恋爱的要素是不自私地以心力事人。我笃信为人服务是人生幸福的唯一钥匙，也唯有以此为钥匙的人才获得真正的幸福。无论逆转的人或不逆转的人，对于外来的观感，无论在心门上敲得如何紧急，总有一部分是要加以排斥的。对于许多青年男女，我都觉得美丽可爱，我都受到感动。但我把这种灵感转移到宗教与日常事业上去，而尽力自持，养成一种定力，不让这心完全放散出去而过分受私人情欲的驱策。在我的精神发育的过程里，我已经越过那风波最险恶的阶段。也许有一天我可以碰上我中意的女人，而自身可以经验到做爸爸的乐趣。"

　　前面所说，固然只能对比较高等的逆转者发生兴趣，而不足以语于一般的逆转的例子。不过，我们不妨再写一笔，这种高等的逆转者为数并不太少，在全数之中实在要占很大的一部分。在对于自身的特殊状态有充分的了解以前，他们容易觉得宇宙虽大，他们不过是一些穷途流浪而无处栖身的人。一旦这种了解有长足的进展，他们自身的幸福和他们对于社会的功用也就随而增加，从此让他们可以感觉到，天覆地载之中未尝没有他们的地位，即使他们始终保持他们的故我，这地位也依然存在，并且这地位也还未始不是值得教人欣慕的一种。

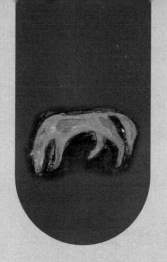

第六章

婚姻

Psychology of Sex

第一节 引论（绝欲问题）

从社会的立场说，也多少从生物学的立场说，婚姻是性关系的一种。凡加入这种关系的人总立意要教它可以维持永久，初不论在加入时有无法律或宗教的许可。不过在入题以前，我们似乎应该把绝欲或禁止性交的问题与夫绝欲后所发生的恶劣影响，无论其为真实的或者传说的，先简要地考虑一下。

绝欲的问题自来经历过好几个阶段。在一百年以前，这问题是极难得和医师发生接触的。即使发生接触，他在情理范围以内所能说的话是：就男子论，婚姻以外的绝欲是道德的，而性交是不道德的（不过这是冠冕的说法，私人的行事是不一定受这限制的，即男人在婚外有无性交的行为是个人可以自由抉择的一件事）。至于女人，她是公认为没有性要求的，因此，绝欲与否，就不成问题了。后来，当本书的部分读者入世后不久的时期里，社会状态发生了变迁，一般人对性的题目的态度也比较公开了，于是就有人开始向医生请教，要他对绝欲的问题谈几条大家可以遵守的原则来。结果就演成不少笼统与模糊的说法，认为节欲是无伤害的，这种说法可以说是全无意义，并且还可以有被人任意利用的危险。例如，有的道学家之类主张生育子女而外，为传宗接代的必需而外，一个人尽可以绝欲。

易言之，即一生中只需有两三度的性交，于事已足。这一类道学家就大可利用这种说法而踌躇满志。毫无疑问，一般肌肉系统和内分泌系统的撙节利用是于健康无碍的，与性的功能有关的肌肉和内分泌腺的节用也未始不如此。不过，这一类绝欲的说法失诸咬文嚼字，故弄玄虚，稍知自尊自爱的医业中人是不屑一做的。

所以，日子一多，这种似是而非的努力，就掉进庸医和江湖医生的手里，一般民众对于性知识既缺乏，即有一知半解，又大都是些传统的观点，也就成为这一类庸医的敛钱的工具。真正的医生原是准备应付实际的病例的，无论是预防未然的病，或治疗已然的病，他所接触的都是一些活泼的男人与女人，而不是一些抽象的说法或死板的条文。这一层现在很多人已经明白了解，且自近年以来，性道德的观念既然也不像以前那般呆板，绝欲问题究应如何应付，也就比以前活动得多，而不限于一个千篇一律的答案了。

在以前，大家对于绝欲的危害不是估计得太大，便是估计得太小。一方面，有人以为绝欲的困难和危害是微小得不足挂齿的，不惜舌敝唇焦的向人述说。这种人大部属于本文所称的道学家一类，他们对于道德的兴趣实在是浓厚得过了分，他们所日夜焦虑的是人心不古，世道衰微。在另一方面，有人以为各式各样的疯癫，各种不同的神经错乱，是绝欲所酿成的。这样一个极端的看法虽局部与一部分古代的传说有关，而局部也未始不是道学家的看法所引起的反响。据我们所知，在先天健康的人中，只是绝欲一端似乎不会酿成任何严重的精神病或神经病的。

以绝欲为此种病态之因的人是犯了一个很普通的错误，就是把前后发生的关系当做前因后果的关系。反过来，如果一个一生淫纵的人后来也得了这种病态，我们如把病源归咎到性冲动的身上，也是同样不合逻辑。弗洛伊德在1908年说过一句话："组织成我们社会的分子，就先天气质而论，大多数是不配讲绝欲的。"不过弗氏接着又说过几句极有意义而值得我们牢记的话："绝欲是可以引起极大困难的，但必得有一个先决条件，就是有神经病先天倾向这条件存在，则绝欲的结果，不免引起神经病态，特别是所谓忧郁性的神经病（anxiety neu rosis）。"在后来的《导论演讲集》（Introductory Lectures）里，弗氏又说："我们一定要谨慎，不要把绝欲对于神经病的影响看得过分重要了。因久旷而欲力累积所造成的可以致病的状态里，只有一小部分可以用唾手得来或用钱换来的性交来减轻。"我们都知道，弗氏从来没有把性冲动对于生命的意义估得太低，所以他这一番见证的话是特别有价值。还有一点值得参考的事实，天主教的神父在神经方面的健康大多极好，难得因绝欲而发生困难或痛苦。洛温费尔德也提出过这一点，洛氏对这问题的经验很丰富，并且曾用不偏不倚的眼光加以研究，他的结论也复如此。他的解释是：或许因为神父的贞操生活是从幼年便养成的，所以没有困难。

我们还应牢记生命是一种艺术。而这种艺术的秘诀是在维持两种相反而又相成的势力的平衡。一是张，现在叫作抑制；一是弛，现在叫作表达或发扬。广义的抑制，而不是精神分析家有时所了解的狭义的抑制，也未尝不是生命的一个中心事实，其地位并不在于表达。我们在同一时间里，总是不断地在那里抑制一部分的冲动，而表达另一部分的冲动。抑制本身并无坏处且有好处。因为它是表达的先决条件。不先抑制于前，何来表达于后？抑制也不是文明生活所独具的特点，在比较原始的各时代里，它也是同样显著。甚至在动物里也很容易观察得到。抑制既然是这样一个自然的东西，其对于人生在大体上决不会有害处，是可以推想而知的。抑制不得其当的弊病固然也有，特别是对那些先天禀赋浅薄而在身心两方面不善作和谐的调适的人。不过这些终究是例外。

不过我们也不否认，绝欲的结果即使对生命的安全与神志的清明不发生威胁，就许多健康与活动的人而言还是可以引起不少很实在的困难的。在生理方面，它可以引起小范围的扰乱，使人感到不舒适。在心理方面，对性冲动既不能不驱遣，而又驱遣不去，结果是一个不断来复的挣扎与焦虑，而越是驱遣不成，神经上性的意象越是纷然杂陈，那种不健全的性感过敏状态越是来得发展，这两种倾向更会转变而为一种虚伪的贞静的表现，特别是在女人中。例如有一个大学青年在此，他非常能守身如玉，志气也很远大，愿意把所有的力量放在学业上面，但因和性冲动挣扎的关系，在精神上不免忍受着大量的焦虑和抑郁。许多女人也是如此，她们或许也在求学时代，或许已经加入社会而从事各种作业，冲动之来，无法排遣，只好在学业上、工作上或体育运动上加倍努力，甚至弄得筋疲力尽，头昏眼花，也还是不能排遣。笔者有时甚至以为女子在这方面所感受的苦难要比男人为大，倒不是因为升华的功夫在女人比在男人为难（弗洛伊德有此见解），也不是因为女人的性冲动要比男人为强，而是因为在婚外发生性关系的机会，在男人比在女人为大。从来如此，现在也未尝不如此。同时，还有一层，就是守身如玉的男子还有一条正常的出路，就是睡眠期间自动的兴奋作用，而在女人，除非她以前有过性经验，这种作用是比较很难发生的。初不问其人性欲强烈到什么程度，往往越是才性过人的女人在这方面的困苦越是大，因为越是这种女人，越不愿意把她的困苦诉说出来。

戴维斯女医生在她的研究用的征求意见稿里曾经提出这样的一个问题来：为了身心两方面的十足的健康设想，你认为性交是必须的么？我们可以很有趣地把1000多个女人对这问题的回答参考一下。当然我们得记住，这些回答，即使一般都能考虑到比较严格的生理与心理的需要，也还不一定全都能考虑到，其间自然有许多不能避免的道德标准、社会观念以及流俗的成见等等的影响。不过我们从这些答案里，总可以了解一点，就是在二十世纪初年长大的美国知识界妇女，对这问题究竟有些怎样的私人观感。1000多个答案中，我们发现38.7%（即394人）认为性交是必须的，其中部分更认为是绝对必须的，大部分则附上一些特殊的条件，还有一小部分则不十分肯定。其余的大多数即61.2%（622人）认为不必须，有的认为绝对不必须，也有一小部分不十分肯定。认为必须而附有条件的答复里，其所附的条件自不很一律：有的以为"特别是为男子"是必须的。有的认为"为心理的健康"，诚然，为身体的健康，则否；有的添上"为生命的完整"或"为某几类的人"一类的字样。在认为不必须的一方也附有不少有条件的说法：有许多答案说"不必须，然而是正常的"，有的"不必须，然而是可以的"；有的"为真正十足的心理健康是不必须的"；有的"不必须，但有困难"；有的"不必须，但没有性交体验的人似乎显得很粗糙鲁莽，而身心方面也似乎有些干瘪的样子"。一个很有趣的旁证参考价值是：在那些认为不必须的女子中59.5%，即半数以上是有手淫习惯的；而在认为必须的一方，则有手淫习惯的人更多（76%），这当然更是在意料之中，不足为奇了。认为必须的一方有过性交经验的例子要比认为不必须的一方为多，也是很自然而可以料想得到的。

　　凡是把绝欲的困难与痛苦看得不无足轻重的人应该参考一

下基督教初期许多禁欲主义者在沙漠里的经验，例如帕拉狄乌斯（Palladius）在《天堂》*Paradise*一书里所叙述的东西。这些独身绝欲的人都有强健的身体与坚忍的意志，他们对于禁欲主义所昭示的理想是准备全神贯注地求其实现的，他们所处的沙漠环境，为实现这种理想计，真正再理想也没有了，而他们日常生活所守的戒律真正严厉到某种程度，在我们看来，不但是不可能，并且几乎是不可想象。可是，他们感到困难而排遣不来的一点，始终是性的诱惑。终他们一生，这种诱惑多少总不断地和他们为难。

还有一件事实可以警告我们，对于这问题不要轻易听从许多近乎道学家的老生常谈，我们可以抛开古代禁欲主义者的经验不论，而就目前的情形而说，一切比较精密的研究都证明，真正能绝欲而历久不懈的人，即真正没有任何方式的性的活动的人，即使我们把从事于医业的人包括在内，事实上是很少很少的。除非我们把这些方式都除开不算，例如勾引异性、搭讪一类虽正常而不完全的性满足的方式，又如种种歧变的性活动，又如自动恋的种种表现等等，那数目自然是比较大了。罗雷德是这方面很有经验的一位医学家，他在好几年前就说过，绝欲或绝对童贞的现象是根本没有的，少数真正能绝欲或真正毫无性的表现的人无非是一些性能或性感缺乏（sexual anaesthesia）的例子罢了。至于表面上好像是性操贞洁的例子比较多，那大体上是因为各国传统的风气不同，而这种风气又不外两途径：一是嫖娼的途径，二是手淫的途径。事实上在这题目上医师也分两派：一派极端地反对手淫，认为是乾刚正气的一种玷污，而对于嫖娼，却持一个较宽大的态度；另一派则极端反对宿娼，认为是一种危险而下道德的行为，而对于手淫却比较宽容。不过，沃瑞尔则认为二者是一丘之貉。在他看来，与一个不关痛痒的异性发生嫖娼的行为，"也不过是手淫的一种方式罢了"。这一段讨论是非常值得医师们参考的，他们在行医时，对于因性欲的不满足而发生的各种症候，例如局部的充血、失眠、易于发怒、抑郁、头痛以及各种模糊的神经的症候，必须设法加以治疗或减轻，这一类的讨论到那时就有相当用处了。如设这一类的症候再进一步，逼近精神的领域，那其间我们总可以发现一些别的合作的原因，精神分析者因为要推寻这一类的原因，曾经在下意识或潜意识的领域里发现过不少的弯曲的小径。按洛温费尔德的观察，在24岁以下绝欲的生活对男子所发生的困难很少。即在24岁以后，困难虽有也还不至于到一个必须请就医的程度。不过希尔虚弗尔德则以为30岁以前绝欲而30岁以后方才结婚的男子是要相当感受到一些困苦的。无论如何，要绝欲的经验成为神经病态的一个原因，先天气质的恶劣是一个必须条件，而此种神经病态，据弗洛伊德、洛温费尔德以及其他专家的发现，无论患者是男是女，大部取所谓忧郁性的神经病的方式。

绝欲所引起的症候是需要治疗的，不过在性领域里的所谓治疗，事实上往往采取药物的方式，而用卫生调养的方式。而这种方式还得绸缪于未雨之先，才会发生效力。这调养的方式包括：朴素的生活、简单的食品、冷水浴、奢侈习惯的预防、一切身心两方面强烈刺激的避免、谨慎的交际、相当繁忙的工作、充分的户外运动等。一个孩子家世既清白，天赋又健康，再从小能得到此种调养的功夫，除非碰上不可避免的危险事故，是很有希望可以把性意识的开发延缓上数年的。

在理论上，我们尽管承认儿童自也有其性的活动，但这种理论终究是很抽象的，和性的自觉发展的迟缓并不冲突。又因为性的自觉发展尽管延缓，相当的性教育的实施依然可以进行，其中也并无妨碍。不过一旦性的自觉已经发展开来，而有机的性冲动已经在意识上作有力的冲击，这一类很好的调养方法就不像有的人所口讲指画的那般有效了。无论如何，这些办法还是值得执行的，它们的效用虽不如以前所说的那样大，有时也未始不能减轻或牵制性冲动的扫荡的力量，不过我们决不能抱什么奢望就是了。适当的肢体运动，实际上不但不能抑制性欲，并且往往是一个可以激发性欲的一个刺激，在男女都是一样。只有过分剧烈而使全身疲惫不堪的运动才有一些抑制的影响，但这种运动又是违反了健康的原则的。肉食的避免也是同样没有多大效力的，希尔虚弗尔德曾指出过，肉食的兽类所表示的性的兴趣反而要比谷食的兽类为冷淡。至于脑力的工作，有时即使是纯粹抽象的一类，也容易激发性的兴奋。这是不足为怪的，任何一般的摄生方法，对全身既有增加精力的效能，而性的领域又既属全身的一部分，自亦不能不分受其惠；我们决不能一面设法教全身的精力增加，而另一面又强加干涉，不使一部分多出来的精力分发到性领域里去。

诚然，我们可以把性的精力转化成别的更神妙的方式，但我们以前也提到过，以后还有详细考虑的机会，这精力之中只有一小部分是可以这样升华的。弗洛伊德说得好，性的精力之于我们的身体，好同热力之于机器，只有一部分是可以转化成工作的。当然我们还可以用药物来对付剩余的性的精力，特别通用的和也许比较最有效的是各种溴化物。不过药物的用途毕竟有限。它对某一种人是有用的，就是神经衰弱、感觉过敏而其性兴奋又并不是性的精力的自然表现的那种人。对于身体强健、性能焕发的人，溴化物是往往全无效力的，除非是因特别大的剂量，但剂量一大，性能固然受了管束，其他精神方面比较细腻的活动也就不免遭受一番萎缩的打击。性冲动是一个伟大自然的冲动，用之有节，它对于人生可以发生许多好处，如果这种好处因药物而横受糟蹋，当然也不是一个满意的办法。总之，绝欲期间性能的应付是一个很难的问题，我们应承认目前的学识有限，还无法解决，但我们应当注意两点，一是碰到社会环境所已造成的许多困难的时候，应明白承认它们，不应用老生常谈的方法把它们轻轻搁过一边。二是在可能范围以内，还应当让有问题的本人自己去伺机设法解决他或她的问题，我们最好不要故作解人的帮忙以免得帮倒忙。

医学界有部分人很大胆地公开说："对于这个问题他们自己总得负起一个无限制的责任来。"一个有问题的人来了，假如说是一个天主教的神父，或者是嫁给了一个阳痿丈夫的妇人，因为长期绝欲的关系，此人显然在神经方面有些问题。

这一些医师们拍着胸脯说："我们的责任来了，我们得坚决劝他（她）找性交的机会。"笔者以为这是不对的。即不论性交的这个药方是否真有效力，即开方子的人究竟能不能担保，也不论这个方子的合乎道德与否，当医师的人这样随便越出了他的业务范围说话，至少也得考虑到：如果向他请教的人真照了他的方子行事，在求教的人身上，除了生理的一端而外还会发生些什么影响。再就刚才不论的两点而言，关于第一点，笔者认为是未必十分有效的。关于第二点，笔者认为简直是不道德的，医师暗中劝告这种寻找性交的机会，而他在公开的场合也许根本反对一切乱交行为。或者明说反对，或者在言词间暗含反对的意思，总表示他对乱交是不赞成的。如今公开的是一种话，而暗地里又是一种话且两者完全背道而驰，这岂不是非道德么？至于对求教的人本身的影响，笔者还可以申说一下。

如果那个神父或那个守活寡的妇人真照了方子去干事，在前者，其结果势必至于和他的宗教信仰及职业的人格发生正面的冲突，而在后者，势必至于教她的社会地位一落千丈。这种冲突与社会地位跌落的影响，即单单就生理的健康而论，又何尝是有利的呢？其为不利，也许比因禁欲的挣扎而发生的更进一步；禁欲的挣扎方去，而道德的挣扎已来，结果只是一个以暴易暴而事实上道德的挣扎所引起的痛苦大概更要在禁欲的挣扎之上。笔者以为如果一位医生不得不越职言事的话，他应该把问题以及各种可能的出路的是非利害明白地、宽泛地、不偏不倚地向求教的人交代清楚。至于抉择那一条出路，应由请教的人自己决定，因为这原是他自己的责任，别人不能越俎代庖的。医生的责任在这里好比是一个督促陪审官的法官，他只能把案子的原委审问明白，至于有罪无罪的判决，那是陪审官的事而不是他的事。医师果真能这样去做，他不但可以不出乱子，并且同时可以让求教的人心气上更平和一些，态度上更合理一些，可以使他不操刀从事。硬把一个不容易解的结一刀两段。快刀斩乱麻的办法在别的地方也许有用处，在别人也许可以出这样一个主意，但是在性的问题上，从医师的嘴里说出来，却是很不相宜的。

要补救绝欲的弊病，天下通行的唯一方法：只要环境良好，条件适当，无疑也是最美满的方法即是一个人地相宜的婚姻。

第二节　婚姻的可取性

　　现代的医生比从前的多了一种任务，就是在婚姻的可取性一点上，向他求教的人比从前多了许多。凡是快要结婚的人，对于未来夫妻的幸福或子女的健康发生疑问时，总要找他帮助解答。医生在这方面的意见，在以前是比较不受人重视的，现在也更有分量了。因此，做医生的今后要特别小心，不要再轻率地用些老生常谈把求教者打发走，而应尽能力所及，在替他作一番郑重与周密的考虑后，再发言。此种考虑所必须依据的科学资料现在还不完全，也还没有整理清楚。至少对一大部分婚姻的例子，这种资料还不很适用。不过整理的工作目前已经开始，在不远的将来即可应用，到那时我们或许可以预料一桩婚姻可能的结果，这种预料虽未必完全准确，总要比目前准确得多。就目前论，霍尼女士（Karen Horney）在一度研究这问题后，也说就是精神分析的方法（她对这种方法是有很大信仰的）。

也不能教我们窥视婚姻问题的底蕴而知所预测。不过婚姻问题终究是一个社会学的问题，我们如追根寻底，不免越出我们的课题的范围。我们在这里所能讨论的，事实上只能限于这问题的一小部分，甚至只是这一个部分的一些端倪而已。

列举一个时常发生的简单的例子。一个青年男人或青年女人，事前既不向家人亲友说明，临事又不听别人的劝告，突如其来地宣告行将和某某人结婚。不过这样一桩婚事，即使表面上并不违反什么优生的原则，而实际上从别的立场看，是绝对人地不相宜的。也许第三者看不过去，总希望这样一个坏姻缘可以打消，于是便向医生请教，并且有时还指望他明白地宣告，说明那轻率从事的对方实是一个精神上不健全的人。对方精神上究竟健全与否，是应该仔细探讨的一个问题。

不过，就大多数的例子而言，这是一个接近罗织罪名的说法，那所谓轻率从事的对方或许在遗传上有一些轻微的神经变态的倾向。但这种变态，即使可以叫作变态，在分量上实在是很轻微而并不超越寻常生理的限度，因此，单单把医师找来而凭他的片言只语，是不足决定的。莎翁剧本里所描写的罗密欧与朱丽叶（Romeo and Juliet）一类的情侣，因为不胜一时兴奋之故，把反对他们结合的社会障碍完全置之度外，这是有的。但他们并不疯狂，除非是我们从文学的立场接受勃尔登在《愁的解剖》（*Anatomy of Melancholy*）一书里反复阐论的说法，认为在所有恋爱状态中的人是疯狂的。就大多数的例子而言，我们所遇见的决不是两个疯狂的人，而是两个还没有从"狂风骤雨"里冲出来的青年。新发展的性爱生活原是这场风雨的一部分，当其突然来临的时候，势必至于产生一种生理上的惊扰与此种惊扰所引起的精神上的失其平衡。一刹那风息而止，生理的惊扰既消，精神的平衡自然恢复，并且更不至于发生第二次。

再举一种很有代表性的例子。一个行为正直而操守纯洁的青年男子，或因一时的好奇，或偶然听了朋友的怂恿，或完全出于偶然巧合，认识了一个妓女，情投意合，竟想与她结婚，他的动机是十分理想的，他以为妓女是俗人眼里最下贱的东西，既受人糟蹋，又永远得不到翻身。他这一来，就可以把她营救出来，永离苦海，岂不是功德无量。至少这是他当时自觉的动机，在他比较不自觉的心理里，一种正在暗中摸索的性冲动固然也未尝不存在，不过在那时是不免被营救的理想所隐蔽而看不大出的。同妓女结婚，在原则上本来没有什么不可以，事实上结果美满的例子也未尝没有。不过在男子方面总得是个成熟而有经验的人，且在成婚之前也一定有过一番谨慎的选择。如果在一个初出茅庐的男子，天真一片，再加上理想所唤起的一般热情，莽撞做去，结果大概是不会圆满的。我们碰到这种例子，最好的办法是暂时取一种虚与委曲的态度，然后相机劝阻。直接与强烈的禁遏手段非但不可行，并且适足以煽动他的热情，让大错的铸成更不免急转直下。虚与委曲的用意是让他把婚事暂缓下来。在这延缓的期间，就可以设法教他对所爱的人有一番静心观察的机会。结果，他对于对方所估计价值也许会降下来，而和亲戚朋友所估计相差不远。到那时，这样一桩婚事便不打自消了。

再比如一个青年女人，一时为情感所驱，想草率地和人家成婚。做家长或监护人的往往可以想法使她改换一个环境，让新的兴趣和新的友谊取而代之。有时（在第一次世界大战时，这是屡见不鲜的）一个青年女人，一时意兴所至，想和一个社会阶级比她自己低的男子结婚。无论我们对于阶级的观念如何不重视，这样一桩婚事是应当竭力加以反对的。因为它很不容易有美满的结果，而当事的女人，如果能悬崖勒马，自己也决不追悔这马是不应当被勒的。近年小说里的恰特里夫人虽一时爱上了一个农家子弟，但如真要嫁给他做他的妻子，未来的生活是决不会幸福的。这一类拿一见倾心做根据的造次结合往往要产生一系列悲惨的结果。因此，我们如果在完婚之前能设法加以阻止，这种设法总是合理的。固然我们也承认在"远亲远亲"或"远看一朵花，近看一面麻"的说法下，障碍越多，在恋爱状态中的青年越是一往情深，追求得越用力，越不甘心舍弃。即使障碍发生效力，使一段姻缘功败垂成，在当事人也许会引为终身的一大憾事。英国小说大家狄更斯（Dickens）的经验是很多名望赶不上他的人同样身受过的。狄氏早年曾经爱上一个女人，但终于被她拒绝，没有缔结姻缘。后来这女人在狄氏的想象中成为十全十美的女性典型。他的作品里的女主角也无形中拿她做了蓝本，但最后双方再度有机会见面时，狄氏终于不免大失所望，垂头丧气。

婚姻也有许多我们局外人的注意所达不到的特殊的疑难问题。但看不到，并不就证明没有问题。男女两人之间，不发生婚姻之议则已，否则总有一些要解决的问题的，问题发生的方面尽管很不一致，可其为问题则一，而这一类的问题之中，总有一部分会请教到医生手里。近年以来，求教人的更一天多似一天，且所请教的问题的方面也一天比一天增加了。对这一类特殊一些的问题，我们在这里只能略微提到，一则为本书的范围所限，再则要解决这类问题，我们不易有什么固定不移和到处可用的简单的答案。每一桩婚事的每一个问题都得单独的解答，也许对A是最有利的解答对B却说不定是最有害的。兴许将来全世界的各大城市里我们都可有一种婚姻的咨询机关，专门帮助将婚与已婚的男女就婚姻问题的各方面寻求答案。已成立的柏林性学院（Sexual lnstitute of Berlin），可以看作这种机关的一个前驱。

此类问题包括年纪、个人的健康与家世的健康或遗传、婚前的体格检查、对于婚姻生活的准备与准备到何种程度、生育的延缓与节制，特别是夫妇在身心两方面可能融洽的程度，因为这种程度的深浅和婚姻幸福的大小往往大有关系。

婚姻的年龄问题就是对待晚婚早婚的问题。究竟晚早到什么程度才对夫妻的幸福以及健康子女的产生最为有利，是一个意见还相当有纷歧的问题。就目前论，这方面的资料数量上既嫌太少，范围上也不够宽广，使我们难以做出一些可以适用大多数人的答案。在美国费城，哈特和希尔兹（Shields）两人根据法院里婚姻关系专庭上所处理的案件和每一对夫妻因勃谿而构讼的次数来衡量年龄与婚姻生活美满程度的关系，发现早婚是不相宜的。而同时另一位费城的作家，柏特森（Patterson）在这方面的研究发现，在20岁以下缔结的婚姻中发生的龃龉并不比20岁以上缔结的婚姻中明显得更多。狄更生和比姆女士合作的调查里，发现凡属可以认为婚姻生活满意的（即双方能彼此适应而没不足之憾）妻子的平均婚龄比全部调查里的平均婚龄要大几岁。而在考虑到婚后同居生活的长短和后来分居或离婚的关系时，又发现婚年最早的人中，这种同居的期限倒也并不是最短的。成婚晚一些的女人当然比较明白自己生活里最需要的是什么而比较能有一些健全的主张，这固然是好处。但同时这种人的心理习惯大抵已趋固定，而在身体方面，也说不定已经有一些小毛病。这种习惯与毛病的存在对婚后夫妇间的顺应总要引起不少的困难。反过来，早婚的女人不但在心理方面较易适应新的环境，并且体格方面也比较健全，性交既不感困难，生育亦易于应付。这种比较，在一般人还不很了解，但事实确实如此。不过，实际上，问题并不只在年龄的大小，而且也和性格、智力及经验有关。单就年龄而论，目前的平均婚年也许是已经够高的了，并且往往是太高。近年来在婚姻问题的作家里，伯格杜弗尔（Burgdorfer）力主早婚。同时哈恨（Hagen）和克里斯欣的结论是，从优生学的立场，男子婚年应为25岁，而女子则在25岁以前，假如这样提早以后，不免遭遇种种困难。这种困难，无论多大，应该用最大的勇气来克服，不应回避退缩。在德国，男子的平均婚年是29岁，女子的是25岁，不过在数世纪以前，男子的是在19岁以下，女子的是在15岁以下，相差得实在是太多了。

无论在什么年龄结婚，为未来夫妇的关系和子女的生育设想，男女双方，都应当有一度周密的医学检查。这一层不但有利而值得做。就道德的立场说，也是义不容辞的。检查的手续并且要做得早。在婚约发表以前。在许多亲友知道以前，就应当做。当然，检查的工作也必须包括女人的妇科检查和男人的生殖与尿道检查。有人更主张，检查后必须有证书，而证书的有无应当成为婚约成败的第一个条件。因此在即将结婚的人应当被强迫接受检查而出示他或她的受检证书。在有的地方，这种主张已经有实现的倾向。不过这种检查的关系实在是大多了，即专为未来夫妇的幸福着想，而不参考到本节范围以外的种种优生学的需要，即将结婚的男女也是应当照做而愿意照做的，自不待外界的强制。

婚姻还应有另一种准备工作，其意义的重要更要在医学检查之上，而必须双方当事人在私下自己做的。这种准备工作是性知识和性感觉的自我检查。婚姻关系最重要的一部分当然是性关系。在发生这种极亲密的关系以前，双方对于自己和对方即将发生这种关系的条件，应当有一个比较清楚的认识。他们应当自问，对于自己和对方身体的构造和生理以及彼此对于性题目的情绪反应，已经有充分的了解。就一贯的情形而言，狄更生和比姆女士在他们的研究里所说到的一点是很寻常的，就是"少不更事的未来新郎觉得对方是'太神圣得'不可侵犯了。因此，对于她内部的结构，不便作什么探索的尝试。在未来的新娘方面也把自己当作是一棵树，那么一根实心的木头。这种男女对于生理与解剖的知识比起古代的波斯人来，并不高明得多少。"他们应当特别自问一下，他们对于婚姻之爱或床第之爱的观感究竟如何。我们知道有的夫妇深怕对方触摸到自己的私处和其他平时不大表露的发欲带部分；有的夫妇从来没有在浴室里碰过头，不是他怕见她，就是她怕见他。在这种情形下，身体上的开诚布公、和盘托出，既谈不到，要取得精神上的推心置腹、肝胆相照，更不必说了。这样，试问还有真正的婚姻结合可言么？戴维斯女医生发现，凡属婚前的准备，不论在哪方面都比较充分的女子，比起没有准备的来，其婚后生活的比较圆满，在百分数上要多占许多。

这种互相的认识当然不限于性的方面。婚姻关系中，性的关系既属中心，但并不是唯一的关系。我们了解有许多婚姻的例子里，真正的性关系始终不曾有过，但因双方有十足的性格上的认识，所以也不能算完全不圆满。许多婚姻的研究都认为性投情合是婚姻幸福的最大的钥匙。两个人的性情，单独看也许是很不差的，但放在一起，就合不起来，因此必须在婚前加以认识。留待婚后再加以体验是不适当的。最好在结婚以前，男女双方就能有较长期住在一起的机会，这同居住的环境必须能供给种种寻常必须解决的问题以至特别不容易解决的难题，让双方共同设法应付。果真这样，双方才可以观察到彼此，对自己、对第三者以及对一般事物的反应的方法。笔者特别提到对第三者以及一般事物的反应，因为只看双方彼此间的反应是不够的。这些在婚前婚后往往有很大的不同。天主教里的修士和修女必须经过一个见习期，见习及格才可以正式做修士和修女，笔者认为婚姻也应当有一个见习的阶段，见习有合格，才许在婚姻祭坛前立下正式的誓约。这种见习功夫究竟做到什么程度，包括不包括性交在内，是一个次要的问题。

所谓性情的投合，不一定指性情的相同，有时相反的情形也可以彼此和谐，不过只是性情的投合还嫌不够。见解、兴趣与才能的投合也是极关重要的。性情的不同，例如一个内向（introvert），一个外向（extrovert）也许是和谐而相辅相成的，也许比性情的相似和反应的相同更可以促进婚姻的幸福。不过要这种幸福的长足进展与长久维持，趣味与才能的相投也是极基本的，而所谓相投自然也不一定非相同不可。一方不喜好音乐，而一方则专心致志于音乐，这大概是不容易调和的。政治的见解不同，即使性关系很和合，怕也不一定能维持长久的美满。倘若宗教的信仰完全不合（如罗马式的天主教和福音主义的耶稣教），则婚姻决无和乐之理，无论如何不缔应结。应该知道在今日的时代，做太太的已经不止是一个纯粹的家庭的员司，她多少总有一些家庭以外的兴趣，所以对于外界社会生活里各种较大的活动与潮流，双方理应有些共同和相似的见解，只要大处相同，细节不同，就不要紧，所持的原则同，方法不同，也就不要紧，但如大处和原则上便有冲突，婚姻生活就难期美满。

不过我们总要记住，对于任何一桩婚事的事前的一切劝告或多或少总有几分臆断与预料的性质，未来是否一定成为事实，是谁也无法断定的。一对当事人，尤其要是很年轻的话，是会因发展而随时变迁的，今天如此，明天就不一定如此。

埃克斯纳（Exner）说得好："从心理的立场来看婚姻，把婚姻当作一个富有创造性的人格关系看，它根本是一个造诣的过程。这种关系，这种过程，在行婚礼的时候，不一定就会发生或开始的。"这造诣的过程也常常很缓慢，也许要费上好数年渐进的功夫，一种圆满的与深切的婚姻关系，才真正配叫作婚姻的婚姻关系，才有希望确立。表面上已到白头到老的阶段，而这种关系还没有确立的例子，也所在而有。

世间也有不少人，因为若干特殊的个人的原因不适宜于婚姻，而我们也便不以婚姻相劝。另有一部分人，因遗传的关系，为种种的健全起见，可以允许其结婚，而不许其生育子女；对于这种人，比任何方法要高明许多的不生育的方法是让做丈夫的接受绝育的外科手术。

第三节　婚姻美满的问题

　　往昔，婚姻是看作一种神圣的责任，不是由神道命定便是由国家仲裁。法国散文家蒙田（Montaigne）说："我们结婚不是为了自己。在当时，满意不满意的问题可以说是存在的，一个人把这种神圣的义务完成以后，就算是已经取得了幸福。至于那些得不到幸福的是一些例外的人和一些邪孽的人，可以不论。这种对婚姻的看法不但得到宗教的仲裁，也受到艺术的承认。冠冕一些的爱情小说，结果总是一个夫妇团圆、百年好合，而主持婚姻的教会也认为这是唯一可能的结果，另的结果是不可想象的。不过这种看法现在是早就过去了，事势所趋也是不能不过去的。所谓事势，一则指以前所承认的并不是真正的事实，而是想象所蒙蔽的事实。再则，近代的社会与生活状态确乎是比从前要复杂得多了。"到了今天，不但这种看法已经站不住，并且众人的见解已经走另一个极端，就是婚姻不仅不能供给百年好合的甜蜜生活，并且连相当的满意和幸福都拿不出来。

弗洛伊德在1908年就说过："大多数婚姻的结局是精神上的失望和生理上的剥夺。"又说："要消受得起婚姻的折磨，一个女人必须特别健康才行。"这一类的话出之于声望没有弗氏那般大作家之口的正不知更有多少，我们只要愿意，就可以连篇累牍地征引。

不过，这一类的话所传达的终究是一些个人的印象。在科学的题目上，个人的印象是最容易错误而不足为凭的。个人的印象始终是个人的印象不会有统计的根据的。并且，这种个人印象，和别的有经验的观察家所得的个人的印象不一定相符。我们所知道的婚姻弊病，无论就丈夫、妻子或子女等三方面的哪一方面而言，虽大部分不难于事前加以预防，确乎是很多而很实在的。美国洛杉矶的家庭关系研究所（Institute of Remily Relations）的波普诺发现凡夫妻间发生困难，在1930年间连续来所咨询的500个例子里，只有1个是没有性的成分，即在其余的499个例子里，性生活的不调和都成为一个增加问题的复杂性因素。但是，埃克斯纳又从另一方面说，我们对于婚姻的未来也无需乎过于悲观，如果社会能比以前再谨慎一些，对于青年的理想不多加干涉，对青年涉世的最初若干步骤，不故意老成地强加指导而把它们引入歧途，这种悲观的对待婚姻的态度也就更可以缓和一些。埃氏又说得很对，婚姻普遍的不满意，好比塞翁失马，不一定是一个十足的祸患。它表示从事婚姻的人大都有一种很高的理想，并且都切心于实现这种理想，唯其这种理想不容易实现，才发生不满与失望的反应；这是一个好的现象，事实上婚姻是一个造诣的历程，一个需不断努力攀登的历程。这一见地确乎是我们所时常忘怀的。在我们西方文明里，也许在任何文明里，真正的婚姻关系，即十足配得上叫婚姻的婚姻关系决不是一蹴而就的。这原是在我们意料之中，不足为奇。加入婚姻的人，对自己，对对方，既十有八九没有充分的认识，甚至全不认识，只是盲人骑瞎马似的去做，一下子又怎么会到达真正圆满的婚姻关系呢？即就严格的个人一面而言，婚姻已经至少有三个方面（照霍尼女士的说法）：一是身体的关系，二是精神的关系，三是一种建筑在共同生活上的人事关系。关系之多而复杂如此，而准备功夫的欠缺又如彼，未来困难的丛生和必须历时甚久才有克服的希望，方可以到达一个真正圆满的境地，可以说是一件势所必至理有固然的事了。假设始终达不到这种境界，即婚姻关系里多少总有一些罅漏，我们如再加仔细的观察，在大多数例子里，大多可以发现各种补直罅漏的办法。不圆满的婚姻关系既所在而有，这种补偿的办法也就不一而足。美国文学家爱默生（Emerson）的补偿的学说原适用于生活的许多方面，但最最适用的方面无疑是婚姻生活。

要相当程度看清楚婚姻的事实，一番范围很宽广的按部就班的调查是万不可少的。但即使有了这种调查，所可能得到的，也不过是大致的一个结果。许多人不愿承认他们的婚姻是一个失败，对自己不肯承认，对别人自更讳莫如深了。又有一些人的态度恰好和此相反，婚姻生活总有一大堆不可避免的小烦恼及小冲突，当其在烦恼和冲突之中时，他们很容易把婚姻的大纲或婚姻的中心事实完全忘却，而很快地承认他们的婚姻是失败了。等到烦恼和冲突的情景过去之后，他们有机会比较超然地观察到生活的大处，于是婚姻大体的情形又复呈露在他们的眼前。

这时，他们又会承认，他们的婚姻生活是一大成功。这其中还有一个发生困难的基本原因：很少人了解，他们所希望的婚姻生活的满足究竟什么性质，怎知他们怀抱着的不是一种婚姻根本就无法供给的奢望？他们不了解婚姻终究是人生的一个缩影，一个太容易和太舒服的婚姻生活就不成其为一个缩影，易言之，就是不可能的。而对于人生真有阅历和真已备尝甘苦的人，这种太容易和太舒服的婚姻生活事实上也不能给予什么餍足。

所以，我们对于满意不满意的问题，虽得不到一个绝对准确的答案，我们至少必须把这种答案的尝试放在一个统计的基础上。戴维斯女医生，在"性关系无疑是全部婚姻关系的主要部分"的假设下（按这假设必须附有条件，才能成立），发现1000个大体上认为正常的已婚女子中间，872个毫不犹豫地承认她们的婚姻生活是美满的。116个是不很美满的或完全不美满的，而其主要原因是性的不相投合。只有12个女人在这方面没有答复。

狄更生的资料和戴氏的不很一样，他的研究对象是到他的妇科医室里来切诊的女子。她们的正常程度大概赶不上戴氏的那一批研究对象。狄氏发现自认为满意的百分数似乎不及戴氏所发现的那般大。他的结论是：在所研究的1000例子里，每5个之中有3个，即五分之三是"适应得当"的，即对于婚姻生活至少是"无憾"的。其余五分之二便是"有憾"的而"不善适应"的了。"适应得当"和"不善适应"的两组女人，在成分与性质上是没有显著区别的。她们的社会身份和经济地位很相像。两方面各有三分之二的分子，在以前都有过不少的自动恋的习惯。"适应得当"的一组，在生育力方面要略微强些。不过两组之间最主要的一个一般的区别似乎是在人生观方面，"适应得当"的一组的人生观要比较客观，比较不以自我为中心，比较不受内心冲突的折磨。不过狄氏也发现那组"不善适应"的100个妻子在"社交生活上是正常的"，她们的教育和经济水平也在一般人之上，而其中少数代表的分子也是很温雅的，穿着得也很齐楚，有的也很美，很有头脑。其中有13个是很清楚有不健全的性格的。100个中，精神不健全到近乎"深刻的整个人格的扰乱"的，有19个。无论如何，在社会地位、教育造诣或健康程度上，这一组和"适应得当"的一组并没有很大的区别，而就一般的外表看，双方的人格和环境可以说是一样的。婚前的自动恋或手淫一类的习惯也是差不多同样的普遍。而在成婚以后"不善适应"的开始也不一定全都由于性的不相投合，常常其他方面的不相投合是一个起点。两组之间最大的区别是"内心冲突"的有无多少。看了狄氏的这一番研究，我们可以了然于这个婚姻"适应"的问题是往往很复杂的了。

汉密尔顿医生所研究的人数比较少，但两性都有，并且大体上都可以假设为很正常的，其中100个是已婚男人，100个是已婚女人。汉氏对于婚姻生活满意不满意的问题探讨得最为细到。他根据每人所得的积点或分数，把满意或幸福的程度分做14级。他发现男人满意的程度很清楚的要在女人之上，在最高度的满意的各级（第7级到14级）里，男人有51人，而女人只有45人，剩下的49个男人和55个女人就都在低度的满意的各级里。汉氏认为这种统计的结果是和个人接触时他所得的很确切的印象相符合的，这种印象也以为"就一般情形而言，女人对于婚姻的失望，比起男人来更要见得严重"。

我不能说这样一个结论是值得诧异的，笔者个人所观察到的结果似乎也是如此。女人在婚姻生活里更不容易得到满意，一部分也许是不可避免的，也许是两性在婚姻关系里所必有的一些结果。一样是婚姻，但对女人，它的意义比对男人要深长得多，因为既要当心丈夫，又要生育子女，又要管理家务，一身兼数役。

她必然要把更大的一部分精力交付出来。于是，如果在她那方面有失望的感觉，那失望一定是更严重的。至于男人，他的生活普通既然是大部分在家庭以外，他对家庭生活和家人的关系，所处的是一个比较超然的地位。在他的活动范围里，家庭只占比较小的一席之地。而在这一小地里，事实上他用不着活动，只需休息。

反过来，一个女人一定时常要感到婚姻就是她生命的全部，所以她时刻要顾虑到种种比较严重的问题。这就让我们回想到前面狄更生的一点很有意义的观察，就是"适应得当"与"不善适应"的两组太太之间，主要的区别是前者比较客观，比较不受内心冲突的骚扰。换言之，这种比较客观与不受内心冲突的骚扰的太太，在生活态度上，和普通的丈夫，就更多几分相像了。

不过我们时常遇见的一些太太对于婚姻的失望，虽则多少是表面的或离开表面不远，实在是很有根底的一个现象。这种失望当然是和近代妇女生活的变迁有连带关系的。近代的妇女对于生命已有一种更大的展望。因此，也就感到一番更大的要求。男性的优势、她们自己的比较委屈的地位，在她们的母亲一辈是认为很自然而不可避免的，在她们看来却是很不满意的。对于女人，这世界是变了，特别是在她的宗教生活和社会生活方面。对于男人，这种变动虽也未尝没有，但远不如对女人的那般深刻。在女人不能不感到这种变动的深刻，部分也是因为这种变动的一大部分是经过舆论的特别承认与法律的特别规定的。男人一般的传统生活也没有改变很多。因此，一个女人加入婚姻生活以后，很容易感到一种刺谬的情形，一种事实与理论的刺谬，一种生活与主张的刺谬，而这种刺谬又很容易引起一番内心的冲突。有许多女人，其中有旧派富有浪漫主义理想的女人，从小到大很少和男人发生接触。其中也有比较新式的女人到了蜜月时期才第一次了解男人是怎样的一种人和婚姻是怎样的一回事，而从那天起就深深感到不满与失望，甚至到老也不会完全忘记或摆脱。对于旧派的女人，这固然是由于旧式教育的错误，而对于新式的女人，这种不满心理就得追溯到方才所说的那种慌谬的情形了。

不过婚姻生活的所以令人不满，还有一个更基本的理由，笔者在上文已经偶然提到过。近代婚姻制度虽曾经发生不少的变迁，不过这种变迁大部是限于表面的，对于婚姻关系的基本事实，往往忽略过去。这种变迁把注意点集中于各种浮面的条件或格式上，让大家以为只要条件合宜、格式允当，婚姻的幸福就有了保障似的。最不幸的是，这种变迁把婚姻关系最紧要的一层搁置一边，就是婚姻关系决非寻常的人事关系可比，其深刻处，可以穿透两个人的人格，教他们发生最密切的精神上的接触以至于混化，除了极度肤浅与无聊的人，这种深入事理的精神关系，虽属不容易培植，却是谁都可以有的，如今所注意的既然只是外表的条件与格式，风气所趋，不但是从事婚姻的人忘了这种培植功夫的不易，并且教他们不再感到这种功夫的必要。就此点说，近代的婚姻是退步了，因为在旧式的婚姻里，这一点能比较充分做到。往昔的一种观念认为婚姻必有其不可避免的痛苦，如今这观念是不时髦了。不过痛苦依然存在，所不同的是方式已经换过罢了，而这种痛苦是从婚姻关系的内在性质所发出的。要解除这种痛苦，离婚的方法或许完全没有效力，我们即使承认离婚应当有最大的自由，也并不一定能解除这种痛苦。离而再婚的人，在再婚以后并不享受更大的幸福，这种人是我们时常遇见的。

可见这其间错误的不是婚姻，而是他们自己。德国凯塞林伯爵（Count Keyserling）在他那篇关于婚姻问题的分析里，把婚姻描写成"一种两极间的张力"。婚姻是一元的，但这一元是由两个焦点组织而成的。焦点之所以能彼此维系，是由于其间有一种紧张的引力。他在别处谈到，这张力也许是个很悲惨的张力。但如这焦点的关系必须维持于不败，这张力是个能取消的。这种焦点中的关系事实上也是一般生命的一个象征，自有其在生活上可以增加愉快的价值，在婚姻里如此，在一般的生命里也未尝不如此。我们说婚姻自有其痛苦的成分，或焦点之间的张力自有其悲剧的性质，我们并不采取禁欲主义的立场，以为痛苦与悲剧本身有很大的意义而值得加以述说。我们说这话的用意，有一位诗人而兼先知的作家纪伯伦（Kahlil Gibran）已经再三地说过：快乐与悲苦是分不开的，"你那盛酒的杯子当初不就是在陶人的窑里烧炼过的么？"没有烧炼的痛苦，又何来饮酒的快乐？远在纪伯伦以前，智慧的蒙田，在他的《关于维吉尔（Virgil）的几句诗》那篇论文里，早就向我们提醒过，管我们哭的几块肌肉也就是管我们笑的那几块。蒙田这一类值得记忆的话不一而足，这不过是一例罢了。

第四节　一夫一妻的标准

到近代为止，独婚或一夫一妻的婚姻是西方文明所认为唯一合情、合理、合法的婚姻方式。西方文明不但这样的承认，并且就一般的见解而言，以为是一种天造地设的格局，毋庸讨论的；假设有一二例外的人敢冒大不韪加以讨论甚或提出疑问，那人大概在事实上是个有怪癖的人或有心疾的人，至少也要被别人看做有怪癖或心疾的，以至于比有怪癖或心疾更要不堪，他的意见当然是不值一笑了。

到了今天，婚姻的方式问题是再也不能这样一厢情愿地承认下来而搁过不谈了。

婚姻的方式是可以有变比的，决不是宗教、道德、法律，甚至社会的惯例所能教它一成不变的。那些议论到它的人也不再都是无足轻重的了。所以，现今研究性心理学的人在讨论到两性的关系时，对于一夫一妻的标准，总得准备拿出一些见地来。

开始把一夫一妻的婚制当作一个社会问题来讨论的前驱者不只一人，其中最早的一个我们要数英国人兴登（James Hinton）。兴氏的评论大约在五六十年以前就有了的，但比较明白地用文字印行出来不过是后二十年以前的事。他所以迟迟不公布的理由是因为他觉得对于这西方单婚制的研究还嫌不够，不欲轻于问世。

但等到公布的时候，他已经是古人了。兴氏的为人是很多人都知道的。他是一个相当常态的人，没有心疾。所以我们不能把他搁置一边，认为是无足轻重的。他是伦敦一位著名的外科医学家，也是一个哲学思想家，对当时科学界的活动有紧密的接触，对当时一般的社会问题也有很浓厚的兴趣。他也是和现实生活有密切关系的人，而不只是一个高谈理论或潜心于小课题钻研的专家。他的遗稿尚未成形且无系统，但其中对单婚制以及建筑在单婚制上的一般社会制度的那一部分评论大致是有线索可找，而可整理出来的。他认为人类婚姻史里，真正的单婚制是从来不曾有过的，又以为在他所认识的西方社会里，真正笃守一夫一妻标准的男人在数目上等于凤毛麟角，实际上还没有东方的多妻社会里那么多。一夫一妻制就已成的格局而言，他以为根本上是一个自私而反社会的制度，娼妓制度的由来与成立要归它负责。一夫一妻制是个理想，我们追赶得大快了，我们想一蹴而就，并且以为是真的赶上了，殊不知过于匆忙地把一个理想演为事实，演为一个天下通行的法定格式，无论那种理想多么可爱，但终究是个大错。结果是，表面上与名义上单婚制好像是防止了不少淫佚行为，但实际上所唤起的淫佚行为比多婚制所能唤起的还要多。因此照兴氏看来，西方的婚制是已经腐烂的，目前正在因腐烂而解体。他相信我们需要的是一个比较流动的性关系的制度，不是死板的和一成不变的，而是容许相当的变动的。例如，只要多方面都有益处，容许一个男人和两个女人结合之类。在不妨碍人类共同生活的大原则下，这种更动是随时应当有的。

自兴氏以来，这一类议论我们也时常可以遇见。发议论的人的立场也许和兴氏的不一样，议论的扫荡力也许难得赶上或根本没人能赶上兴氏的那一支笔，但大都是在一条道上是没有问题的。同时，我们也应注意，我们的婚姻制度在实际上也发生了不少的变迁。如果我们把目前婚制的状态和兴氏那时的比较一下，我们可以看到不少的变动，并且这些变动常和他所希望的方向吻合。离婚是比较容易了，妇女在法律和社会方面已经取得更大的独立的资格，社会对于私生子的看法，也似乎没有以前那般严厉了。生育节制的方法已经传播得更广，而两性之间应有更大的接触自由也已经为一切文明国家所承认。

同时，从不只一方面看，一夫一妻制在今天的地位却和以前一样的稳固，甚至于可以说更见稳固。这是不足为怪的，一种能维持长久的东西是应当有弹性的，婚姻制度有了弹性之后，以前在没有弹性状态下所发生的种种流弊就有很大的一部分可以不再发生。

还有一点必须弄清楚的，就是"单婚"一词我们时常用错，而又引起一番认识上的混乱。比如，我们常听见人说，两性之中，有一性是比较有"单婚"倾向的。所谓有一性，特别是指女子，而男子则更有"多婚"的倾向。严格地说，这种措词是没有意义的。为什么没有意义是一望便可以了然。简单的事实告诉我们，人口中两性的比例，在初生的时候，便是差不多相等的（最初，男性略微多些）。

既然相等，要使文明社会里的男子人娶二妻事实上是行不通的，即在承认多妻的社会里，真正多妻的也不过是少数富有的男人罢了。即使男女的数量不平均，而女多于男，我们也不能说我们文明社会里的男人（少数例外搁置不提）大都有两个妻子的要求，无论这两个妻子是合住成一室，或分居作两户，总有各式各样的不方便与弊病使大多数的男子不敢尝试；至于女人，要同时维持两个家庭，各有不同的父亲，是更行不通了。她必然是要走"单婚"的路的。

实际上，该单婚或多婚的名词是用错了的。一般人讨论到男子是否比女子更有"多婚"的倾向时，他们的意见是，是不是男子比女子更有"多恋"的倾向。

也就是说，所问的并不是他们是否喜欢多结婚，而是他们是否愿意有更多的性自由。如我们说，某一个男子是喜欢单婚的，我们并没有答复他究竟是指单恋抑或多恋的问题。即使我们确定他是多恋的，我们也并无法断定他是喜欢多婚的，甚至是乱婚的。所谓乱婚，指的是不分青红皂白、毫无选择的性结合，那是任何人所不会有的，除非在特殊的疯狂状态下。因为这种名词的乱用，很大一部分讨论就成为混淆不清，因而毫无意义。

依靠我们的观察，无论男女，大多数的人是单婚而兼多恋的。那就是说，他们只愿意有一次永久的婚姻而同时希望这种婚姻关系并不妨碍他或她对其他一个或多个异性的人发生性的吸引，固然我们也可以感到这种引力和在婚姻以内所经验到的引力在性质上是不一样的，同时他们也会了解，把这种引力多少加以控制，使不致于撞壁推车也是很可能的事。这种单婚与多恋的倾向，似乎是两性所共有的一个现象，即其间并无性的区别。女人似乎完全和男人一样，也可以同时对不止一个异性的对象发生性爱的情感，不过因为性的意义对女人比对男人要深刻得多。她在作性的选择时，也许更出乎天性似的要苛求得多。因此，自然而然表面上就见得多几分限制，同时，因为社会和其它方面的顾虑，她在表现这种情感或接受男人的情感时，也比男人要更加小心，更加不露声色。

前面说大多数的男女都有单婚而多恋的倾向，当然其他的型式还有，而个别的变异更是不计其数。这许多种的性型式之中，我们决不能说某一种是绝对最富有道德的意义或社会的价值，而其余的型式都赶不上它。俄罗斯的勃朗斯基（Blonsky）讨论到女人可以分做主要的两类（勃氏研究的对象大部分是学校老师），他分别称做单男型（monandric）和多男型（polyandric），前者只和一个男人发生严格的性关系，而后者则倾向于和许多男人发生性关系，或在同时期内发生，或更迭地在不同时期内发生；这两个主要的型式之间，当然还有不少居间的类群。勃氏发现单男型的女人，无论从个人的立场或社会的立场看，都要比多男型的女人高出一等；多男型的女人是比较自私的、独断的、逞能的，而神经也比较特别易受刺激。至于单男型的女人则比较更富有责任心，神经比较稳定，有较强的组织能力，在社会与人事关系上，也比较易于成功。在数量上，单男型的女人要比多男型的多出一倍。勃氏这种结论大体上无疑是很正确的，在俄国固然适用，在其他国家也未尝不适用。不过我们必须小心，不要太快地作过于肯定的概括论调，我们知道也有不少多男型的女人在品格上也是很好的，比勃氏所说的和所肯承认的要好得多。勃氏的这番结论也可以完全适用于男人。

关于单恋或多恋的问题，我们的责任是就这问题的性质与原委加以说明，至于一个人该否多恋，要我们加以指导，那就在我们的任务之外了。这是一个社会道德的问题，而凡属可以牵动到社会道德的举措是必须由个人负责的。不过在研究心理学的人遇到旁人有这一类的举措时，应该用一种同情与了解的态度来观察，他应该知他所处的社会环境是复杂的，大家在这种环境里的反应也必然是不单纯的。如此，大概不至于让社会道德的问题更见得严重。在这方面，我们无疑正目睹着一番变迁的进行，不过该种变迁并没有走上什么了不起的极端，至少距目前关心世道人心的人所口讲指画而深恶痛绝的极端还很远。

目前有一部分人所引为可以痛心疾首的"多婚"的倾向，大部分属于被人称之为"连续的多婚"，不过这名称是不正确的。这一类的多婚倾向是由于离婚的增加。一个人连续结婚不只一次，旧婚姻才解除，新婚便已开始，一而再，再而三，近时的所谓多婚大都属于这一类。不过这也未始不是寻常的单婚的一个扩大，不过每一次单婚的时间比较短促罢了。无论用哪一种看法，这种现象总是对多恋倾向的要求的一个承认。每一个男人或女人，就基本与中心的情爱而言，无论他或她如何倾向于单婚，对其夫妻而外的其他异性的人，多少总可以发生一些有性爱色彩的情感；这一点事实。我们以前是不大承认的，到了今天，我们对它的态度却已经坦白得多了。于是，从今以后，婚姻以内以及以外的性关系必然要更见复杂，而这种关系的调整适应必然要更见困难，必须人人有比较开放的胸襟、宽阔的度量，能彼此谅解，彼此体贴，必须人人有持平的恕道，能把原始的嫉妒心理的遗存充分地加以克制，这种调整适应的功夫才有希望。本来，假如没有这些品性上的进步，不要说婚姻内外的男女关系的适应要发生问题，就是一般健全的文明生活怕也不能长久地维持一个和谐的状态。

不过，就婚姻制度纲目的大处而言是始终存在的，今天存在，千万年之后，怕还一样地存在，并且还是千万年前之旧。不过倘若我们能在这制度上多加一些弹性，对于这制度的原委多几分精密的了解，对这制度的因时因地而不同的需要多表示几分同情，结果一定是不但摧毁不了它，并且可以让它在人类的历史里更取得一个巩固的地位。

婚姻不只是一个性爱的结合，这是我们时常忘怀的一点。在一个真正"理想的"婚姻里，我们所能发现的，不只是一性爱的和谐，而是一个多方面的而且与年俱进的感情调协，一个趣味与兴会的结合，一个共同生活的协力发展，一个生育子女的可能的合作场台，并且往往也是一个经济生活的单位集团。婚姻生活在其它方面越来越见融洽之后，性爱的成分反而见得越来越不显著。性爱的成分甚至于会退居背后以至于完全消散，而建筑在相互信赖、相互效忠的基础之上的婚姻还是一样的坚定不摇。

第五节　生育的控制

德国凯塞林伯爵指出，凡是不能接受真正婚姻关系的人我们不妨劝告他们索性避免婚姻，而采取其它的性关系方式。

除了凯氏所提出的这样一个解决而外，在现今的情势下，还有一点我们应该牢牢记住，就是婚姻还有一个优生学的关系，即未来子女可能有的品质的关系。

在以前，婚姻与生育是一回事，就目的而论，两者是分不开的。让人结婚是等于允许他生育。劝人不生育等于告诫他不要结婚，直接的结果是把两个可以享受婚姻生活的人打入冷宫似的永远地度那寂寞凄凉的生涯，而间接的结果是无形中鼓励了妓女和其他有害的解欲方式。如今这种婚姻和生育的连锁关系是不存在了，至少任何文明国家的知识分子已经知道它不再存在。所谓防止受精或避孕的现象（contraception），就是运用各种方法，一面可以不妨碍性交，而一面可以防止受精，无论有无正式的舆论许可，它已经通行很久，至少在西方，稍有知识的人几乎无人不知利用。所以究竟这种现象的利害如何，似乎不值得多加讨论。在有的国家，现行的法律还在禁止这种知识的传播，但事实上避孕的方法依然流行得很广，甚至于即在反对这种方法的宗教中，其信徒利用这种方法的也不在少数。

总之，到了今天，一个人或一对人该不该结婚是一件事，该不该生育是又是另一件事，我们对二者应该加以区别。宜乎不宜乎的问题牵涉很多，它不但牵涉到夫妻本身的利益，尤其是妻子方面，并且影响到子女的健康。能把两个问题分开应付，无疑是一种进步。而这种进步又是很自然的，其间并不包纳什么剧烈的变革。在医学的经验里，我们早就有一种习惯，即劝健康上有特殊情形的妻子用绝欲的方法来终止生育。我们现在做的不过是比这更进一步，就是在初婚时就加以劝阻罢了。不过这也并不是很容易的一件事。很多人知道神经有病态的人有彼此吸引的倾向。这种倾向是跟着物以类聚的原则来的，品性相像的人容易彼此吸引，原是一个一般的倾向，有精神病态的人当然也不例外。以前认为品性不相像的人，根据相辅相成或取长补短的原则，易于互相吸引，现在我们知道是不对的；易言之，同品相婚（homogamy）要比异品相婚（heterogamy）普通得多。异品的吸引是有的，但只限于第二性征的范围以内；就是，特别阳刚的男子容易和特别温柔的女子接近；若男子特别温柔，则其所爱悦的对象大抵是富有刚性的女子；但一出第二性征的范围，异品相聚的理论就不适用了。

　　两个精神有病态的人考虑到结婚时，也许要我们与以指导；而我们个别指导则已，否则上文所说同品异品的道理是很有参考价值的。一个精神有病态的人，感觉很锐敏，智力也相当高，而性情兴趣又大部很温雅细腻，他对于另一个精神有病态的人一定会发生不少同情之感，而一个健全与正常的人，在他看来反而见得木呆与索然无味。反过来，在正常的人也觉得一个有精神病态的人有些不近人情而不可捉摸，因而相互之间，总有几分嫌厌，不易接近。以前常有人以为我们应当劝一个有精神病态的人寻取一个遗传健全而体魄强壮的人，如今看了本书的讨论，可知这种劝告是很徒然的。如果我们再参考到遗传的法则，例如孟德尔的品性隐显和品性分合之理，则更可知此种劝告在理论上也不会正确。无论如何，这种劝告是行不大通的，因为他根本没有理会一个简单的事实，即常态和变态是合不大起来的。即使结合于起初，也不会和谐于后来。教两个都有显著精神病态的人成婚，根据同品相聚的道理，宜若可以好合了，其实也不然，既然双方各有显著的病态，好合的可能性当然不大。因此，为他们自身计，为他们的配偶计，我们劝他们最好不要完婚。明知在独身的状态中，性欲的不容易满足是一个很大的难题，但依据福求其大、祸求其小的原则，也只好听之了。假若精神病态中又有显明的性歧变的成分，而这种歧变又属对方所无法顺应，无法满足，则不婚的劝告在我们就更义不容辞了。对于精神病态程度不深的人，此类反对成婚的理由当然就不大适用，事实上这种人也通常一往情深，因缘固结，旁人的劝告也极不容易发生效力。碰到这种例子，婚姻可而生育非的劝告就太有其必要了。

生育节制的必要到现在已经得到一般人的公认，不但是不想要孩子的人承认这一点，即是想要孩子的人也已大部有此认识。这是有显然的理由的，为母亲计，为孩子的健康计，两次生产之间应该有适当的距离，而这距离至少应当有两周年，这就需要生育节制的帮忙。早婚青年为了经济以及其他种种很合情理的原因，也许愿意把生育延缓几年。这也同样需要生育节制的帮忙。无论一个夫妇怎样喜欢孩子，子女的来临是应当有时间的选择的，就是应当选择父母最有能力来接纳他们和养育他们的那几年。尤有进者，大家庭的日子是过去了。为家庭设想，也为国家与民族设想，每一对结婚的夫妇平均能生育两个甚至三个子女，在文明社会的卫生条件下，事实上也已经足够维持人口的数量。如因不得已的理由，例如母亲的健康程度不宜于生育或父母的一方有不良的遗传品性，那最好是不要发生怀孕的反应，遇到这种例子，生育节制的方法就得严格地与强迫地加以运用了。

生育节制的各种方法的讨论不在本文范围以内。好在这方面的文献如今已经很多，大可供读者的参考；固然我们也承认究竟哪些方法最好，到现在还有争论的余地，而所谓最好的方法，不管是那一个（下文所论绝欲的方法除外），也不一定十足可靠。幸而在各国的大城市里，生育节制的咨询与治疗机关很快日益渐多，凡属愿意节制的人可以得所问津而解决他们种种疑难的问题。从此以后，因知识不足而引起的困难与失败可望逐渐减少了。不过我们也承认，知识的充足是一事。而运用的谨慎又是一事，运用而不慎，无论知识如何充分，同样可以失败，而运用之际，要始终谨慎行事，也是是容易的。在新式节育方法流行以前，最古老与最普通的节育方法或避孕方法是"中断交接"或"体外射精"，这是无需什么物理或化学工具的，也是不需指示而尽人能为的。并且，就防止受孕一端而论，也相当有效。不过这古老的方法会减少性交的满意，因为就大多数男子而论，这方法失诸过于迫促，过于仓皇，那是不痛快的，而对女人也不相宜，女人解欲的过程本较男人为迟缓，交接的时间过于短促则不满足的程度不免加深。体外射精对于男女的健康也有不良的影响，但这种影响并不像有的人所想象的那般大。

中断交接或体外射精也确乎是一个悬而未决的问题。医学界的最高权威都承认它是最普遍的节育方法。无疑它也是最古老的方法，在犹太《旧约》经典的《创世纪》里就提到过俄南的例子这方法的所以普遍，也因为它简单；它事先无需计虑，临事无需准备，并且在经济上无需分文的耗费。不过如就神经系统的健康而论，体外射精的习惯有时也是无疑可以发生问题的。固然我们也承认体外射精既如此普遍，只是一个可以发生问题或往往有害的说法是不够的。不过事实也很清楚，有部分例子，且不问这部分的人数，是可以发生种种轻微的神经病态的，其表现大都是一些神经方面的烦躁不安，经不起种种刺激，有的只在男子或女子方面表现，有的男女双方都有这种表现，而这种表现的由来，除了体外射精而外，更找寻不到其他的原因。在女人方面容易有此种表现，是比较不难了解的。做丈夫的在交合的时候，不一定每次都能体贴到太太解欲的需要，不一定都能顾虑到太太已否到达亢进的境界，而女人的性欲亢进在正常的情形下原比男人为迟缓，因此，女人性欲还没有到亢进的程度以前，体外射精大抵已经发生。这样，男人尽管得到解欲的结果，而在女人，则势必因亟切得不到解欲的缘故而感到神经上的紧张、失望与烦懑。而在丈夫方面，既深怕得不到体外射精的结果，不能不提心吊胆时刻顾到他自己那方面解欲过程进行的程度，将进亢进的境界，又不得不提早抽身，那种悬崖勒马而又深恐勒不住的光景以及幸而勒住的动作所招致的情绪上的震撼，有时对神经的健康，也不免有几分不良影响。所以做夫妻的，一方面对体外射精的方法尽管了解，有时也不免再三运用，但如神经上发现有此种不良影响，而这种影响又似乎别无其他原因可供解释时，便应暂时放弃不用。就众人夫妇而言，体外射精的方法无疑是不适宜的，他们应当采用其他比较无害的节育方法。即为一般夫妇设想，除非性交的艺术已达相当成熟的程度，双方真能相互同情、密切的合作，纵使射精虽有内外之分，而双方亢进的到达无仓皇、迫促、不足与后期之患，这种方法的利用也以可偶一为之，而不宜成为一种惯例。要使妻子方面不吃不足与后期的亏是有法子的，就是在性交之初，多留一些准备的时间，务必使在妻子积欲的过程先行进达很深的程度，然后男子射精再发生，比起女子亢进的到来，不会失诸过早。

中断交接或体外射精的反面的一种交合行为是延缓交合或忍精交合，有始终忍耐不达亢进程度便终止的，也有到最后还是任其到达亢进程度的。彻底的忍精交合自可以用作避孕的一法，因此近来提倡这方法的人很多，实行的人也很不少，但并没有实行中断交合的那么多，因为这方法是比较不容易的。用忍精交合法来避孕是当初奥拿伊达新村（Oneida Community）中人的惯例，后来又经斯托克姆女医生（Alice Stockham）在她那本很传诵一时的《卡雷扎》（Karezza）一书里倡导过。拖延交合对女人方面无疑是十分适合的，并且毫无不良的结果。因为这种交合对她全无拘束，并且总维持着充分的时间，可以让她从容到达亢进的境界。凡是对这种交合有过经验的女人似乎都表示赞同。不过对男人方面是否同样适宜，同样没有不良影响，那意见就不很一致。对于有的例子，忍精过久在神经的健全上或许可以发生一些影响，并且这种影响是和中断交合所发生的属于同一性质，不过在程度上大抵要轻些罢了。我们有一些理由让我们想到这种影响是可能的。但就很大的一部分例子而言，我们并没有能发现这一种影响。这种交合是不大容易的，大抵非神经系统很健全而又很稳称的人不办，而这种人似乎并不感到拖延交合对他们有什么不良的结果，当然我们也承认，如果运用过度，负面的影响也还是可以有的。

倘若避孕不得其法，或有法而失于粗疏而至失败，即依然不免于怀孕，那也就只好听之了。堕胎的行为是不能做的。赞同个女人打胎，无论是为了个人的健康或社会的福利，甚至民族的前途设想，到现在还是一个刑事的罪名。女人大部分惊奇于为什么这种行为是非法的，也不了解为什么一个穷苦的女人，对于不欢迎的怀孕，只能私底下乱服不生效力的有害健康的打胎药的这一法，而在比较富有的女人（在英国是如此）只能走到国外去施行手术的一途，此外别无可以取得国家与法律所许可的良策。未来妇女对于国家的立法有更大的权力时，法律对于堕胎的禁条无疑不免要经过一番修正。这种禁条的修正在事理上也正有其必要，因为它所根据的是一些陈旧理由，现在已经不适用了。将来总有一天大家会很明白地承认这是个人问题，而不是法律所能过问的。要是怀胎而打不得，那说打不得的话的人是医师，而不是法官，不是警察。目前在许多国家里，开明的舆论已经渐渐朝着这方向走，而在俄国，堕胎虽不受鼓励，也并不受禁止。因此凡属要堕胎的人都可以在医院里得到相当的医疗与卫生的护理，这并不是承认堕胎是一个好法子，但是在避孕的知识没有充分传播与避孕方法没有充分进步以前，这是只好容忍的一条出路。

因为普通避孕的方法非谨慎行事不容易成功，因此近年以来一种替代而更彻底的方法便渐渐通行起来，那就是绝育的办法（sterilization）。绝育办法的避孕效力是绝对的。而其方法，在外科医术昌明的今天，又是很简单而没有危险的。手术是需要的，但无需将性腺割除，在男人只需把输精管截断（vaSectomy），而在女人，只需把输卵管或喇叭管结扎或阻断（salpingectomy）。用绝育的手术来治疗精神病态，也许没有什么很大的价值，如果用强制的手段加以执行，对于一个人的精神生活可以有很坏的影响。但如自愿采用一个避孕的方法，那似乎有很大的成效。普通避孕方法的种种麻烦，运用时所必不可少的经心留意，绝育以后便可以一扫而空。所以在对普通避孕方法感到讨烦的人大多可以赞成这个彻底的绝育方法。绝育的避孕方法既属彻底，既属一经手术，便不能挽回。所以从事的人必需于事前加以充分的考虑，否则不免噬脐莫及。这一层是无需多说的。

有的人，甚至于医学界的人，认为绝育在现在还是于犯法纪的。这种教条并没有确实的根据。英国的优生学会曾经设法请国会通过一个推广绝育的议案，其用意倒并不在使它成为一种合法的行为（有人以为用意如此，但这是无需的了，因为这在事实上已经做到），而在让绝育的好处可以传播开来，让生活困难或有重大遗传缺陷的人也得沾实惠。对于这种好处也有人置疑，很不幸的，甚至于医学界中人到现在也还不很了解。遗传有重大缺陷的人所生的孩子，不一定个个都有同样的缺陷固然是不错的，但无论这种孩子的比例的大小，这类人能实行绝育，那无疑总是对个人、对社会、以至于对民族有益的一件事。就民族的利益而言，绝育并不能把人口中所有在智能上不适于生活的分子完全淘汰。但它可以做这种淘汰功夫的一个起点，也是不成问题的。总之，关于绝育的题目，我们目前还得做不少教育工作，因为了解它的人还实在大少，其所了解也不够充分。

还有一个时常有人讨论到的连带的问题是性交的次数。这方面的意见很参差不齐，并且主张的人各有各的成见，说来都很武断。有的人认为即使每晚交合一次，也是正常的，并且是必须的。他们实行了多少年也没有感到明显的害处。在另一极端，有的人以为除非为身后嗣续之计，一个人不应当性交，即一生之中也许可以有两三次性交，否则便是不自然、不正常的。就一般的动物而说，除了生育的功用而外，不作交合的行为固然是个事实，但应该知道我们问题的对象是人，我们在对人决定自然与不自然的标准时不免参考到在血缘上隔离得很远的物种，岂不是有些于盲问道？我们应要考虑的是人类在这方面的一般习惯究竟如何，而我们知道这种习惯是并不很狭窄的专以生育为目的的。固然我们承认，在文明程度低而没有受文明之累或沾染文明恶习的民族，比起文明程度高的民族来，要寡欲得多（这一层是和一般人的错误的假设相反的）。但我们也不一定要师法文明程度低于我们的民族，倘若我们觉得所行的是合乎情理的活，我们也尽可以有我们自己的习惯，不必拿它们做什么范本。不错，天生了我们的性器官是为传种的，不是为个人逸乐的。但天生了我们的手，目的原在帮助我们的营养的功能，如今我们拿它来奏钢琴、弹琵琶，难道也错了么？一个人用他的器官来取得生命的愉悦，增加精神的兴奋，也许和这器官的原始功用不很相干以至于很不相干，但因为它可以帮一般生命的忙，这种用法还是完全正当的，合乎道德的，至于我们是否愿意称它为"自然的"，那毕竟是一个次要的问题。总之，我们不能把自然的含义看得过于狭小，那些主张"问道"于低级动物，而认定只有以嗣续为目的的性交才合乎"自然"的人，似乎在别的生活方面也应当拿低级动物做师法，例如，废除衣服的"不自然的穿着"。易言之，人类如果没有活动则已，有则艺术的成分或人文的成分，当然会演示出来，而此种演展并不会和自然发生真上的冲突。先人有诗句说："这就是一种艺术，把自然改头换面则有之，就自然根本增补则不会，不过这所谓的艺术，自身也未必不是自外。"

把一切似是而非亟切无从证明的说法撇开而从事实的立场说话，我们必须承认性交次数的自然变异范围是很广的。于是，我们在这方面不能定下什么规律，而必须就个别的例子，分别寻找对他最适当的一个频数，不但对一个例子的本身，并且还得参考到他的配偶。如果双方有些悬隔的话，还需进一步设法调和。在以前，次数的规律是有过一些的，从很古老的时候就有。希腊的政治家梭伦（Solon）让人一月两次，希腊医生们的主张也大致是如此。宗教革命的领袖马丁·路德定下的规矩是一周两次，赞成这规矩的人大概占最大的一个多数。哈维医师（O.Harvey）把美国各家的统计表加以综合研究，结果发现最中庸的次数是一月8次，约占50%，两端所跨的变异的范围是从最少的一月3次到最多的一月15次。不很规律的次数有时也有几分好处。所谓不规律，指的是有很密的次数于先，而继之以长期的休息于后；次数的所以密切也许是将就女人性欲的结果，女人在经净以后往往性欲比较旺盛，故而有此必要。女人的性欲大抵比男人为不规则与不可捉摸，因此性交一事，很相宜地应当由她发难，由她主动，而做男子的把这种主权交给她之后，自己在事实上也不吃亏。不过，就事理而言，把性交的次数均匀分开，让每两次之间总有一定的时间上的距离，总要比增加性交的次数好些。

次数增密的结果，总不免减少性交对身心两方面的利益。要使性结合真正成为一种人生的乐趣，成为性爱小说里所称的"真个销魂"的乐趣，依据物以稀为贵的原则，次数总以稀疏为宜。性交太频繁的习惯，一经养成以后，还有一种困难，即遇到必须长期节欲的时候不容易应付，例如旅行在外，配偶的一方有病，或生产后的休养时期（一个月到六个周）。妊娠期内应不应交接是一个疑难的问题，医生在这问题上不太愿意给什么劝告，因为深怕夫妻之间因此而引起感情上的纠纷。不过这问题的最大关键，无疑是流产的倾向。这倾向的大小，在女人之间是大有不齐的。据说有的女人，只要你在她面前打一个嚏，她就会流产。有的，即使你把她从五层楼的窗口扔出去，也不会流产。如果有流产的倾向，妊娠期内即应节欲以至于临时绝欲。通常地而说，到了妊娠期的最后几个月内，这种节欲或绝欲的习惯也是应当培植的。不过要劝告别人在妊娠期内完全避免性交，是要加以相当周详的考虑的。大抵一对富有同情和聪明的夫妇总会自己想出应付的方法来，决不至于遭遇很大的困难，真属万不得已，即使暂时运用手淫的解欲方法，也并没有什么不可以。但要教做医生的劝人在这时期里完全绝欲，这种劝告也许会引起以后他所无法纠正的困难。

关于生孩子的条件，即在何种状况之下才能生育，或一对正常与健全的夫妇该生多少子女，这些问题的详细讨论不在本文范围以内。一般人的见解以为除非一个人结婚太迟，对于怀孕一事，最好不要操之太切，即婚后最好有一个避孕的过程。不过在目前社会状态下，婚后即孕的可能性是不大的，因为避孕的知识已经相当普及。并且即使有孕育的事，这其间也并没有什么危险。以前以为青年女人不宜于生育太早，这种看法是不很对的。不久以前（1932年6月8日），在爱丁堡产科学会里，米勒医生（Miller）提出报告说：在皇家妇产科医院里分娩的174个17岁以下的孕妇里，85％是所谓瓜熟蒂落而丝毫不借助于医药的，只有8个例子因为大小不称，才用了一些人工的帮助。同时，在婴儿方面，死产（即产下已死）与产下不久即夭殇的死亡率是6.5％。这也比一般的同样的死亡率要低，在同一医院里，这种一般的死亡率（即包括一切年龄的产妇所分娩的婴儿在内）是11.8%。可见妙龄生育，对母子的健康都没有什么不相宜。反过来，如第一次生育发生在中年以后，那困难与危险倒要大得多。不过无论第一次生育时孕妇的年龄如何，为母子双方的利益设想，也为做父亲的人设想，在每两次妊娠之间，至少总应该有两年的休息。就一般的情形而言，在近代的情况下，最恰当的子女数目是从两个到三个，为一家设想应该如此，为全部人口的数量设想也应该如此。在以前，社会状况没有现在的健全，人口死亡率要比现在高，生育率要高些，平均子女的数目要大些。但现在是无需了，社会的文明向前推进以后，优生或民族卫生的需要将更显得迫切。到那时，有的家庭一定要比两个或三个更少生些，而有的家庭则不妨多生几个。

第六节　不生育的问题

　　婚姻的又一个问题是不出或不生育的问题。在讨论这问题之前，我们很可以把下面的两种例子搁置不提：第一种是在婚姻之前，男女双方先有过一番熟虑，觉得因为种种原因，最好是暂时不要子女或根本而且永久不想生子女。第二种是想要子女而一时因生理或心理关系不想有子女，但只需经外科或医药的诊治以后，仍然可以有生育的希望。除了这两种以外，还有一小部分夫妇一方面想有子女，而另一方面又明知根本没有法子有。这种例子又应该怎么办呢？

　　这种根本不能生育的情形论理应是不是很多的。这种夫妇要是真渴望着有孩子，他们在结婚以前，应该先经过一次医学的检查。检查的结果至少可以让他们预先知道，怀孕与分娩的机会大概有多大。笔者说大概，因为无论检查得如何细密，要预先完全断定是不可能的。也因为有的例子，在第一次婚姻里没有能生育子女，期望虽殷，却杳无踪影，但后来离婚而彼此再婚以后，男女双方都居然想生起孩子来。还有一种情况，婚前的检查是认为可以生子女的，但婚后局势变动，怀孕的可能性也就随而变动，而这种局势的变动当然不是在婚前所可预料的。凡已婚而根本不能希望生育的例子只有四条可能的道路走，而每一条道路在当事人的精神生活方面都有它的影响。

①第一条道路是坦率地接受不能有子女的局面。对于许多例子，这也许是最好的出路。大多数人，特别是大多数妇女，固然愿意有子女，但这种愿望不一定是很长期的，过了一段时期常常会成过去，他们会发现子女而外，生命中值得想往的东西还不止这一端。他们同时也会看到当代的世界事实上也并不吃人口太少的亏，少数人不生子女是无关宏旨的。他们的阅历增多后，他们更会感到他们的专业也已够令他们操心的了，或已需要他们的全神贯注，再要叫他们特别是在妇女一方担当起做母亲的责任，也似乎有些说不过去。何况这种母道的任务，要是做得好也等于一个必须维持上好多年的职业，而其所需要的惨淡经营，全神贯注，也许还在一般专业之上呢。又或许这女子自审对于母道根本缺乏特殊的能力，即使强勉做去，也是费力而不见得讨好。又或许男女双方或男女的一方感到自己的遗传气质里，多少有些不很健全的地方，能够不把这种气质传递到下一代，也未必不是一桩功德的好事。好在做父母的本能一大部分是可以升华的。母性的本能是不难改用社会事业做它的

对象的。加入社会事业之后，这样的一对夫妻虽不是一些未必成材的子女的骨肉上的父母，却不难成为许多别人家子女的精神上的父母，他们造福所及，也许要远在生养两三个子女之上，许多被人称为"万家生佛"的人不往往就是这种社会分子么？在西方社会里，有不少妇女就是这样成了名，营造了无量功德，而赚取了生命的乐趣。

②第二条出路是离婚。对那些以子女为婚姻的第一要义的人，这也许是一个合理的解决困难的方法。但是，这实在不是一条很值得欢迎的出路。大多数国家法律在这方面是很复杂的，要老老实实根据不能生育的理由提出离婚，通常困难很多，因此就不能不伪造理由来迁就法律条文。即使抛开也点困难不说，该出路还有许多问题。我们一面尽管在原则上赞成离婚不应当大困难，但同时在实际上也尽可以采取一种态度，认为这出路是越少走越好。离婚之后再婚，也许结果比第一次婚姻还要不好。关于子女生育的一点，也许更毫无把握。同时，离婚的举动，我们即使极表同情，也总等于一个失败的自白，失败的招认。而这失败又是非同小可的，因为它是人生最密切的一种关系的失败，这而失败将无往而不失败；而反过来，一桩婚姻，除了不生孩子这一点而外，也许是好好的，不生子女也许是唯一的美中不足之处，只是为了这一点，我们即使用最苛刻的眼光来审视，又如何能断定这婚姻是已经失败了呢？因不出而想离异的人，不明此理，贸然地舍此就彼，岂不是有几分愚拙？凡

是用没有子女孩子的离婚理由的人，我们倘若把真相研究一下，实在是性情上有些问题彼此不融洽。不过恰巧又没有子女，于是就拿它做一个比较冠冕的题目罢了。所以，就这种夫妇而言，不生子女的问题实际上不过是一个更大的问题的一部分。

③第三条出路是抱养别人的子女这是很容易想到的一条出路，并且要是做得得法，也是最好的一条出路，特别是因为在目前它可以取得坚强的法律保障，笔者说在目前，因为至少在英国，这种法律的基础是近期才有的事。子女的领养不但不拆散一个婚姻，并且或许可以令它更加巩固；而对于这种子女，做父母的，特别是做母亲的，除了生理或血缘的一端而外，尽可以把父道与母道的兴趣与能力完全施展出来。同时抱养的举动也有不少社会服务的意义，别人家的一个子女，本来也许免不了糟蹋的，免不了成为家庭与社会的一个累赘及负担的，从此可以有一个比较光明的未来、比较充分发育的机会，这也岂不是更好么？对不少妇女，即使大部分生活是在家庭以外，大部分的兴趣是在事业与学问上，领养子女以后，往往精神上更见得饱满，生活上更见得愉快。

不过领养子女显然是要很谨慎的，否则恐怕不容易成功。不但所领养的小孩年龄要小，要很小，并且领养的手续要做得清楚干净，最好和本生父母完全脱离关系。主要的问题是子女本身的健康和家世的清白。假若对子女所从来的父母家世不加充分的理会，未来也许会产生很痛苦的经验。领养子女的人家，应当先请医生帮忙，把养子或养女的来历，凡属可以调查清楚的，都弄一个清楚与加以熟虑以后，才实行领养，否则不应轻易尝试。

④第四条可能的出路是在婚姻以外别谋结合，而希望从新结合里产生子女。这是最困难的一条出路。也有人有时想到这条出路但除非有很特别的情形，实行是不容易的。最大的困难是这种举动第一要取得三方面的同意，而三方面的意见很不容易完全一致，即使勉强一致，又不免感到这种举动总要遭到大部分外界社会的反对而不能不多所顾忌。要实行这条出路，而希望各方面都不发生问题，所需条件的凑合是极难的，是百不得一的。因此我们觉得也就不值得加以讨论了。

至于劝人家走这条道路，那更是不容易的。

大家也知道这条道路还有两个变通的办法，第一个是绝对要不得的，即做妻子的，瞒了丈夫暗中自己去找外遇，把由此所生的子女算是和丈夫所生的孩子。第二个是比较可行的，就是人工授精的方法。不过这方法也会失败，并且也有许多显然不近人情的地方。但这是可以做的，并且成功的例子有时也可以遇到范·德·弗尔德医生在不久以前就曾人工授精的技术问题有过一番讨论。

第七节　阳痿及阴冷（性不足与性感过敏）

性冲动能力的大小与它发生和衰歇的年龄，其变异的范围都是很大的。在这点上，除了少数高等的猿类以外，人和其他低于人类的动物可以说完全不相同。

在这些动物中，性冲动和生育的功能有不可片刻分离的关系，而在不生育的时期里，性冲动是十有九例不存在的。

我们在前面已经讨论过性冲动在身心两方面的表现，即在寻常健康的儿童中，也并不是不常有的。因此，它的特别提早的呈露，我们不能当做变态看。至于到了老年的性的生活，特别是在精神方面，也很难说有什么确定的止境。在女人方面，月经的终止并不一定代表性冲动的衰歇，即性能的衰歇并不一定随绝经而同来，甚至于往往不是一个并行的现象；而在男子方面，即年登耄耋，性欲往往还存在，甚至于性能也还完整。

性能的大小也因人而异，其变异范围之大不在出现的快慢与衰歇的迟早之下。

我们不妨把守身如玉的青年男子梦遗的次数做一个比较的尺度；在有的青年，一星期内梦遗两次或三次，而并不引起什么严重的疲乏感觉；有的一月只有一次或两次，有的从不曾得到过遗精的经验。对于有性关系的人，性交的频数也是一个尺度，在有的人，每晚必交接一次，习以为常，历有年所，也并不感到什么损害。

而有的每月只能有一次，过此他认为就要过度了。总之，即在一般的健康程度很过得去的人中，性能的个别变异是很大的。于是，我们没有办法定下什么可以共同遵守的规律来。

完全的性无能或性能缺乏（sexual anxesthesia，齐恩ziehen把它叫作anhedonia），在男人中是极难得的或绝无仅有的。性能不足（Sexual hypoxsthesia或hypedomia），即相对的萎缩、冷淡与不受性的刺激，在男人中却是很寻常的，比我们有时所想象的要寻常得多。有的男人，性能不足是浮面的而不是真正的，这种男人的性冲动往往有些不大正常的倾向，特别是一种尚在发展中的同性恋的倾向，不免把原有的性能藏盖起来，使它潜而不露，成为潜意识的一部分，其于性能的表现，在表面上便呈不足之象，其实也未必如此。另外有许多例子，性能的萎缩是手淫过度的结果，是精力消竭的表示。第三种例子，性能不足是由于生活的其他方面过于忙碌，过于紧张，把身心两方面的剩余精力消耗殆尽的缘故。不过我们也承认，在这种例子里，有一部分的性能不足，是一个原有的虚弱状态，和生活的紧张无涉。再有第四种例子，性能不足是由于一种幼稚状态（infantilism），那就成为发育停滞的一种表现了。

在文明社会里，因为生活紧张，被于应付，以至于劳于奔命，也因为性冲动所由发展的环境多少有些不自然，当男女交接时，容易发生局部的或完全的阳痿或阴冷的现象。汉密尔顿医生在他的研究里，发现只有55％的丈夫和38％的妻子认为他们自己的性能是正常的，我们要知道这些丈夫和妻子，我们要知道，全都属于社会里所谓最上流的阶级的。在男女的答案中，虽则有一部分不大清楚，不很肯定。但总起来说，无论男女，自己承认性能在水平以下的，在比例上比自认为在水平以上的要高得多。这一点是很有意义的，因为我们寻常总以为，无论男女，对于一己的性的能力，喜欢夸大者多，而谦逊者少。汉氏调查的结果既适得其反，足证不是我们寻常的见解错了，便是性能不足的男女实在为数不少，以至于无可夸大，只好谦逊。还有一点也是值得注意的，即认为妻子的性能不足的丈夫，和认为丈夫的性能不足的妻子，在数量上不相上下。汉氏又发现41％的丈夫自己承认，现在或以前遇到交合的时候，有过痿不能举或举而不坚的困难，而同时24％的妻子（不一定就是所调查的那些丈夫的妻子）认为她们丈夫的性能是有欠缺的。不过性能的大小并不一定是圆满的婚姻生活的唯一以至于主要的关键。在汉氏的研究里，那些自认为性能在水平以下的丈夫和妻子，同时承认婚姻生活相当圆满或很圆满的，在比例上比自认为性能中平或性能中上的丈夫和妻子为高。这一发现事实上倒是和平常的经验符合的，那些把婚姻看得太狭窄的人，以为婚姻关系以性合为主体的人，把高度的性活动看作婚姻幸福的主要条件的人，应当牢记住这一点。狄更生医生关于妇女性能的那一番研究，虽和丈夫的性能只有一些间接的关系，似乎证明男子中，只有6%是阳痿的。

我们必须记住，性能萎缩的产生，后天的纵欲过度和原有的性能不足或性感薄弱都是有分的，甚至于两者还可以合作，以造成萎缩的结果。这是很重要的一个考虑，因为一部分男人在婚姻生活里最大的一种恐怖就发生在这一方面，他们自己以为性能有问题，自己以为有"不男"之消，于是疑心生暗鬼，一种莫须有的恐怖就笼罩着他们的生活。我们说婚姻生活里如此，其实在婚姻生活以外，或虽在婚姻状态以内，而事实上已到了该状态的后期，这种恐怖心理还是可以发生。

因各种原因而发生的性冲动与性能力的缺乏，在男子中是很寻常的，其寻常的程度要在我们有时所认识之上。这是一个事实，因为这个原因而夫妻始终未尝享受床第之乐的婚姻，数目也不为少，这也是一个事实。但此种事实的存在并没有完全成为婚姻幸福的一个障碍，这种人的婚姻幸福并不一定在一般人之下。所以事实上性能不足往往不大成问题，成问题的是想象中的性能不足。性能的薄弱、欲念的静止、所谓"古井不波"一类的情绪状态，在另一部分的人是求之不得的，而对这种疑心生鬼的人却可以引起极大的忧虑，他总是千方百计要把它治好，他不惜向任何走江湖的庸医求教，庸医利用他这种恐怖心理，从中渔利，他也执迷不悟。他不知道在紧张的情绪状态下，暂时的性能消失是很容易的，并且也是无关宏旨的。对于神经脆弱和经验不足的人，这种暂时的消失非常容易发生。蒙田虽不是个科学的心理学家，但对于这一点看得很正确，在他那篇论想象力的散文中，他说性能的消失本身就从恐惧而来，他又很有眼力地叙述到：只要用些巧妙的方法，把恐惧心理抵消以后，原有的性能可以完全恢复。

不过，在有的例子里性能的欠缺是建构在神经系统的一个后天获得的习惯上，不是轻易可以补救的。长期的抑制性欲、手淫成癖、交合过度，都普遍被指认为性能欠缺的一些原因。还有一层，近代文明社会的生活环境很容易养成一般神经锐敏的状态，对一般刺激的反应，往往不免失诸过于匆促而不能从容与委婉行事。

这在性的方面，就容易使积欲的过程过于缩短，而解欲的过程与亢进的到达过于提早，根本影响到交合的圆满程度。性能的不足或欠缺，这也是一种解释了。

弗洛伊德和其他学者认为男子泄精过早的现象是很普通的，笔者观察也是如此。但洛温费尔德把75％的早泄例子归到手淫上去，笔者却不敢赞同。在部分例子里，手淫无疑是早泄的一个因素，但我们知道，极端的手淫癖习有时也可以对性能不发生任何严重的影响。无论如何，手淫的习惯既如此普遍，我们要拿它来解释任何变态或病态的现象时，总需特别小心，一定要证据确凿，原委分明，才可以咬定它是一个因素，否则总有几分捕风捉影。如今我们讨论到性能不足，当然也得注意到这，而不便信口轻作结论。或许就通常的情形而言，我们一定得把神经衰弱性的性能萎缩看作近代的一种一般倾向的特殊表现。什么倾向呢？就是在忙乱的都市生活里，一切反应不免失诸过于急促、过于锐敏（即如果女人怀孕以后，不足月便分娩的现象也未始不是此种一般倾向的一个特殊表现）。同时，我们也不得不把神经衰弱性的性能萎缩看作长期忍欲的结果。青年的结婚年龄推迟以后，自春机萌发以至成年，这许多年以内的性欲是无法满足的，虽有手淫一类的解欲的出路，但往往因积欲太久，其满足的程度也自有限。这时期以内的性欲，既有积而不解的一般倾向，而虽解又每患不尽，影响所及，对于解欲过程的循环机构，不免引起几分损坏。有内外两个原因，于是神经衰弱性的性能萎缩便很难避免了。

就多数例子而言，性能萎缩只是一种相对的或比较的亏损，而不是绝对失其效用。阴茎的勃起多少也总还完全，射精的作用也照样发生，遗憾的是发生得太快了些。在当事人本身也许并不感到这其间对人对己有什么问题。不过在我们看来，近代女人方面的性能萎缩，或所谓阴冷，无疑要间接归到这种男人性能的缺陷上去。

但如果因气质的实际衰弱，或因一时精神刺激的关系，引起了比较绝对的性能萎缩，当事人在心理上往往可以发生很大的忧惧。

在这种忧惧心理下，他会一天到晚揣摩着自己的性能力，不断地想把它激发起来，如果他还没有结婚，也许再三地想寻花问柳，为的是要测验他的性能有无进步，但结果总是失望。

因此事实上我们有两种性能萎缩的例子，一是心理上的萎缩，二是神经衰弱性的萎缩，后者是一个旧有的名词，笔者想我们现在还可以用。在第一种例子，解欲的机构并无问题，始终完整，但因情绪方面的抑制，张而不能弛，结而不能解罢了。所以治疗的方法只需把这种抑制的势力尽量消除，对当事人的种种疑虑加以排解。在神经衰弱性的例子，解欲的机构不是受了抑制，而是多少有衰弱的倾向，所以治疗的功夫通常虽未尝不可能，而复原的希望却比较不大。不过经治疗以后，虽未必能把损坏的机构恢复原状，至少可以减轻损坏所引起的影响。无论那一类的萎缩，治疗的要点是在和缓当事人的恐惧心理，让他的意念从性的题目上转移开去，并且要他能切实用意到日常的卫生。我们在这里不准备考虑各种药物，市上尽管有这些东西出售，尽管有许多广告宣扬药力，它们的价值终究是次要的。对部分的例子，有的药物也许有些用处，但除了心理方面可以增加少许兴奋与慰藉而外，究竟有几许影响得到体质的实际功效，却始终是一个疑问。马钱子（或叫番木鳖，nux vomica）一类的药物。对于性的系统以及整个脊脑，是有兴奋影响的。当一种强壮剂或补益剂用，也有它的价值，但如服用的人已经在一个过敏与易感的状态之中，用了比不用还不好。性交也不是治疗方法的一部分，不应当鼓励，至于用寻花问柳的方法来锻炼性能力，更是应当在劝止之列。不过，对已婚的人，旷久和期待的时间太长，倒也是不相宜的，对常人如此，对这种例子尤其如此，同时，一切太用力的心理活动和情绪上的焦虑也是犯忌的。在这种地方，一个明慧和能随机应变的妻子是医生的最好的副手。卢梭的经验在这方面就供给我们一个佳例。卢梭是个神经过敏和极容易引起兴奋状态的男子。他的一般情绪是一触即发的，而他的性冲动也反映着这种高度的神经易感。要是对象是个妓女，或是个他能感到热恋的女人，他是不能完成性交行为的。但是他和泰蕾丝相处既久，既维持着一个宁静的伴侣生活，他似乎并不萎缩，并且，要是他在《忏悔录》里所自信与自述的种种确乎是事实的话，他还生了许多的儿女。对于这一类易感而易于兴奋的例子，凡属可以和缓或轻减这种易感性的事物都是有用的。平常一个男人，在旷久之后而有性交的机会时，第一次的亢进与射精作用也许不免提得太早，但第二次交接的结果即便恢复了常态，至于第一与次与第二次间的距离，少的不到半小时，多的可以延缓到好几天，那就要看各人性的方面的气质了。旷久则易感，易感则不免射精过早，常人如此，萎缩的人更不免如此，道理原是一条。我们在这里不妨再进一些劝告，性交的尝试，最好不要在夜间就枕的时候，而在已经有一度睡眠与休息之后，或在清晨似醒未起之际。据一部分专家的意见，以为就大多数萎缩的例子而言，清晨实是最适宜的交接时间。凡属萎缩的例子诚能留心到这些细节，同时又能涵养些精神上的静谧和注意到一般身心上的合理的调摄，相当满意的结果是可以有的。

前文的讨论表示性能的薄弱或欠缺大部分是个人与社会适应的问题。就大多数例子而说，如果一个青年，从小和异性的人始终维持一个自然与健全的关系，到了结婚的时候，倘若对方人品相当，要取得和谐的好合，是不会成问题或发生很大困难的，见了可爱的异性以后，前文所提的那种神经性的恐怖、那种事先的畏惧或临事表面上虽急色而实际上却萎缩的一类的状态也就不至于发生，笔者刚才说性能萎缩大部分是对社会生活适应得不完全的一个表示，我以为这不是徒托空言，而是有相当理由的。我们当然不能忘记那些先天的因素，比如，同性恋的倾向之类。我们也未尝不顾到体格上或结构上的弱点或缺陷。要有的话，这些是不能不请教外科医生的。但是一个有见识的外科医生自己就承认，他把他的一部分责任尽了以后，心理学家和精神治疗学家应尽的责任正还不少。

我们也有理由可以相信性冲动虽因人而有强弱，但总不会弱到一个完全不能表现的地步，即使在最弱的人，遇有良好的机缘，也总可以有几分表现。克拉夫特-埃平承认性能完全缺乏的例子虽属极少却是有的，但他自己并没有提出亲自观察到的例证来，他所提出的只是两个不完全的例子，一是迪索尔（du Saulle）所研究的，一是哈蒙德的，前者始终能遗精，后者甚至偶然还有暂时勃起的能力。

这一类例子的性感觉无疑是极薄弱的，但既有遗精或勃起一类的表示，就不能算做性能完全缺乏的例证了。

女人方面是否真有性能完全缺乏的例子，也是一样可以怀疑的。女人中性能薄弱的例子或普通所谓阴冷的例子，特别多是不成问题的。有人曾经加以估计，认为几乎多到70%，这种估计究竟是用什么方法，笔者却不知道了。这一类夸大的数字当然是要不得的。汉密尔顿医生在他的研究里，在100个正常的已婚妇女中，真正阴冷而始终不曾有过性感觉的例子，他只找到一个。至于只能接受自动恋与同性恋的刺激的例子，虽也有几个，但为数不多。狄更生的《一千件婚姻的研究》里有很长的一节讨论到这问题，狄氏认为"阴冷"不能看做一个固定的状态，也不能算做一个确切的先天品性。阴冷的成因是不一而足，体格、性情、教育、习惯（包括知识缺乏和自动恋的种种习惯在内）以至丈夫的知识能力不足等等，都有关系。狄氏又认为最一贯"阴冷"的女子是那些有自动恋习惯的女人；不过，严格说来，自动恋的女人是一点也不阴冷的，只要性刺激对她们的胃口，她们的感觉和反应是再敏捷没有的。

许多女人的所以被认为"阴冷"，主要的原因并不在她们自己身上，而在男人身上。上文已经再三说过，在男人方面，性冲动的发展是趋向于自动与主动的一途，好像是不靠什么外力似的；在女人则不然，无论性冲动的潜在能力是如何强大，在潜意识里的地位是如何重要，它的活跃的表现是要靠外力引逗出来的。

在我们的社会里，就正常的情形而言，这外力就是丈夫的功能与功夫了。妻子的性生活的教育，是丈夫的一种责任；要教太太有性的要求，要教这种要求成为她的自觉的欲望，只有丈夫做得到。如因为知识不足，或成见太深，或过于操切，或不善体贴，做丈夫的不能完成他的自然的任务，做他的太太的，尽管身心两方面全无缺陷，也可以被认为"阴冷"一流。近代以前，在很长的一个时代里，一切性知识既在所必禁，也被认为不登大雅之堂，又何怪乎一大部分男人不能成为热情的丈夫，而一大部分女子不免被认为属于"阴冷"一类，有如不波的古井呢？到了近期，我们才渐渐从这时代里解放出来，也正因为我们去那时代不远，所以"阴冷"的女人至今还是那么多。

在我们的文明状况下，女人容易发生貌似阴冷的状态，根据上文的讨论，可见是有许多理由的。我们的社会情形，名为文明，一般男女在性的题目上，却是充满着盲昧无知、浑浑噩噩的状态，又加上一般教育的不得其当，性态度的假仁假义，酸腐不堪，同时，性关系开始的年龄又复展缓到无可再缓，许多女人不免于阴冷的判断，也就无怪其然了。不过若说绝对的性能缺乏或性感缺乏在女人中是个普通的现象，那我们必须记得，在女人方面，这问题要比男子方面困难与复杂得多，轻易下什么断语是危险的。还有一层，在女人的性生活里，我们更需辨别一点，就是性欲和性交时的快感往往是两件事。在有的女人，也许有其一而无其二，即使两者俱无，我们也不便断然说她是一个性能完全缺乏的例子。在汉密尔顿医生的研究里，有一点也许是很有意义的，即有很大一部分女人（55%），色情亢进的能力虽薄弱，却自己承认性欲的强烈要在一般女人的水平以上。另有一些女人，虽然嫁过好几次，与好几个男人发生过接触，虽始终表示着阴冷的状态，但到了最后，也许已到中年的后期，性冲动才开始活跃起来。即使性冲动的活跃始终不在性交的时候发生，它也往往可以在别的时候用别的方式表示出来，或成为种种歧变的活动，或假手于其他比较在边缘的发欲带而取得满足；在女人身上，发欲带比男人要多得多，且接受刺激的能力要大得多，这是以前早就讨论过的。

　　总之，要肯定女人有性能缺乏的存在，比在男人身上作同样的肯定要困难得多。如遇到貌似阴冷的特殊例子，我们只能说，我们还没有能发现这个女人所由表现她的冲动的方式，或目前虽无表现的方式，将来或许有，那就得留待以后再说了。阿德雷是一向笃信性感缺乏是女人中常有的现象，但当他想提出一个最确切的例证来的时候，要提出一个真正的"冰一般的女子"（femme de glace）或"在心理上纯粹缺乏性感"的女人时，他却只能在故纸堆中找寻出一个，而这个例子是在他自己出世以前已经作占了一百多年，并且除了文学的记载外更无丝毫医学文献以资对证的一个，那就是著名的华伦夫人（Madame de Warens）。并且他所依据的只是卢梭在《忏悔录》里的一段文字，而我们知道卢梭只不过是一个善于言词的文学家，其记述未必可靠。同时，即以情人的地位来观察，卢梭的才能也颇有问题，即卢梭根本不是一个富有性经验的情人；更可异的是阿氏根本没有看到华伦先生自己对他的夫人的一些记载，他说她是有歇斯底里的神经病态的。而自性心理学发达以后，我们知道这种病态是容易引起性冲动的种种诡谲的变相表现的，如果例子没有精细的医学记录，这些微妙的变化便恨本无从究诘。

总之，这一类的例子是很难置信的，我们必须寻根问底以后，方才可以接受。笔者根本怀疑"冰冷的女子"的存在，不但当代没有，怕从来就不曾有过。

前面讨论的是性能不足的一面，下文对性感过敏的又一端也要简略说一说。

在目前文明状况下，男女性感过敏的存在，比性能不足更要普通一些，而其大部分的原因也就由于文明的生活情境。这种情境一面增加性的刺激，而一面对于性的冲动，却又多方阻挠，不让它有适当的表现。在平常求爱的过程里，少许的性感过敏原有它的地位的。在动物中，性感过敏的表现是一种极度的兴奋和躁动，其在人类，这种兴奋在表面上往往取一个比较静止的方式，而成为对于对方才貌的朝思暮想、魂牵梦萦。在绝欲或旷久的状态下，性感过敏也时常可以发生，普通和性生活不相干或很不相干的事物到此也可以成为性的刺激。但如性感过敏到一个程度，以致随时可以发生反应或反应的倾向，那就成为一种变态，而是和神经病态多少有些关联了。

但性感过敏和性能强大并不是一回事。性能异常强大的人，或贝内迪克特（Benedikt）所称的"性的运动家"，或"性的健将"，在性感上是并不过敏的。力量的表现需要事前的宁静，而在性感过敏的人是享受不到宁静的。性感过敏的人如有性能强大的表现，那只是一个形似，虽往往足以教本人自信为性的健将一流，但知情人自能辨识；性的过敏是孱弱的表示，不是强健的表示。

变态的性的过敏可以在春机萌发前表现，也可以在老年的时候发生。在前文所已讨论的各种歧变里，它或许也是个很重要的成分。必须一方面有接受不寻常的性刺激的力量，一方面又有相当敏感的程度，一种歧变的方式才有成立的可能。

前文说过，在性感过敏的状态下，任何和异性对象有关的事物，甚至和性的事物至多只有一些形似或比类关系的事物也可以引起性的联想和激发性的情感。身体的任何部分并不是穿在身上的衣服；任何比较特殊的姿态，也许和性的题目全不相干的姿态；动物的交合以至于昆虫的交配；寻常至多不过是一些浮动的象征，过眼便尔忘却的，到此不但都成为象征，并且都具体化而变为可以留恋的刺激了。

在这种广泛的性感过敏的状态里，一个人对于刺激是无所谓选择的，几乎所有都是刺激，而一切刺激都有提示或暗示的力量。有了这广泛的过敏状态做基础，做土壤，各种特殊的物恋现象就可以分别地生根成长；物恋现象的发生虽大率不由此路，但这也未必不是出路之一。我们在这里更不妨提一笔，性感过敏也可以有变相的表现，或假扮得教一般人看不出来，甚至于连本人都感觉不到。前文说过的性寒酸，或性的假仁假义，就是此种扮相的性感过敏。对性事物的畸形的恐怖或憎恶以及畸形的爱好，同样是建筑在过敏状态上的。

变态的性感过敏往往和神经病态有连带关系，但不一定是癫狂的表示。过敏的状态是可以约束的，可以掩饰的，即多少是可以受意志的控制的。但在极端的例子里，冲动的力量和筋肉活动的力量，也可以大到一个不能控制的程度。在这种情形下，就可以成为一种病态，在男人称做"嬲狂"或"求雌癖"（satyriasis），在女子称做"花旋风"或"慕男狂"（nymphomania）。

第八节 贞节

我们在文稿讨论过绝欲的问题。谈到绝欲，我们心里想到的是一个消极的状态。只是把一个自然的冲动抑制下去，当然是消极的。这种抑制自有其动机，而动机又自有其外露的因缘，而此种因缘往往是卑之无甚高论，不但和冲动很不相干，而且完全和冲动作对。绝欲往往有害，原因就在于此。绝欲本身决不是一种德操，固然我们也承认造成绝欲的部分动机也许是一些德操，或与德操有关系的事物。法国作家福楼拜（Flaubert）有一次写给法国女作家乔治·桑（Ceorge Sad）的信里很有趣地讨论到这一点，他称绝欲的努力是好的，但绝欲本身不是。我们如今要讨论的贞节，却不能与绝欲同日而语了。

贞节可以有绝欲的成分，但不一定包括绝欲。贞节这个名词，在一般人的用法里，常有时和绝欲相混，那就不免小看了贞节，是很不相宜的。贞节可以有一个界说，就是在性领域里的自我制裁。易言之，贞节的人有时可以绝欲，但有时也可以适度地施展他的情欲，要紧之点，是要在身心两方面对性冲动有一个深虑与和谐的运用，而把这种运用认做生活的一大原则。我们有了解，就知道贞节不是一个消极的状态而是一个积极的德操。有一次笔者在旁边听见一个十四五岁的女孩责备一个差不多同样年纪的男孩，说他太贪吃，她说："你从来没有懂得自我节制！"男孩说："这是不必要的。"女孩说："不错，你并不需要节制，但能节制要比不能节制好些。"我认为这女孩将来长大以后，一定很容易了解什么是贞节。贞节是情欲有分寸、享用有分寸的一种表示。这个一般的节制或有分寸的原则英文叫作temperance，而古希腊人叫作sophrosyne，性欲的有节制，就是贞节。

贞节之所以为德操是不受任何信仰与宗教的限制的。诚然我们承认，在全世界许多地方，宗教对于性欲总有一些制裁的力量。易言之，从宗教的立场看来，性的活动只应在相当规定的范围以内，超越了这种范围，便成罪孽。任何宗教社会，无论其为基督教的或其他宗教的，不能不有此种态度与规定，是很容易了解的。不过我们倘若把宗教搁置一边，而完全就社会以至于人性的立场说话，贞节也始终是一个德操，以前如此，现在还是仍然。

在世界各地的野蛮人中，幼童可以很自由的在性的方面做些游戏，甚至于实行一些性的活动。这证明在这种民族里，抽象的。凌空的性活动禁止是不存在的。

不过，一到春机萌发的年龄，即在我们所认为的原始人的眼光看来，一种新的对于性的态度也就似乎成为必要：这态度就是一个制裁的态度。在有了一些文化的民族里，各种对于性活动的限制的规条就很普通了，这种种限制也许和基督教对于未婚犯奸（fornication）与已婚犯奸（adultery）等等的限制不同其旨趣，但其为限制则一。总的说来，这种种限制对于性的价值的提高，性尊严的维护，都有几分帮助。有的限制目的在避免有害的性活动，有的在规定有利的性活动，有的则把性活动和民族相传为神圣的节气或仪式联系起来，所谓有利有害当然得用他们的眼光来看，但客观说来，大致也是不错的。这一类的制裁，这一类经过调节后而认为可以趋利避害的性活动，我们可以很正当地称做贞节，并且这种贞节可以认为是先民生活机构里一个中坚与有机的部分。民族文化不论高低，大多总有一大串所以直接或间接维护贞节的惯例，往往有很离奇的，但即就这种离奇的惯例而论，其目的也无非是在增加性生活的庄严性，所以不但可以得到大众的拥护，并且可以历久而不失，成为文化传统的一部分。英国人类学家克劳莱说得好：在我们看来，这种惯例尽管离奇，"但至少从先民社会学的立场而言，它们是和生物学的事实相和合的，并且这种和合的程度是很深的，同时，这种惯例也有许多传说的解释，表面上这些解释似乎也很不相干，但事实上它们对于初民富有弹性的神经系统也帮了不少忙，使初民的生活可以日益克于能自律、有理性、而无论于个人或于社会，都可以在事业上多取得有效的成绩。"克氏随后又说："但如果这种惯例太走极端，一种分崩离析的趋势也在所难免；不过，就大势说，它们的目的是一个节制的目的，经过许多试验之后，不用说，试验总是很迁缓的，他们终于很有把握地达到了这个目的。这种原始而自然的贞节既然是屡次试验才发展完成，也正有它的科学的价值；这初元的贞节便是人类性生活史的起点。"

克氏所讨论的这一层，到了文化比较发达以后，常常有转趋暗晦的形势，而其原因就在上文所提的走极端那一点，也就是宗教的信条和社会的习俗通常把贞节的概念看得过于绝对，在最近数百年的西方文明里，这一层便有很好的例证。

贞节一旦变相而成强制的绝欲以后，它就成为不自然的了，也就不成其为一种德操，并且也不再有什么实际的效用。贞节的根本性质也就无形消灭。到了这种境地，不明原委的人便转以贞节为"不自然的"或违反自然的行为，从而加以贬斥，并且认为它是愚腐的宗教信条以及衰弱的政治统治的一个附带的条件，应该和这种信条和政治同其命运。这真可以说是冤极了。因为一般人有这种不明原委的看法，所以到了近代，在西方社会里，这种不自然的性藩篱一旦被除或破败以后，许多人的性活动便往往走上另一极端，不但把纵欲和乱交看作一个理想，并且真把这种理想见诸行事；他们不了解这样一个极端是一样的不自然，一样的要不得。

　　贞节是一个平衡的状态，禁欲和纵欲是两个动荡而各走极端的状态，平衡状态一旦转入动荡状态以后，要再恢复是需要相当的时日的，因为像钟摆一样，既摆到了左，便不能不摆到右，这其间有自然的物理的限制。这种困难我们在近年的苏联就可以看得很清楚。在沙皇时代，在表面上，习俗对于性活动的限制是很多而很严的，在骨子里，纵欲败度的行为也正复不少，这两种相反的倾向自各有其反应。革命以后，性活动是解放了，而这种解放大部分趋于纵欲一途。目前（1933）离开革命已快二十年，但这种放纵的趋势还很有人感到需要，特别是那些把节制看作资产阶级愚腐德操的人。但主要的趋势总是对于纵欲的反动。因此，共产党员因私人性行为不检而被开除党籍的近年来也不在少数，也许并不少于因政治行为有所触犯而被清除的分子。目前俄国这种情形很像十八世纪加尔文宗（calvinism）统治下的日内瓦的情形，因为俄国的马克思主义的固执与严厉根本上同加尔文教义很相像。在苏俄，有人说："放浪、乱交、淫荡、强奸（也许包括短期中连续不止一次的离婚再婚在内）等等是受人厌恶的，犯者不免被开除出党，因为这一类行为是违背党的社会的目的的。"

　　这种动荡的状态虽属不幸，却不应让我们忘记平衡状态中的贞节。它终究是一个值得怀抱的德操。这一德操也是万不可少的，为了扶植性功能的活力，我们少不了它。为了维护做人的庄严，我们也不能没有它。另外，对于可以增进幸福的恋爱的艺术，它也正复是一个很大的要素。所谓恋爱的艺术，有人下过一个定义，就是"用双手来和性的事物接触的艺术，而这双手同时并不忘记它们对生命的一切细微目的也同样有追求与克制的工巧能力"。

第九节　绝经

在婚姻的过程里，月经终止或经绝是富有心理意义的一个阶段。以前关于这种意义的看法也许是过分了些，但重大意义的存在终究是个事实。

笔者提到这一点的缘故，是因为最近的趋势又不免把这种意义看得太轻。许多医学界的妇女现在常说把这年龄里的种种病痛推源到月经终止上去，是人们的一种"怪癖"。就她们行医的实际经验而论，真正因缘于经绝的症象是极难得发现的。这又未免把经绝的重要过于小看了。

经绝确乎是富于心理意义的，直接对妇女本人或间接对家庭生活与社会生活，都不容大家忽视。经绝是妇女生殖期的终止，好比春机萌发是生殖期的起点一样，起点可以成问题，终止也同样可以成问题，因为都是一个关口。

经绝，在英文里一称climacteric，有交逢关口的意思，又称生命的变迁，是性与生殖系统的一个退化时期。其发生的年龄往往因人而有很大的不同，最早的35岁，最晚的55岁，普通的年龄则为45至50岁之间。大多少则之年，多则3年，便可以完全终止。它和内分泌功能的变迁以及自动神经系统的变动，都有连带的关系，而其所引起的结果，则为情绪方面、动脉血管方面以及神经方面的种种症象，其中最叫人感觉不快的是心跳、发火等。这些症象与其说是由于血压的增高，不如说是由于血压高低的动荡不定。许久以前，马拉尼昂就提出过一个"多腺说"（pluriglandular theory）来解释经绝的由来，照他看来，最有基本关系的是卵巢、甲状腺（一称盾状腺）和肾上腺，其次是脑下垂腺。这些起了变化，月经也就随而发生变化。菲茨吉本（Fitz Gibbon）另有一个说法，他认为女人到该年龄，生殖器官便会自动退化萎缩，经绝便是这种退化的一部分，而退化之际又不免释放一种毒素，上文所述发火以致面红耳赤一类的症象便是毒素流行的结果。所以在比较严重的例子里，若把子宫割除，这一类的症象就可以随时消灭。不过我们知道有些女人，早年因病把子宫割除以后，这一类的症象到此依然可以很显著地发生，所以菲氏这个说法至少也是很令人怀疑的。

在经绝的时期里，身心两方面轻微的变动或扰乱总是有的。但就许多妇女而言，甚至即就一部分神经不很稳健的女人而言，她们全部可以安全地渡过，不会经历很严重的困难。只有少数女人在身心两方面会感受到一些不可支持的虚弱而非静养不可。

在精神方面，有一种影响倒是很实在而不可避免的；人们怕老年的来临，妇女也许特别怕，并且总想教它延缓。如今绝经的时期到了，生命的变迁开始了，她的壮年行将结束，这种不由她不认识的事实不免在精神上留下一个很深刻的印象。同时，生殖生活的结束好像也就是全部性生活的结束，固然在事实上并非如此，我们在前文已经谈到过。女人到此，更不免大吃一惊地发现，她毕生最主要的一个阶段是像日落西山一般快要结束了。有的女人，自制的力量比较差，不甘心的感受比较深，会不自觉地突然增加她的性活动的范围与努力，甚至于主动地弃旧日迎新，同别的男人发生关系。即在未婚的女人，一向循规蹈矩、深畏人言的，到此有时也会发生同类的行为；不过这种女人神经的不稳健大抵要在一般女人之上，否则不至于此。这一类的表现是很多人都知道的，但在一般人的闲话里，又不免言之过甚。其实有这种表现的女人终究是不多的。

不过我们还得承认月经终止的时期里，性心理的生活有时是可以发生各种扰乱的，特别是性欲的畸形强烈，就是上文所已暗示的生殖之火的一次回光返照，或许还要添上一些别的心理品性，如同性情古怪、多虑、好猜忌等，有时性欲的表现又不免突然走上歧变的路。在已婚的女人，这一种情形往往更见得严重，因为她的丈夫的性的能力，到此也不免因年龄关系而日渐衰退。同时，因为结婚既长，彼此的情感关系已趋于和平淡泊的一流，要男人鼓起余勇，来响应妻子的强烈的性欲，是很不容易的。所以，这一种欲力便不免别寻发展的途径，或许转而表现为嫉妒的方式。所以当此时期，不但生理方面可以有种种痛苦与困难，在心理方面，许多不近人情的品性也不免应运而生。不过如果这一类身心两方面的品性转趋显著，无论显著到何种程度，我们应当知道，它们是和经绝没有直接的因果关系的，直接的原因还在本人的气质里原有这各种特点潜伏在内，到了经绝时期，才趁乘机发作罢了。

我们更应认识清楚，在经绝时期里，不但上文所说的种种症象和经绝没有根本内在的连带关系，到时候非发出来不可，并且女人到此年龄，事实上还有不少补偿的优点。菲尔丁（W.J. Fielding）说过："对于无数的妇女，经绝是成就事业的一个黄金时代的开始。同时，只要先天的遗传良好，后天的生活正常，妇女到这种年龄也不会失掉她的风韵姿色，至少我们找不出什么非失落不可的理由来，实际上，有许多妇女在50岁时反而比她在25岁时要显得美；如果她们的人格，随年龄体验的增进而日趋开拓丰满，她们到了60岁时，或许比30岁时更要见得风韵逸秀。"

霍甫施塔埃特（Hofstaetter）说，在这个时期里，女人不但在体格方面表现一些男性的特征，并且"在习惯与思路方面也表现很可以让人惊怪的近乎男性的种种品性，如条理清楚。观点客观、公道与正义一类的抽象概念的了解容忍的态度、经济的能力、一般社会与政治的兴趣等等"。笔者以为我们尽可以承认这些是绝经以后女人可能有的心理品性，但我们并没有把它们看做男性特征的必要。

它们都是一些和性别无关的品性，很多人虽以为寻常男人中表现这种品性的人要比女人为多，但事实也未必如此。但经绝以后既有这种种心理特征的表现。我们可以说，许多配偶的共同生活一定要到这个时期才算最后完成，才可以看作十分美满与和谐的一种关系。这种关系尽管在表面上看去好像只是一种兄妹或姐弟式的关系、其为美满与和谐则一。妇女到这种年龄，理智的活动会比以前增加，这一层也是无疑的。在事实上，许多有名望的妇女是在生殖时期过去以后才开始她们的事业上的活动的。这种理智的兴趣或事业的活动能力，如不在一般社会生活里表现出来，就会在家庭里找到用武之地。因此，有的妇女对孩子的发育，不免干涉过甚，特别是对已经长成而家居未婚的女儿。这样，做子女的就不免很吃亏了。后辈如果遇到这种妈妈或祖母，一种坚决而不伤和气的反抗是很必要的；不伤和气的反抗大抵不至于引起家庭任何一方的痛苦，但如痛苦势在难免，则与其教小辈受苦，毋宁让老辈吃亏。不过在有见识的老辈，处此境地，一面对后辈往往既能尽量爱护，一面也会把母性本能的力量解放出来，而施之于更广大的社会与事业上去。

男人的生命里有没有一个约略相当于经绝的时期呢？这到如今还是一个争辩的问题。要有的话，这时期一定没有女人的那样清切可指。因为我们知道：精液分泌的功能是没有一个确定的最后年龄的，有的男人到了耄耋之年还能分泌精液。记载上有一个103岁的男人还有这种功能。不过有的男人，到了生命的某一个时期里也会突然感到一个转变。而在精神上引起一些烦扰。孟德尔（Kurt Mendel）是最早使我们注意到这一点的人。从此以后，很多人却主为这种转变是相当于女人经绝的一个现象。但也有个承认的，例如克拉夫特-埃平和一部分别的专家。不过就在古代，大家在男人的生命里也公认有一个"大关口"（grand climacteric），而其交逢的年龄是63岁。这所谓关口的说法倒也不错，因为我们决不能说男人也有一个绝经的时期。马拉已昂也看到此点，替它另起了一个意思差不多的名词，就是"危机的年龄"（critical age），承认它是个人有机演化中的一个阶段，其中心现象是生殖生活的减少以至于消灭，不过这只是中心现象，而非轴心现象，是一个关口，而非一个枢纽，个人生命的演化只是经历着它，而不绕着它走，它是以前演化的果，而不是以后演化的因。所谓不是轴心，就是这个意思。个人的生命推演到这个年龄，生殖功能是退化了。同时，神经和内分泌腺的联络反应也起了变迁，这便是所谓危机的年龄的生物基础了。沃克（Kenneth Walker）把这个年龄约略放在55岁到60岁之间，托雷克（Max Thorek）以为这年龄比女人的经绝年龄要迟7年到10年，兰金（Rankin）把它放在57岁与63岁之间，马库斯（Max Marcuse）则在45岁与55岁之间，但认为最早的可以在40岁。我可以说还有比40岁更早的例子，有不少人在38岁前后就感到这个年龄的来临。男人到此，自己会突然发觉他的能力扩展时期已经终结，从此就不免日趋衰退，一般的能力如此，性的能力自亦不成例外；这种发觉当然是不舒服的。到此，头发虽未发白，牙虽未落，而所谓垂老的厌倦心理不免油然而生。能力衰退与这种衰退的发觉是很有一些不良影响的，一种所谓不服老的心理，在一般性格方面，可以表现为妄自尊大、自私自利、缺乏同情、待人粗犷等等的品性，而在性生活方面，好比前面所说女于在绝经时期所表现的那样，也可以像火山一般有一些突然喷发的现象。这些性格上的变迁，大体上是有好处的，就是它们对于风烛残年，总可以加上几分自卫的力量，老人所切忌的是强烈的情绪作用，而这些品性是和这种作用背道而驰的，即有了这种品性，青年人和壮年人所表现的情绪作用便不需要了。不过它们也可以引发许多问题，而这些性格的会同表现，包括性冲动的突发与不容自制、私利心之多与同情心之少等等，其所引起的问题，不免更见得严重，而成为各种变态的性行为，例如前文所已讨论的裸恋。对女童的特别爱好。又或转入同性恋一途而对男童发生兴趣，所谓"迟暮的同性恋"（retarded homosexuality）即是。德国著名小说家托马斯·曼（Thomas Mann）在他那部《在威尼斯之死》（*Der Tod in venedig*）里就拿这问题做题材，曼氏自己也说明著述的原意是在把病态男人的关口年龄描画出来，希尔虚弗尔德认为在未婚男子与已寡女人中，这种病态独多，而马库斯则以为凡是性能欠缺的男子特别容易表现这种病态。

男子到了关口的年龄或危机的年龄以后，心理品性的变迁自不只前文所叙的一些。从广处看，勇气的减少。一切行为的自积极趋于消极、自急进趋于恬退。

在社会与政治的见解上，自革命的或改革的而趋于保守的一流。这一类到处认为是老年的特征的，我们也可以看作肇始于这一年龄。固然我们也承认，人老心不老的例外分子也还不太少。

总之，男人的生殖的生命既远不如女人的那么浓厚，所以男人的关口时期要比女人的绝经时期模糊得多，也较无关宏旨。不过它依然可以引起一些轻微不健全的品性，相当于女人在同期内所发生的品性，例如心躁、卑鄙、吝啬等等。但比较健全的也有，到了老年，一个人的人生观要比以前宽广、宁静，不过这其间所牵涉到的精神上的变迁，比起女子来，更见得是内在的，而不是外露的，因为男人的生活一向既比女人为活跃，其外倾的性质也比较显著，到此情形一变，便不免更显得内倾了，而女人的则似乎相反。内在的品性与行为的方向既有此种转变，所以朗金说，这也许是"生命的一个新的租期"，是一种新生命的起始。在这种新生活里，即使活动减少了，志向与豪气改变了，人生哲学也经过一番磨折而归于淡泊宁静，也正有它的好处。

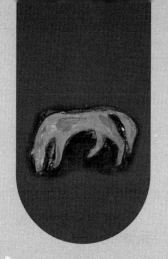

第七章

恋爱艺术

Psychology of Sex

第一节　性冲动与恋爱的关系

　　我们对于"婚姻"可以有众多的看法。如果就它的不加粉饰而抽象的基本方式看，并下一个定义的话，婚姻是"合法的同居关系"。在文明状态下，婚姻成为一国风俗或道德习惯（从它的基本要素看，道德其实就是习惯，就是风俗）的一部分，所以成为一种契约关系了。克里斯欣认为："婚姻之所以为一种契约，不只是为了性关系的运用与维持，并且是为了经营一个真正的共同生活。所谓真正，指的是一方面既有经济与精神的条件做基础，而另一方面更有道德的（也就是社会的）责任与义务做结构。"不过从进入婚姻关系的人的亲切的生活方面看，婚姻也是两个人因志同道合而自由选择的一个结合，其目的是在替恋爱的形形色色的表现，找一个不受阻碍的用武之地。

　　"恋爱"是很普通而不悦耳的婉词。说到恋爱，我们大多把性冲动的所有方式的表现包括在内。不用说，这是不对的。我们必须把"欲"和"爱"分别了看，欲只是生理的性冲动，而爱是性冲动和各种冲动的集和。

欲和爱的区别是不容易用言辞来得到一个圆满的界说的。不过许多专家早已提出过的定义，我们多少可以接受，因为它们多少总可以把这种区别的一部分指出来。简略说："恋爱是欲和友谊的一个综合。或完全从生理的立场看，我们可以随着沃瑞尔说，恋爱是经由大脑中枢表现而出的性本能。"再者，我们也可以响应哲学家康德（Kant）的说法，认为性冲动是有周期性的一种东西。所谓恋爱，就是我们借了想象的力量，把它从周期性里解放出来，而成为一种有绵续性的东西。 菲斯特在《儿童的恋爱与其变态》（*Love ln Children and lts Aberrations*）一书里，对于恋爱的定义，用很长的文字加以讨论。他最后所得到的定义是这样的："恋爱是一种吸引的情绪与自我屈服的感觉之和，其动机出乎一种需要，而其目的在获取可以满足这需要的一个对象。"这个定义是不能满意的，其他大多数的界说也大都如此。

发展到了极度的恋爱方式会成为一种完全无我而利他的冲动。不过这只是表面的看法，其实它的出发点还是一个有我的冲动，即使利他到一个程度以至于牺牲自我，这其间还是有自我满足的成分存在。有一些专家，特别是弗洛伊德（在他的《导论演讲集》里），对于这有我的出发点曾再三地申说，但同时也承认，到了后来恋爱便和这出发点脱离。弗氏同时在别的论文里说到"若就初元的情形而论，恋爱是有影恋的性质的"，比此说更进一步）。把显然是性的成分抛开而言，弗氏和其他作家又都认为母亲是儿童的第一个真正的恋爱对象，但到了长大以后，除了那些有神经病态的人以外，这最早的对象会退藏到背景里去，因为别的恋爱对象很自然会日趋明显取而代之的缘故。

总之，性冲动中占优势的成分是"有我的"，或"为我的"，但在发展成恋爱的过程里，同时也变为自觉的无我与利他的了。在自然而正常的情形下，这种利他的成分，即在性发育的最初的阶段里就已经存在。在动物中，如是一个动物只知有己而不知有对象，但知利己而不识体贴，求爱的努力亦不免归于失败，而性交的行为便无从实现。不过性发育有了进展以后，这利他的成分就成为意识的一部分而可以发展到很高的程度，甚至可以把利己的成分完全克制过去。

恋爱的发展过程可以说是双重的。首重的发展是由于性本能地向全身放射，经过宛转曲折的神经脉络，甚至特别绕了些远道，为的要使性领域以外的全身都得到这放射的影响，寻常性冲动一经激发，如果可以不受阻碍地得到它的目的，其过程大多如此，否则又自当别论了。第二重的发展是由于性的冲动和其他性质多少相连的心理因素发生了混合。

性发育成熟以后，恋爱的发展又可以添上一些相连的情绪成分，就是从亲子关系中所产生出来的各种情绪。女人到此，她的性爱便与因孩子而唤起的恋爱与忍耐心理相混；而在男人，性爱中也会添上亲子之爱的成分，就是一种防护的情绪作用。因此，在婚姻制度成立以后，性爱也就成为社会结构的一部分。这种性爱的表现，就其最崇高的例子而论，是可以和创设宗教与创造艺术的各种冲动联系在一起的。在这一层上，女人似乎往往成为男人的先驱。法国人类学家勒图尔诺（Letourneau）告诉我们，在许多民族里，关于性爱的诗歌的创制，女人往往占领导的地位，有时对性爱的表示，不但处于领导的地位，并有侵侵乎霸的趋势。

关于这一点，还有一些可供参证的事实，那就是因性爱的动机而自杀的例子，在原始民族里也以女人为独多。

不过我们也应当知道，在许多文明比较单纯的民族里，性欲的发展成为恋爱是很缓慢的，即在文明社会中，对于很大一部分人口，这种演变也是极粗浅的。

这从语言上多少可以证明。天下到处都有"性欲"的概念，也到处都有表示这概念的文字；但是"恋爱"的概念便不普遍，而有许多语文里就没有这个词。不过恋爱的出现，倒也不一定完全随着文明的程度为进退。有时你如果满心指望着可以找到它，结果却是一大失望。有的地方你以为决不会找到它而结果反而找到了。

即在动物中，性欲也很有几分"理想化"的程度，特别是在鸟类中。鸟类可以为了失偶的缘故，伤感到一个自我毁灭的境界，可知这其间所牵涉到的决不只是一个单纯的性本能，而是这种本能与其他生命的要素的一个综合，一个密切联系的综合，其密切的程度，即在文明最盛的人类中，也是可遇而不可求的。在有的未开化的民族中，我们似乎找不到什么基本的恋爱的概念，例如美洲印第安人中的纳化族人（Nahuas），就找不到什么基本的字眼；但在古代秘鲁人的语言中，我们可以发现差不多600个和munay联系的词或词组，munay就是他们的"恋爱"的动词。

前文引的是人类学家勃林顿（Brinton）的观察。勃氏同时又提到，在有几种印第安人的语言里，代表恋爱的字眼又可以分成主要的四类：一是表白情绪的呼叫，只有声而无音的；二是表示相同或相似的字眼；三是代表性交或结合的；四是坚决申明恋爱的心愿、欲望或相思的。勃氏又说："这几种字眼所代表的概念和雅利安语言系统中大多数的恋爱的字眼所代表的是很一样的。"不过，有趣的是，雅利安语言系统中的各民族，对于性爱的概念，发展得实在很迟缓慢，而印第安人中的马雅（Maya）一族，比起初期雅利安文化的各民族来，要前进得多在它的语言中我们找到一个很基本的词，专门表示恋爱的愉悦，而此种愉悦在意义上是纯粹心理的，而不是生理的。

在希腊人中，性爱的理想也是发展得相当迟的。在希腊人看来，真正的恋爱几乎总是同性的恋爱。希腊早年的伊奥尼亚（Ionian）籍的抒情诗人们认为女人只不过是男子享乐的工具和生男育女的人罢了。诗人泰奥格尼斯（Theognis）把婚姻的功用和牛类的繁殖等量齐观。另外一个作家阿尔克曼（Alcman）对斯巴达的健美的女人想说几句称赞的话时，就说她们很像他自己所结交的那一群美艳的男友。悲剧家埃斯库罗斯（Aeschylus）在他的剧本里，借一个父亲的口气说，如果他不管他的几个女儿，她们就不免为非作歹，闹出有污闺门庭的笑话来。在另一悲剧家索福克勒斯（Sophocles）的作品里，我们也找不到性爱的成分来，而据欧里庇得斯（Euripides）看来，只有女人才会发生恋爱的行为，男人是不屑一为的。总之，在希腊文化里，在没有到达较后的一个时期以前，性爱是叫人看不起的，是一个不值得在公众面前提出或表演的一个题目。我们必须从广义的希腊文化范围，即从大希腊（Magna Graecia）的范围而言，而不从希腊的本部说，我们才可以找到男人对女人真有一番性爱的兴趣。不过性爱的受人推崇，认为是生死予之的一种情绪，则即在此大范围以内，也要到亚力山大的马其顿时代才成为事实。近人贝内克（Benecke）以为在阿斯克莱庇阿德斯（Asclepiades）的作品里，这种推崇性爱的精神表现得最为清楚。欧洲人的生活里有浪漫性质的性爱的观念，可以说是滥觞于此。后来克尔特族（Celts）上场，把特里斯但的恋爱故事带进欧洲生活，于是这种性爱的观念才算完全成立，而从此成为基督教化的欧洲文学与诗歌的一个中心题材，并且也成为个人行动的一股很大的推进的力量。不过在当时，这种观念的流行，还只限于上流阶级，至于在一般的民众的眼光里，所谓"恋爱"和单纯的性交行为是一而二，二而一的。

　　充分发展的恋爱当然不只是单纯的性交行为而已，而是扩充得很广与变化得很复杂的一种情绪，而性欲不过和许多别的成分协调起来的一个成分罢了。斯宾塞在《心理学原理》（*Principles of Psychology*）著作里，对这种情绪的分析有一段很有趣的讨论，他认为恋爱是九个不同的因素合并而成的，各个彼此分明，每个都很重要：一是生理上的性冲动；二是美的感觉；三是亲爱；四是钦佩与尊敬；五是喜欢受人称许的心理；六是自尊；七是所有权的感觉；八是因人我之间隔阂的消除而取得的一种扩大的行动的自由；九是各种情绪作用的高涨与兴奋。

　　斯氏在分析之后，下结论说："我们把所能表示多数的比较单纯的情绪混合起来而成为一个庞大的集体，这个集体就是性爱的情绪。"不过就是这样一个详尽的分析还是不完全的，它遗失了一个很重要的因素，就是我们已经说到过的建筑在亲子之爱的本能上的一部分的情爱。这因素的重要性是很容易看出来的。婚姻生活到了后期，严格的性的因素渐渐退居到背后中去，从此，丈夫对太太，尤其是太太对丈夫的情爱，很容易变做双亲对子女的一种情爱。前人对恋爱的种种分析，归结起来，总不外克劳莱所说过的几句话，即："恋爱的定义是极难定的，好比生命的定义一样难定，而其所以难定的理由也许正复相同。恋爱在社会生活里的种种表现，无论就什么方式来说，都是极重要的。恋爱地位的重大，除去贪生怕死的本能而外，就要算第一了。它把所以构成家庭的基本因素汇合在一起，它维持着家庭的联系与团结，它把一个种族或民族的分子统一起来，让分子之间都有一种契合和同胞的感情。"

前面关于恋爱的一些讨论，虽都很短，但也许足已证明恋爱是很复杂的一个现象。它既不是浅见者流所认识的那种浪漫的幻觉，以为可以搁置不论，也不是羽毛未丰的精神分析家所想象的那种厌恶的转变，而可以无需深探。问题剧作家易卜生（Ibsen）固然说得很对："今日天壤间没有一个词比恋爱这个小小的词更要充满着虚伪与欺诈。"不过无论此种虚伪与欺诈的成分多少，恋爱决不是一个凭空虚构的名词，它确乎代表着一种状态、一个现象、一件事物；这名词是受人滥用了。不错，但滥用的方式之多、范围之广、程度之深，正表示这名词所代表的真正的事物自有其不可限量的价值。人世间唯有最值钱的东西，如黄金、钻石，才会遭到假冒与滥用的厄运。世上没有大量的黄金，于是便有人用镀层的方法来冒充，用减轻成色的方法来混用，甚至于用仅具表相的东西来冒充。人在社会里生活，自然也不会只有自我，而无他人，孤零的自我是不可思议的，既有他人，也就不会不发生对他人的种种爱欲。反过来说，我们除非先把自我抛开去。

要把他人和他人在我身上所激发的爱欲完全束之高阁也是不可思议的。所以我们可知，恋爱是和生命牵扯在一起的，分不开的，倘若恋爱是个幻觉，那生命本身也就是个幻觉，我们如不能否定生命，也便不能否定恋爱。

我们当然不否定恋爱。我们如再进一步加以思考，可知它不但和个人的祸福有关，并且与民族的休戚也是因缘结固，它的功能不但是自然的、物质的，并且也是社会的以及我们所谓精神的。总之，吉布森（Boyce Gibson）说得好，它似乎是"生命中无所不包与无往而不能改造的一股伟大的力量，也是一切生命的最终极的德操"。另有人说过，"恋爱是最峻极的德操"，而"德操就是爱"。再者，我们也可以追随初期基督教徒之后，接受他们在讨论教义的信函里的说法即认为"上帝是爱"，爱是生命的最高准则。

第二节　恋爱为何是一种艺术

前节提到的吉布森和别的作家曾经替恋爱下过一个定义，认为恋爱是一种"情"（sentiment）和一种"欲"（passion）。究竟是情是欲，要看一个人的观点了。无论是情是欲，它是情绪生活的一个稳定而复杂的组织。当"情"看，它是一种比较理智的、文雅的与不露声色的心理状态。当"欲"看，它是一个富有力量的情绪的丛体。所谓"欲"，据英国心理学家香德（A.F.Shand）的定义，是"情绪与欲望的一个有组织的体系"，易言之，它不只是一个情绪的系统而已，不过在无论什么欲的发动的过程里，早晚会产生一套自动控制的方法来调节欲力的大小，并且总能调节得多少有几分效力，至于这一套方法究竟如何活动，究竟利用什么机构，我们姑且不论。因为恋爱之所以为一种欲是成体系的，并受统一的原则支配的，所以我们可以把它看作有下几种特点："它是稳定的或稳称的、调节的。富有含蓄的，并且有内在而深沉的理性存乎其间。"

不过所说，只是就恋爱之所以为人体内一种心理状态而谈，再如兼就体外而论，或兼顾到它的正常的发展而论，恋爱的基本条件（也有如吉布森所说）是"从对象身上所取得的快乐的感觉"。说到这里，我们就发现我们的讨论所最需注意的一条道路了。这种快乐的感觉固然不一定全是快乐，其间也夹杂着无可避免的痛苦，甚至牵引起不少可能的悲哀，这几种情绪原是彼此合作、交光互影而杂糅在一起的。不过，也正唯有痛苦与悲哀的成分同时存在，恋爱之所以为一种有快感的欲，便更见得有力量，更见得牢固永恒。也正因为恋爱是如是其复杂，如是其极富含蓄，它才可以成为六欲的元首、七情的盟主。

不过我们这样推崇恋爱，决不是一种艳词，一种滥调，而是有特殊与庄严的意义的。我们虽然这样推崇恋爱，我们还没能把它的意义充分发挥出来。恋爱实在还有比这更大的价值。所谓"情欲的元首盟主"，也许只不过是一种放大的唯我主义，一种牵涉到两个人的唯我主义，即法国人所说的 egoisme a deux，比起单纯的唯我主义尽管大一点，终究并不见得更崇高，更雍容华贵。按我们在前文所了解的，恋爱也可以说是一个生发力量的源泉，而在恋爱中的两个男女是生发这种力量的机构。如此，则倘若双方所发出的力量都完全消磨在彼此的身上，这不是白白地浪费么？恋爱原是二种可以提高生命价值很华贵的东西，但如恋爱的授受只限于两人之间，那范围就不免过于狭小。在有志的人，在想提高生活水准的人，就觉得它不配做生活的中心理想了，这些话罗素也曾说过，笔者以为是很对的。于两人之外，恋爱一定要有更远大的目的，要照顾到两人以外的世界，要想象到数十年生命以后的未来，要超脱到现实以外的理想的境界，也许这理想永无完全实现的一日，但我们笃信，爱的力量加一分，这理想的现实化也就近一分。"一定要把恋爱和这一类无穷极的远大目的联系起来，它才可以充分表现它可能有的最大的庄严与最深的意义。"

我们现在要讨论的，就剩下所谓恋爱的那一半由于外露的基本条件了。这外露的条件，我们已经看到，就是道学家也承认：他们对它的细节虽不免因道学的成见而存心忽略过去，但大体上也总是接受的。这条件就是前文提到过的"从恋爱的对象身上所取得的快乐的感觉"（ioyin its obect）。说到这里，我们也就说到了恋爱为什么是一种艺术了。

在这不很久以前，恋爱的艺术在心理学与伦理学的书本里是找不到一些地位的。只有在诗歌里，我们可以发现一些恋爱的艺术，而就在诗人也大都承认，他们虽谈到这种艺术，却也认为这是一种不大合法而有于禁忌的艺术，所以谈尽管谈。只要许他谈，他就心满意足，但他并不觉得这是应当交谈的或值得交谈的。

十五世纪以前，罗马诗人奥维德（Ovid）的许多关于恋爱艺术的诗词，就是在这种心境下写的。而这种诗，有的人认为真是合乎艺术的原则，而加以歌颂；有的人则以为是诲淫的而加以诅咒。一直到近世的基督教化的欧美国家，大家的看法始终如此。一般的态度，总以为性爱至多是一种人生的责任，一种无可奈何的责任。因此，把它在众人面前提出来讨论，或在文艺里加以描绘，是不正当的、不冠冕的以至于不道德的。有人说过，就近代而论，恋爱艺术的萌苗，是到了十二世纪的法国才发现的，但其为一种艺术，却始终是不合法的，只能在暗中发展。

到了今天，情况才起了变化。把恋爱当做艺术的看法现今已逐渐得到一般人的公认。他们觉得这种看法终究是对的，并且道德学家与伦理学的接受与主张这种看法倒也并不落后。他们承认，只是责任的观念已经不足成为维持婚姻关系于永久的一种动力，我们诚能用艺术的方法，把恋爱的基础开拓出来，把夫妇间相慕与互爱的动力增多到不只一个，那也就等于把婚姻的基础更深一步地巩固起来，把婚姻的道德的地位进一步地稳定起来。我们在这一节里并不打算专门讨论婚姻的道德，但这种道德的见地与要求我们是充分地承认的。

承认恋爱是一种艺术，其初期的一番尝试也还相当早，在近代文明开始之初，我们就有些端倪了。法国外科医学界前辈大师帕雷教夫妇在交接以前应当有大量的性爱的戏耍（love-play）以作为一个准备的功夫。近期的更有德国人富尔布林格在他讨论婚姻的性卫生一书里，认为凡是做医生的人都应当有充分的学力和才识，可以对找他的人讲解性交的方法与技术。再回到与性爱艺术的初期发展特别有关系的法国。1859年，医师居约发表了一本《实验恋爱编》

（*Breviaire de l' Amour Experimental*），把性爱艺术的要点极精切地介绍了一番。

过了七十多年（1931），这部书才有人译成英文，改书名成《婚姻中恋爱者的一个仪注》（*A Ritual for Mar ried Lovers*），仪注的说法颇新颖可喜。

说到这里，我们就追想到女人性冲动的种种特点，以及女人性生活中所时常发生的性能薄弱或性趣冷酷的现象。唯其女人的性能有这种种特点以及不健全的表示，恋爱的艺术才得到了发展的鼓励，而整个动物界中，何以求爱的现象大率有成为一种艺术的趋势，也就不言而自明了。

我们在前面已经谈到，女人的性趣冷酷可以产生家庭间的间隔，妻子因此而受罪，丈夫因此而失望，或终于不免于婚姻以外别求发展。在这种例子中，其所缺乏的或为性交的欲望，或为性交时的愉悦，往往是二者全均不足；无论何种情形，都需要恋爱的艺术来加以补救。

性交，包括初步的性戏要在内原是一个生物的活动；在这活动里，雌性所扮演的，正常的是一个比较被动的部分，而在文明的女人，这相对的被动的地位不但受自然的驱遣，并且受习俗的限制，不免越加变本加厉起来。阳性刚而主动，阴性柔而被动，确实是自然界的一大事实，阴阳刚柔的学说，只要不过于抹杀武断，是有它的价值的。这种二元的区别是极基本的，而男女两性在心理上的种种差异也就导源于此。这是一个无法否认的事实，而也是近代人士最容易忘怀的一个事实卢布赖恩说得好，两性之间性的紧张状态，既相反而相成，则彼此在自己的身心上所引起的种种感觉与反应，也自不能一样。易于兴奋的阴茎所产生的反应是急速的推动、不断的活跃、具有侵占性的霸道的活动等等，而感觉锐敏的阴道所产生的反应是比较静待的容受、被动的驯服等等。易言之，我们在这里可以发现所谓"男性"和"女性"两者不同的精义。不过，布赖恩也曾经提示给我们看，在我们到达这阴静阳动的阶段以前，即在求爱的较早的一段过程里，所谓动静的地位是多少有些对调的，即阳的反有几分柔顺驯服，而阴的反有几分主动与几分作威作福。女子的性神经中枢，数目上既较多，分布上亦较散漫。因此，性冲动的驱遣、疏散与满足往往容易找至"许多比较不相于与意识界以下的途径，而同时，把性事物看做龌龊与把性行为看做罪孽的种种传统的观念，也容易在女人身上发生效力，从而使她把性的冲动抑制下去。也正因此，自古以来，女人的性冲动，比起男人的来，也就容易被责斥到至意识的下层里去，容易从不相干与下意识的途径里找寻出路。弗洛伊德的学说之所以成功，就是因为他能把握住这一层大有意义的事实。不过，女人虽有这种种无可否认的性的特点，我们却不能根据它们而怀疑到女人本来就有一种寂寞与冷酷的自然倾向。我们知道，在相当不违反自然的生活环境里，性趣冷酷的女子是不容易觅到的。即在文明社会的穷苦阶级里，说者都以为"老处女"是绝无仅有的（一部分的女仆是例外，她们的生活状态是很不自然的，像许多牲畜一样）。即此一面，虽不能证明女人的性能本质上并无缺陷，至少也可以暗示到这一点。不过就文明女人而论，情形就不同了。在自然、艺术、习俗、道德与宗教的协力的影响下，等到她经由婚姻而到达丈夫的手里时，她往往已经是一个将近半老徐娘的人（原文是成年期后半的人），已经不大适宜于性交的行为。所以，除非做丈夫的人特别有些艺术上的准备与性情上的体贴温存。否则，床笫之私，只足以引起她的痛苦、厌恶，或对她只是一种食同嚼蜡的反应罢了。

当然，在女人自身也容或有种种不健全的状态，有不能不于事先加以治疗或纠正的。早年自动恋或同性恋的癖习往往可以使女人对正常的性交发生厌恶，视为畏途。在性交之际，也确乎可以有许多困难。或许性器官本来不大正常，而多年的处女生活的闲置不问，又不免增加了这种不正常的程度，又或许有阴道口过度紧缩的状态（vaginismus）。对这种例子，妇科医生的帮忙是必不可少的，而一经诊治以后，自然的性的感觉也许很快而且很满意地发展起来，而性交之际，也不难达到亢进的境界。大体来说，要治疗妻子的性感缺乏，主要的责任通常总是在丈夫的身上。所考虑的是做丈夫的人不一定都有这种准备。我们很怕法国名小说家巴尔扎克（Balzac）一句很煞风景的话到如今还是太与事实相符。他说，在这件事上，做丈夫的人好比猩猩弹小提琴！小提琴始终不能随手成调，始终好像是"缺乏感觉"似的。但这也许不是小提琴的错误。这倒并不是说做丈夫的人是自觉地或故意地鲁莽从事。做丈夫的人，如果太没有知识，太被"为夫之道"的义务观念所驱策，大量的鲁莽行为当然是可以发生的。不过，做丈夫的一面固然外行，一面也未始不真心想体贴他的老婆。最令人伤心的是，就很大一部分实例而言，丈夫的所以外行，所以笨拙，是因为他是一位有道之士，一位有高尚理想的青年。当其未婚以前，他的生活曾经是玉洁冰清到一种程度，几乎不知道世上另外有种动物，叫作女人，姑且不论女人的本性与女人在身心方面的需要了。

我们固然得承认，最美满的婚姻，最能白头偕老、始终贞固的婚姻，有时就是由这样的两个玉洁冰清的青年缔结而成；他俩在婚前婚后真能信守"不二色"的原则。但这种冰清玉洁的态度与行为可以比做一把两面是口子的刀，操刀的人用这边的口子来割，是有利的，如用那边，就是有害的，而就不少的例子而言，操刀的人往往用错了口子。因而一个在旧时宗教与道德观念下所培养出来的青年，在结婚以前越是"天真"，越是"纯洁"，一旦结婚以后，他会突然发现，这种"天真与纯洁"便是粉碎他的婚姻生活和家庭生活的唯一的礁石，害了自己，又害了老婆。不过话得两面说，一个在结婚以前专以猎艳为能事的青年，比起这种"天真"的青年来，在准备上也是一样的不适当，猎艳的人失诸过于粗鲁轻率，不免以待妓女的方法来待老婆，"天真"的青年则失诸过于顾虑到老婆的

"纯洁"，其不幸的方向虽大有不同，而其为不幸则一。

我们得承认所谓丈夫的责任也往往并不容易尽到。近代晚婚的倾向，特别是在女人方面，更教做丈夫的不容易尽到这种责任。在近代的文明状况下，女人在结婚以前，总有不少的年份是过着一种我们不能不假定为比较贞洁的生活，我们也不能不假定，在这许多年份以内，她的性的活力，象也一般地发出来以后，总得有些出路，有些消耗的途径。而在寻觅去路之际，她总已养成种种比较牢不可破的习惯和陷入种种比较摆脱不开的巢臼。她的整个神经系统总已受过一番有型的范畴，并多少已很有几分硬化。就在性的体质方面，她的器官也已经失掉几分原有的可塑性，以致对于自然功能的要求，不容易作正常的反应。晚婚的女人第一次分娩，往往很困难，这是很多人知道的。但晚婚者的初次性交也有许多困难，并且这两类困难是彼此并行而同出一源的，却还不大有人充分了解。很多人以为青年期的前半不适宜于结婚与发生性交的关系，以为此时期内的性交，对女人无异是强奸；这种见解实在是一个错误。实则事理恰好与此相反，一切事实都能证明一个青年期内的少女，比起一个成年的女人来，对于初次的性交经验，要容易领略得多。要知初次性交经验的必须像目前的那般延缓，所有的理由只有文明社会的传统观念做依据而并无生物事实的依据。在动物进化的过程里，发育成熟的期限，固然有越来越展缓的趋势，这种趋势当然也有它的意义，但我们应该知道，进化过程中所展缓的是春机萌发的年龄，而不是春机萌发以后的初次的性交关系，而人类的春机萌发，已经是够缓慢的了。文明社会的种种要求固然迫使我们把性交行为的开始越往后推越好，但如顺受这种逼迫，结果便是我们无可避免地要自找许多烦恼。反过来说，我们如果要解除这种烦恼，便更有乞灵于性爱的艺术的必要。

总之，我们要对男人的性生活加以调节，我们必须就女人方面同时加以考虑，这是显而易见的一种道理。更显然而同时却又不得不加申说的是，如果我们要了解女人的性爱方面的心理生活，我们也必须兼顾到男人的方面。

女人的性生活大部分受男人性生活的限制和规定，这是我们首先必须了解的，而必须了解的理由也不只一个。这些理由我们在前面大致都已经提到过，不过性爱的艺术在性心理学方面既有其特殊的意义，我们不妨再提出来讨论一下。第一，我们要再度提到阳动阴静、阳施阴受的道理。常听有人说，并且也说得有几分理由，在性的题目上女人实在处于一个优越与支配的地位，而男人不过是她手里的一个玩物罢了。话虽如此，基本的事实却并不如此。我们充其量说，就我们和大多数的生物所隶属的高等动物界而言，阳性总是比较主动的，而阴性总是比较被动的。就解剖学方面而言，以至于就生理学方面而言，阳性是施与者，而阴性是接受者。而心理方面的关系也自不能不反映出这种基本的区别来，尽管在种种特殊的情形下，在许多不同的细节上，这阳施阴受的自然原则自然规范，可以有些例外，但大体上是不受影响的。

第二点，既不论自然的雌雄的关系，有史以来，以至于有事迹可据的史前时代以来，一切男女关系的传统观念也建筑在这一大原则上。我们承认，在性关系的树立上，男人占的是一个优越与支配的地位；我们更从而假定，在这方面，女人主要的功能，以至于唯一的功能，是生男育女，任何性爱的表示，要有的话，多少是属于不合法不冠冕的一些串戏性质，没有正规的地位的。我们的若干社会制度也就建立在这条原则与这种假定上，演变出来，建立起来：即如婚姻制度，我们一面承认家庭中丈夫有法定的家主的地位，而太太则不负法律的责任，即妻子对丈夫负责，而不对社会负责；一面又于婚姻以外，承认娼妓的存在，以为只有男子有此需要，而女人则否。我们知道这些都是过火的，不全合事理的；幸而近代的社会舆论与国家法律已在这方面有些变迁。不过我们也应当知道，古代传下来的制度，尤其是这种制度在我们身上所已养成的种种情绪与观念，要加以改正，是需要相当的时间的，决非朝夕之间即可以收效。我们当前正生活在一个过渡时代之中，即在过渡的时代里，世界的变迁要比较快，我们依然不免很深刻地受到已往的影响。

还有很值得考虑的一点，这一点和上文的两点也有些渊源，不过和女人方面的心理生活的领域更有密切的关系，这就是羞涩的心理。羞涩的心理有两部分：一部分可以叫作自然的羞涩，那多少是和其他的高等动物共通的；第二部分是人为的羞涩，那一半就建构在社会习尚上面，而是不难加以修改的。世间也有怕羞的男人，但羞涩终究是女人的一种特殊的品性，这其间详细的情形以及种种例外的事实，不在本段的讨论范围以内（参看上文第二章第三节末段），不能具论。不过就大体而言，羞涩的品性是女人心理的一大事实，不容怀疑的，它和一般阴性动物在性活动之际所表示的柔顺驯服的性格有极密切的先天关系，而和社会的习俗又有不少的后天关系，并且此种先天的关系，因后天的关系而越发现得牢不可破。不过前面说过，后天的关系是可以修改的，至于可以修改到什么程度，晚近的裸体运动很可以证明，裸体运动的会社近来一大多似一天，而男女成员可以完全以裸体相见而不露丝毫的窘态。就一般的情形而言，这种后天关系的修改是不大容易的，传统的种种习惯，近来虽已发生不少变迁，但显著的效果也还有限。

不但有限，并且暂时还有一种不良的趋势，就是在女人的意识上，引起一种不和谐的局面。意识包括两方面，一是体内的感觉，二是身外的表现。今日的女人对于自身内在的性的感觉欲望，已经有自由认识的权利，但要在身外表示这些感觉与欲望，她就往往没有这种自由了。结果是，现代的女人之中，十有七八知道她们要些什么，但同时也知道，如果她们把这种需要老实他说出来，势必至于教对方的男人发生误会，以至令男人作呕：因而把男人拒于千里之外。这样，我们的话就又得说回来。我们的先决条件是必须开导男人，让男人了解女人的需要。这样，我们就又回到了男人的身上。

就是这两三点的讨论可以足够提示给我们看，我们目前所认识的女人应有的性生活的领域，实在有两个，而这两个是彼此冲突的。第一个是，女人性生活的理想是极古老的，可以说和我们的文明同样的古"老，这理想说，女人的性生活应以母道为中心事实，这中心事实是谁也不能否认的；但这理想又说，这中心事实以外，其余的性生活的领域大体上全应由男子执掌；女人除了为成全她的母道而外，是没有性冲动的，即使有，也是等于零的。所以，女人的天性是单婚的、一夫一妻的、从一而终的，而男人那方面，既无需困守家庭，又少子女养育之累，心理品性的变异范围便比较大，婚姻的倾向也就很自然地会走上多妻的路。又因此，女人的性的问题是单纯的、显而易见的，而男人却要复杂得多。这样一个女人性领域的观念，我们几乎可以武断地说，是远自古典时代以迄最晚近的现代大家所认为自然的、健全的、而不容易有异议的，至于与确切的事实是否相符，那显然是别一问题。不到一百年前，英国的外科医生阿克登（Acton）写了一本关于性的问题的书。他说，我们如果认定女子也有性的感觉，那是一种"含血喷人"的恶意行为，而这部书便是十九世纪末年以前在性的题目上唯一的标准作品与权威作品！在同一个时期里，在另一部标准的医书上，我们发现写着，只有"淫荡的妇女"在和她们的丈夫性交的时候，会因愉快而做出姿态上的表示来！而这一类荒谬的话，居然受一般人的公认。

　　到了如今，另一个女人性生活领域的观念正在发展。这个新观念，我们也许得承认是比较健全的，一则因为它和两性价值均衡的观念互相呼应，伏则因为它和自然的事实更相吻合。在今日的情形下，就在性生活的领域以外，我们对男女两性的区别的看法，也不像以前那般斩钉截铁。我们承认两性之间有极基本的差异且就其细节而言，也真是千头万绪，无法算清，但这些差异只是一些很微妙与隐约的差异。如果就其大体而说，则男女既同为人类，便自有其共有的通性，易言之，人性终究是一个，而不是两个。男女同样有做人的通性，也同样有此通性的种种变异的倾向。两性之间，变异的趋向容有不同，但始终不至于影响通性的完整。

我们已经再三提到过男人天性多婚与女人天性单婚的一句老生常谈，这句老生常谈究有几分道理，几分真假，我们也已经加以讨论。无论如何，我们应该承认一个基本的事实，那就是，就男女自然的区别而论，一样是性交的行为，其对女人所发生的影响与责任，在分量上，比对男人的要重得不知多少，因此，女人在选择配偶之际，比起男子来，就出乎天性要审慎得多，迟缓得多。这个区别是自有高等动物以来便已很彰明较著的。但也尽有例外。世间也很有一部分少数的女人，一方面对母道完全不感兴趣，而另一方面则和寻常的男人一样，可以随时随地和不同的许多男人发生性关系；而一般女人喜新厌旧的心理，好动善移与去常就变的心理，也大体上和男人没有区别。因此，假定有所谓三角恋爱事件发生的时候，以一女应付二男，比起一男应付二女来，不但一样的擅长，有时则更见得八面玲珑，绰有余裕。总之，把男女看做截然不同的两种人，彼此之间有一道极深的鸿沟，极坚厚的铜墙铁壁，这虽属向来的习惯而至今还没能完全改正，可见是没有多大理由的。女人像她的兄弟一样，也是父亲生出来的。所以，尽管男性与女性之间，有无数的细节上的差异，彼此所遗传到的总是人类的基本的通性。

男女的所以隔阂，以至于所以成为一种对峙与对抗的局面，由于自然的差异者少，而由于不同时代与不同地域所形成的不同的观念者多。我们在今天的过渡时代里，正目击着这种不同的观念或不同的理想所引起的明争暗斗。

我们看了我们前面的讨论，便知道我们对于女子性生活的实际状况的了解，为什么一定要寻找比较大批的精审而系统计数字的资料？女人一般的性生活状况如何？正常的女人如何？不同阶级或团体的女人又如何？比起男人来又如何？这一类问题的答复，作有精审与统计的资料不办。只是笼统武断的叙述，尽管持之有据，言之成理，尽管描绘得生龙活现，是没有用的。精神分析家和其他作家所能供给的往往就是这一类的叙述，并且这种叙述又不免被学说的成见所支配，多少总有几分穿凿附会。即或不然，其所有的根据又不免为少数特殊的男女例子的经验，实际上不能做一般结论的张本。幸而这些如今都已渐成过去的事物，而事实上我们也无需再借重它们。客观的调查与统计的资料原是最近才有的事，但幸而没有再晚几年，否则我们今天便无法利用。我们在前面已经屡次引到过戴维斯、狄更生、汉密尔顿三位男女医生的结论，我们如今还要借重他们。

前面说，在性生活的领域里，女人的被动性似乎比较大，这一点是不是就暗示在生理方面的性要求和心理方面的性情绪，男女之间也有根本的差别呢？为测验这一点，我们倒有一个方便的尺度，那就是性冲动的自动恋的表现，在男女之间，在次数上有什么相对的差异。汉密尔顿、戴维斯和狄更生，在这一点上，全有过一番周详的探讨。为什么自动恋的表现与其频数可以做尺度呢？大凡有到自动恋的表现，无论表现的人是男是女，我们便有理由推论，说背后总有一个主动的性欲在。诚固然，性欲之来，是可以抑制而不是非表现不可的，但只要有些表现的事实发生，我们一什的可以作此推论。三位医生所供给的数字当然并不一样，因为二家的探讨的方法并不完全相同，而他们在征求答案的时候，被征的人有答与答的自由，并没有必须照答的义务。因此，有的问题就被跳过。据说这种跳过的脾气，女人要比男人为大。如果女人真有这种脾气，那么，凡是坦率承认有过主动的自动恋的答复，当然是特别有意的，而这种答复越多，那意义便越大，这是我们在第三章里已经加以说明过的。据狄更生的发现，通常属于各种不同阶级的女人，经验到有充分力量的性欲要求的有70％，足以使她们时常采用自动恋或手淫的方法，作为解欲的途径。戴维斯女医生，在1000个未婚的女大学生中，发现65％的答复（跳过未答者不计）承认她们有过手淫的活动，其中有一半更承认在作答的时候，她们还没有放弃这种习惯，而在这些没有放弃手淫习惯的女人中，健康属于"最优等或优等的"，比起已经放弃或从无手淫习惯的女人来，人数要来得多；这大概是有意义的，因为性冲动的健旺就是一般身心健旺的一种表示。汉密尔顿所研究的都是一些地位与才干在中等以上的已婚女人，而这些中间，只有26％郑重声明从小没有手淫过；同时，汉氏又观察到一种倾向（这笔者自己在许数年前便观察到过），即女性手淫习惯的开始，总在童年过去以后，而一般开始的年龄又大率比男人要晚。例如，在满25岁以后才开始手淫的，在男人中只有1％，而女人要占到6％。此外，汉氏的观察里还有许多有趣的发现。手淫的习惯，有的是由别人诱引的，有的是自动发现的，但两者相较，自动发现的例子，无论男女，要多得多。通常以为此种习惯的开始大率由于旁人的诱惑，由此可见是不正确的了。还有一点也是很有意义的，在婚后，放弃手淫习惯的，男人虽只有17％，而女人则有到42％，但在婚后，依然手淫并且"屡屡"为之的，女人的数目差不多和男子相等，并且在婚后依然手淫的全部的女人中，也几乎占到半数；换言之，婚后依然"屡屡"手淫的女人要比男人为多，而偶一为之的，则男人比女人要多得多。这一层似乎告诉我们，已婚的男人手淫，大部分是因为旅行在外，或因其他外来的原因，而已婚的女人手淫，则总有一大部分是因为床第生活的不能满意。还有一点值得注意，就是，认为手淫的习惯对身心的健康有不良影响的男人，要比女人多得多。

三位作家中，只有汉密尔顿对于夫妇双方所能经验到的床第生活的相对满意，有过一番直接的探讨。因为他的研究对象里是夫妇都有的，并且数目相等，地位相当，可以比较，而调查的方法又复完全一样。他把满意与否的程度分成14类，他把各等的程度整理而列成表格以后，发现能够达到第7类的高度满意境界的，丈夫中有51％，而妻子中只有45％。换言之，在妻子方面，就全体而言，对于婚姻的失望，要比丈夫更见得严重。戴维斯女医生虽未直接比较这一点，但也能从旁加以坐实，因为她所研究的妻子在答案里提到对于婚姻表示满意的，以她们的丈夫为多，而她们自己则较少。笔者自己对英美两国婚姻的观察，虽没有汉、戴两家的精审，也很可以和他们先后呼应。总之，夫妇双方所表示的对婚姻的满意程度，差别虽未必大，但是可以很显然地看出来。

女人并没有什么特殊而与男人截然不同的性心理，这一层是越来越明显的。

说女人有特殊的性心理，那是修士和禁欲主义者所想出来的观念，不过既成一种观念，也就流行了很久，到现在才渐渐被打消。不同的地方是有的，而且永远不会没有。男女之间，只要结构上与生理上有一一天不同，心理上也就一天不会一样。不过在心理方面的种种差别，终究不是实质上的差别。我们现在已经看到，就基本的要素而言，男女的性的成分是一样的，来源也只有一个，而西洋一部分人的旧观念，认为这样便不免"有损女子的庄严"，那是捕风捉影的看法，要不得的。

我们也看到在性的境遇里，女人吃的亏大抵要比男人为大，这其间主要的理由，当然是因为以前的知识太不够，而传统的观念太深。虽则一部分的旧观念认为婚姻制度是男人为了女人的幸福而创立的，但事实上在这个制度里，女人受的罪要比男人为大，女人所获得的满意要比男人为少，不但一般的印象如此，更精审的妇科医学的证据也指着这样一个结论。例如，在研究到的1000个已婚女人中，狄更生发现175个有性感不快（dyspareunia）的现象，就是在性交的时候，多少会感到痛楚和不舒适，而对另外120个女子，在性交之际总表示几分性趣冷淡或性能缺乏，而这些在事实上也就和性感不快没有区别。而就丈夫方面而言，这两种情形是可以说完全不存在的，唯一可以对比的现象，所谓性能萎缩即阳痿，那完全是一种消极的状态，实在不宜相提并论。总之，即就这一面而言，女人所处的地位是有比较重大的不利的。

女人的这种不利，究属有几分是天生的，又有几分是后天环境所酝酿出来、因而还可以控制补救的呢？大抵两种成分都有。换言之，要在性交关系上取得充分的身心两方面的调适或位育，就在正常的形势下，女人本来比较难，而男子比较易。那当然是一个自然的不利，但也多少可以用自然的方法来加以纠正。不幸得很，目前我们的问题是，这种局部基于自然的不利，在人类以前的历史里虽多少也感到过，但似乎从没有像近代的这般厉害。戴维斯女医生，在转述她所研究的各个已婚女人的经验时，提到有一位曾经很惨痛地问道："为什么做丈夫的在这方面不多受一点教育呢？至于这些经验是什么，我们很可以从已婚女人的一部分答复里体悟得到。戴医生问大家对婚姻第一夜的反应如何，她们简短地答复："啼笑皆非""可怜可笑""十分诧异""满腔惶惑""一场失望""惊骇万状""愤恨交并""听天由命""手足无措""呆若木鸡"等等。同时有173个例子好像世故很深似的"承认这就是这么一回事"。当然，作这一类答复的女人大部分是在结婚前，对婚姻的意义，对婚姻的葫芦里究竟有些什么药，几乎全不了解，事前既全无准备，临事自不免发生这一类惊惶失措的反应了。这样，我们的讨论似乎到了尽头，实际上却又回到了当初的起点。

在以前，女人和她的性的情境之间，可以说是有一种适应的，至少，一种浮面上的适应并不缺乏，因为女人在结婚以前，对于和当时当地的生活应该发生一些什么密切的关系，多少总有几分训练，也可以说这种比较不能不密切的关系自会不断地给她一些训练，事前让她知晓，让她预料婚姻的葫芦里大概有些什么药，临场她也可以发现预料得大致不错。到了更近的时代，她们不是全无训练，便是训练得牛头不对马嘴，训练的结果，也可以教她在事前预料婚姻的葫芦里有些什么药，但临场她会发现根本不是这么一回事。易言之，近代以来，妇女的身份地位、妇女的每一个活动的园地都静悄悄地经历着一番革命，其结果虽对性冲动并无直接的影响，而一种间接的、并不存心的、牵牵扯扯的影响，却到处皆是，四方八面都是。而同时，在男子的地位与活动方面，却并没有发生可以对比的革命，如今的男人还是五六十年前和七八十年前的男人。结果当然是一个无可避免的失其适应的局面。妇女运动或妇女革命的种种效果，我们既无法加以打消，也不想加以打消，那么要修正目前已失其适应的性的局面，那责任的大部分就不得不由男人担当起来。我们必须有一个新的丈夫来接待一个新的妻子。

生命的一切都是艺术，此话笔者以前已经说过不止一次。不过也有一些人不承认这句话。笔者以为这些人是误会了，他们把艺术和审美的感受力混做一回事，实际上却是两回事。一切创作，一切行为，都有艺术的性质，这不但以人类的自觉活动为然，一切自然界的不自觉的活动也可以说多少有些艺术的意味。说生命是艺术实际上也不过是一种老生常谈，卑之无甚高论，要不是因为时常有人作为矫情的反调或口头上虽承认而行动上却全不理会，我们也无需把它特别提出来。

就现状而论，说不定也正因为这种矫情与言行不相呼应的人大多，我们忍不住要说，要是人生是艺术的话，那大部分不是美好的艺术，而是丑陋的艺术。

我们说人生大部分是丑陋的艺术，指的是一般的人生，但若就性爱的人生领域而论，我们似乎更忍不住要说这样一句话。常听见人们说，两性之间，真正更能在自然界表示或流露艺术的冲动的是阳性，而不是阴性。这话是不错的，许许多多动物界的物类确乎是如此（我们只需想到鸟类，就明白了），但如就在性爱领域以内的近代男人而论，就汉密尔顿、戴维斯、狄更生三位医生所和盘托出的种种事实而论，这样一个总括的结论，就很不容易达到了。

这是很不幸的一个局面，因为恋爱这个现象，若当作性关系的精神的方面看，实际上等于生命。就是生命，至少是生命的姿态，要是没有它，至少就我们目前的立场而言，生命就要消止。时至今日，我们对恋爱的艺术所以受人责备、忽略以至蔑视的种种原因，已经看得很清楚，并且可以很冷静地把它们列举出来。例如，宗教的、道德的、精神的、审美的，等等。而这些原因的活动实际上并没有多大的根据，即基于成见者多，而基本事理者少，我们如今也看得很明白。这样一番认识，一种看法，是很重要的，我们今后要改进恋爱的艺术，这种看法是个必须的条件。我们也知道这种看法在目前已渐渐发生影响，即使与真正的事实与学理未必完全相符，但终究是个进步。有的人甚至根据这种新的看法，从而作为矫在过正的主张，即想把性的活动完全看作一种寻常日用的活动，一种尽人必须例行的公事，好比穿衣吃饭一般，或一种随时乘兴的娱乐，好比跳舞与打球一般，事前既不需广事张罗，临时也毋庸多加思索。他们认为只要采用这样一个看法，一切性活动所引起的问题便根本可以不致发生，更无论解决之烦了。这样一个主张，虽属矫枉过正，也和以前的有些不同，即以前的人如有这种主张，往往是出于一时的意气，而今天的人作这主张则有相当的理论做依据。不过这种主张，终究是不健全的。英国的文学家与批评家赫胥黎（Aldous Huxley）对当代的生活风尚是有很深刻的观察与评论的一个人，他根据诗人彭斯（Robert Burns）的见解，曾经说过一句很真实的话："冷漠而没有热情的放纵行为是世界上最可怕的一件事。而恋爱这样东西，倘若可以随便发生的话，结果一定是冷漠而没有热情的。"还有一层我们不得不加以解释的，就是即使我们真把恋爱降低成为一种例行公事，或一种随兴消遣，我们对两性关系的协调问题，不但并不能解决，并且可以说很不相干。不久以前，我们把性合看作一种义务，初不问其间有没有一些感情或浪漫的成分。那种情形固然是离开应有的健全状态很远，如今把性结合上作一种公事，一种娱乐，其为违反自然，其为与自然睽隔，事实上是同样远。上自文明的人类，下至哺乳类以降的动物界，性合的行为，就一般正常的状态而论，事先总有几分犹豫，几分阻力，而要消除这种犹豫与阻力，而使结合的行为得以圆满的完成，其间必须有充分的热情与相当的艺术。如果我们想否认这个自然的基本生理事实，我们是一定要吃亏的，而所吃的亏还不限于一种方式。

至此我们就谈到了恋爱的艺术在卫生学与治疗学上的重要，而不得不多加一些说明。在以前，这种申说是不可能的，并且即使说来，也没有人能了解。在以前，所谓恋爱的艺术是可以搁置一边的，可以一脚踢开的，因为妻子的性爱要求既向来无人过问，而丈夫的性爱要求很多人都认为可以暗地里在婚姻以外别求满足的途径。不过时至如今，我们对于夫妇双方的看法都已经改变了。我们现在的趋势是承认妻子和丈夫同样有性爱的权利。我们也渐渐指望着，所谓一夫一妻的制度会切实地经过一番修正，不再像已往及目前的那般有名无实，掩耳盗铃。因此，在今天，不讲求恋爱的艺术则已，否则势必最密切地牵涉到另一个问题，就是单婚制或一夫一妻制的培植。因为，除了一夫一妻的方式以外，婚姻之制，实际上是行不通的，无法维持的，而即在一夫一妻的方式下，婚姻生活的维持已经是够困难的了。

就它的最细腻最不着痕迹的表现而论，恋爱的艺术，是一个男人和一个女人在人格方面发生最亲切的协调的结果。不过就它的一般粗浅的程度而论，这艺术也未始不是寻常性的卫生的一个扩展，亦即未始不是医生的工作范围的一部分。

易言之，如果寻常的婚姻生活产生困难的问题或遇到困难的情境时，是很有理由可以向医生领教的，目前一部分提倡性卫生的人还往往忽略这一点，但笔者相信这种忽略的态度终究是不能维持的，事实上也已经很快地正在那里发生变迁。

我们到了现在，再也不能说求爱与性交的知识是天授的，是天纵的，是良知良能的一部分，因而无需教导。数年以前，英国名医生贝杰特就说过：至少在文明状态下，这种知识是要授受的。我们不妨补充下：就在文明程度不高的民族里，这种授受的功夫其实是同样的需要，在这些民族里，男女青年到了相当年龄，便需举行很隆重的成人的仪式，而性交知识的训练便成为这种仪式的一部分。还有很多人所不太注意而值得提出的一层，就是这些民族所处的环境既比较自然，对于性交前的种种准备步骤也往往能多所措意，而性交方式的繁变，也是一个比较普通的现象。这些参考东西都是很重要的。求爱或性交前的准备必须多占一些时间。

因为，在生理方面，时间不多，则欲力的累积有所不足，前面很早就说过，所谓积欲的过程是要充分的时间的。而在心理方面，时间不多，则恋爱中精神方面的一些成分便无从充分的发展，而真正的婚姻生活便失所依凭，因而不能维持于久远。必须承认，性交是可以有许多不同的方式的，不同的方式虽多，要不至于超越寻常人性的变异范围之外，易言之，它们实际上并没有什么不正常，并不是一些劣根性的流露。更要承认，这些方式的变换也是必须的，因为对于有的人或在有的时候，某一方式要比另一个更相宜，更有满足的能力。新婚夫妇，有时要经过好多年，才发现只有在某种情况下，采用某一方式，性交方才发生快感，或单就妻子方面而言，虽无快感，也至少可以把不快之感减到最低限度。这两层，即性交前求爱的准备功夫与性交方式的变换与选择，如果能得充分的注意，我以为大多数女子方面所谓性能薄弱或性趣冷淡的例子已经可以不药而自愈。

前面所说的种种，我们如今逐渐了解，是一个贤明的医生所不能不过问的。

我们应知即就怀孕而论，女人的性的满足也未始不是一部分的条件，因为女人的地位，至少就受孕一点而论，决不是完全被动的。英国前辈中著名的妇科医师邓肯（Matthews Duncan）认为力保障怀孕起见，女子的性快感是万不可少的，后来别的专家如同基希（Kisch）等对这个看法又曾经加以证实。我们认为性交时快感的有无未必是怀孕与否的一个万不可少的条件，因为世间大量的婴儿的孕育，总有一大部分是和这种快感之有无没有关系的。易言之，性交而有快感的女人既少，而婴儿之孕育却如此之多，足征两者之间不会有很大的关联。不过基希也发现性感不快的症候（基希认为这是和性交的不得满足是一回事）和女人不生育的现象有很密切的连带关系。他发现38％的不生育女人有这个症候，不过基氏所提到的只是一部分资料，至于一般的情形是否如此，或一般的关联程度是否如此之高，他却略而未论。

前面所谓求爱的准备功夫指的并不是、至少不只是结婚以前的那一个耳鬓厮磨的阶段，而是每一度性交以前很自然也很必须的一个先决条件。这是恋爱艺术里最单纯与基本的一个事实，前面也曾提到过。开始求爱，大抵是男人之事，如果他从察言观色之中，觉得时机是相当成熟，他就不妨建议（他一定得察言观色，时机成熟与否，女人是决不会告诉他的）。建议是他交接前后过程中始终取主动地位的当然也是他。不过如果女人也表示一些主动的倾向，这其间也丝毫没有什么不正常的地方，因为假定女人是一百分的被动的话，恋爱的艺术是无从说起的。

在纯粹的生理方面，求爱的准备功夫即一些性爱的戏要，直接可以引起女人的愉快的情绪，而此种情绪又转而激发生殖器官一带的腺的分泌，总要等到这种分泌相当多，使生殖器官呈一种浸润的状态，才可以开始性交，否则勉强交接也是不愉快的，甚至于有许多困难。有时，因为分泌的缺乏，不能不用滑腻的油脂之类来代替。但如准备的功夫充分的话，这种替代品应该是用不着的。

前面说的这些，在文明社会中虽往往被人忽略，但在所谓不很"进步"的民族里，却了解得很清楚。例如新几内亚的马来人，据说配偶的选择是很自由的（但需不侵犯图腾的界限和血缘的限制），并且男女可以同居好几个月以后才提到婚姻的缔结。有几个地方，又流行着一种风俗，就是男女青年可以同卧，男的可以把女的抱在怀里，同时对子女的上半身可以有抚弄的行为。在这种情境下，性交的行为倒也难得发生。但若发生，随后这一对男女也就议亲而成夫妇。这一类的风俗，至少对恋爱艺术的一些基本原则是顾到了的。

性交前求爱的准备功夫的过程中又有很自然而也很需要的一点，就是在女人的阴蒂上，多少要运用接触、挤压或揉擦一类的方法来加以刺激，因为阴蒂始终是女子性感觉的主要汇点。有的精神分析学派的人认为阴蒂之所以为这种汇点，只限于女人性发育的最初几年，一到成年期，正常的情形是这种汇点会从阴蒂转移到阴道，并且事实也常常如此。这种见解究不知从何而来，此派的人每多闭门造车的见解，笔者以为他们对女人的身心结构，如有几分真知灼见，这种见解是很容易消除的。阴蒂是性感觉的正常的汇点，起初如此，后来也未尝不如此，并且往往不但是主要的汇点，而且是唯一的汇点。女人到了成年，在性交生活确立以后，阴道会自成一个性快感的中心也是很自然的，但其间说不上什么"转移"。

狄更生以妇科专家权威的资格说："就一大部分的女人而论，只有在阴蒂部分感受到压力以后，性交时才能达到亢进的境界，而这是完全正常的。"

说到性交的方式或姿势，有人以为正常而合理的姿势只有一种，就是女人平卧面上，而任何别的姿势是不自然的，甚至是"邪僻"的"作孽"的，那是一个错误。人类历史中某一时代或某一民族所最通行的习惯未必就可以成为天下通行的师法。人类最古的一幅性交的图画是在法国西南部的多尔多涅（Dordogne）地方发现的。它属于旧石器时代的一个文化期，即所谓索留特累期（Solutrian Age）。在这幅图里，平卧面上的是男人，而女人则取一种蹲踞的姿势。就现状论，不同的民族中，对性交的姿势，就各有其不同的习惯或风尚，而同一民族中，所采用的也大部不只一种姿势。近时美国医生范·德·弗尔德讲到欧洲人的性生活时说，做丈夫的大都不知道床笫生活的单调。如果知道，这种单调的生活是可以用姿势的改换来解除的，而姿势的改换事实上也没有越出正常的变异范围之外。

可惜的是，他们大都根本不了解这一点，或虽知其可能，而认为只有"淫秽"的人才肯这样做，他自己是不屑为之的。

事实上还可以说更多一些的话。对许多例子，只需选定一种姿势问题就可以解决，但对另一些例子，问题要比较严重。就部分女人而言，有几种姿势，甚至包括最寻常的几种姿势在内是根本不易采用的，或勉强采用了，也可以感到极大的不舒适，而一种比较奇特的姿势反而比较容易，反而比较可以供给快感。

我们说到最广义的生理方面的性关系，我们还得记住很重要的一点，即凡属对于夫妇双方能增加满足与解除欲念的一切行为与方式均是好的，对的，而且是十足的正常的。唯一除外的条件是，只要这种行为与方式不引起身心两方面的创伤。而就身心健全的人而言，这种创伤也自不至于发生，我们可以不必过虑。平常的交接而外，更有两种主要的接触，一是女对男的咂阳，二是男对女的舔阴。这种吮咂的冲动是很自然的，即在从未听人道及过的男女，兴会所至，也往往会无端地自动地想到。笔者发现一般神经不大健全而道德成见又很深的人不断地发问，这种或那种不大寻常的性接触的方式是不是有害的，或是不是一种罪过。对于这种人，这一类的方式可以引起一番神经上的震撼，他们认为至少"从审美的"立场而言，这种方式可以叫人作三日呕。不过他们似乎忘记了这一点，即所谓最寻常与最受人公认的性交方式又何尝"美观"呢？他们应当了解，在恋爱的神秘领域里，特别是到达床第之私的亲昵境界以后，一切科学与美学的冷静而抽象的观点，除非同时有其他特殊的人文的情绪在旁活动，照例是不再有地位的，有了也是不配称的。一般板执而讲求形式主义的人，一到性的题目上，尽管美意有余，总嫌理解不足。我们对他们，只是很婉转地用莎翁的一句百读不厌的老话提醒给他们听："恋爱说起话来，自有它的更善的知识，而知识说起话来，总充满着更亲密的爱。"

我们在这一点上不妨补充一些事实。汉密尔顿在所调查的100个已婚女子——全都不能不假设为很正常、健康而社会身份很好的女人中，发现13个有过舔阴或咂阳的经验，或两者兼有。而13个例子都没有发生过不良的影响。于是，汉氏很合理地作结论说："无论何种性戏耍的方式，就心理的立场而言，是没有禁忌的。"同时，汉氏也说了一些保留的话，其中最重要的有两点：一是这种戏耍在身体上不引起什么创伤，二是在心理上下引起什么罪感。这都是很有意义的。汉氏也说到他在别处遇见过一些憨态可掬的例子，他们很天真烂漫地采用过这些所谓"作孽的"性接触方式，当时并不知道这些方式在许多人看来是如何的龌龊，如何的凶险，如何的不得了，"一旦忽然发现这许多人的看法，一番震惊之余，不免深自懊恼追悔，结果很快地促成了一些癫狂的症候"。即此一端，已足够使我们知道，当务之急是要让一般人，在这一类性的问题上，得到一些更开明见解。狄更生，根据他多年的妇科经验，很贤明他说过，我们应当让每一个女人"叫以放心地了解，夫妇之间，床第之私，在高涨的热情弥漫充塞的时候，没有一件事是和精神恋爱的最高理想根本上不相称的。易言之，夫妇之际，一切相互的亲呢行为是没有不对的"。

在这样一本引论性质的书里，我们并没有讨论恋爱艺术的种种细节的必要。不过在结论里，我们至少应当说明恋爱的艺术绝对不限于身体与生理的方面。即使我们把生理的方面搁置不论，或虽论而认为它只有一些间接的关系，即使就成婚已经二十年而性的生活已退居背景的例子而论，甚至即就根本不能有性生活的夫妇而论，恋爱的艺术依然不失为一种艺术，一种不容易的艺术。夫夫妇妇之间，应当彼此承认个人的自由。生活理想尽管大致相似，其间脾气的不同、兴趣的互异，也应当彼此优容。彼此应当不断地体贴，应当坦白地承认自己的弱点与错误，同时也接受对方的错误与弱点，而下以为忤。嫉妒的心理是有先大自然的根据的；任何人不能完全避免，偶然的表现是一定有的，并且表现的方式也不一而足，这种表现在一方固然应当力求自制，在对方也应当充分宽恕。诸如此类问题的解决，尽管与狭义的性关系无干，也未始不是恋爱艺术的一部分，并且是很大的一部分，甚至可以说最大的一部分。并且，如有一分疏虞，不但夫妇的关系受影响，全部的人生艺术也就从此可以发生漏洞，成为种种悲哀愁苦的源泉。

总之，我们对夫妇的关系必需取一个更宽大的看法。否则，我们对构成此种关系之种种因素，使这种关系的意义更可以充分发挥出来的种种因素，便无法完全把握得住。一定要这些因素都有一个着落，个人的幸福才有真正的保障，而除了个人的卫生上的功用而外，社会的安全与秩序也就取得了深一层的意义。因为，婚姻的维持与巩固也就根本建筑在这些因素上。弗洛伊德在1908年时说："要在性的题目与婚姻的题目上提出改革的方案来，那并下是医生应有的任务。"这种置身事外的看法现在是过去了，而弗氏自己后来也似乎看到这一点。于是，自从1908年以后，他在许多人生的大题目上，可以说一些含义再广没有的大题目上，下过不少思考，发过不少议论。时至今天，我们可以说，医生的任务决不在保留一部分人间的罪孽，为的是可以借题发挥，甚至可以于中取利。这种看法尽管和医术的原始的看法完全相反，但时代既大有不同，我们的观念也自不应故步自封，墨守成规。在医学的每一个部门里，医师和一般明白摄生之道的人的任务就在对人生的种种条件与情境，求得进一步的调整与适应，务使"罪孽"的发生越少越好，在我们目前所讨论的部门里，我们的任务更应如此，因为它和人生的关系要比任何其他部门更显密切，而其为祸为福，所关更是非同小可。所以，医生对于任何医学的部门虽应有充分的认识与运用充分的聪明智慧，而对于我们目前所注意的部门，尤其应当如此。

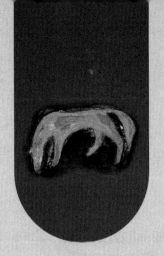

第八章

结论

Psychology of Sex

第一节　性冲动的动力性质

　　人类以及一般动物的两大基本冲动是食和性，或食和色，或饮食与男女，或饥饿同恋爱。它们是生命力的两大源泉并且是最初元的源泉，在人类以下的动物界中，以至于生物界中，生命的全部机构之所由成立，固然要推溯到它们身上，而到了人类，一切最复杂的文物制度或社会上层建筑之所由形成，我们倘若追寻原要，也得归宿到它们身上。

　　两个冲动之中，就其对个人的不可须臾离开的程度而论，饮食或营养自是关系重大，但性的冲动对生命，以常态论既极其错综复杂，以变态论，更可以趋于支离灭裂，不可究诘。所以它所唤起的注意，往往要在饮食之上。饮食是比较不可片刻离开的，而性欲则比较有间歇的。饥饿的驱策虽也有程度之殊，但其浓烈的程度每不如性欲之甚。饮食是一个人单独可以做的事，而性欲的满足有待于另一个人的反应与合作。这些也未始不是它所以能唤起多量注意的原因。

不过饮食的冲动，其意义的重大尽管常被人忽略，也未始不是一般生命的一种动力，并已它的力量之大不在性欲之下，而不能很狭隘地把它限制在经济的范围以内。'它和性欲的动力一样，也可以转变而为一种心理的力量。在饮食而外的行为上表现出来，甚至于也可以升华，而其在行为上的表现可以取得精神的方式。人类生活必有其比较崇高之理想，我们对此种理想总有几分希望的心理，而愿望之至，我们通常用如饥似渴一类的形容词来表示，理查兹（Audrey Richards）最近用了非洲南班图族（Southern Bantus）做主要对象，曾就这个食欲升华的课题，做过一些开风气之先的研究，并且已获得相当的结果。不过这是在我们题目以外的，我们搁置不论。关键是，我们必须承认食与性在心理学上有同等初元的地位，否则我们对于生命的观念便失于片面与畸零了。

在社会生活的日常状况下，所谓社会生活与日常状态，当然是指我们的文明人类而言，性冲动力量的发挥大多遵循三条大道。第一条是，我们可以避免一切性行为上的公开表现，让冲动的力量随时随地消散，至于消耗的途径，有正常的，也有不正常的，那我们也不问。第二条是我们但需有短期的或偶然遇到的性关系，便觉得已经可以对付过去，甚至觉得已经满足，这种性关系的最常见的方式便是嫖娼。第三条道是加入婚姻生活。即加入一种比较长期的性关系。而加入的时候，又认为如果情形许可，还希望这种关系可以维持永久，甚至于至死不渝。同时，这种关系的成立，其所包容的共同旨趣，也下限于性欲的满足一端而止。三条大道之中，不用说，这第三条最可以引人入胜，最可以扩充与加醇人生的经验，至于有无孩子，还是第二个问题。这样一个重视婚姻的看法是古今中外的文明社会无往而不通行的，初不论一个人属于何种宗教，或怀抱着那一派的道德原则，甚至于不受任何宗教以及道学派别的束缚。

婚姻诚然是最好的路，但也是一条必须披荆斩棘的路。我们在前面已经看到，整个的性活动的过程，包括婚姻的一路在内，是崎岖蹭蹬，随时随地可以发生危难，对神经有病态的人固然如此，对身心健全的人也未尝不如此。这其间的原因当然不止一端。性冲动的发育比其他冲动的发育完成得要迟，即在发育开始得比较特别早的人，其完成的期限也必在其他冲动之后；这是一点。性欲之所以为一种冲动是有时期性或季候性的，而冲动之来，又自有其强烈的冲击的力量。这又是一点。宗教、道德、法律、习俗对于性冲动是最不放松的，它们合起来在性领域的四周安排上许多道栅栏，不让它越雷他一步；这是第三点且是很重要的一点。

所以，我们对于性冲动的整个过程，最需要的是一番卫生与防微杜渐的看法与布置，要应付得聪明，要随在的警觉，一刻不能松懈，因为如有疏虞，未来所演成的困难与纠纷，往往非医学所能完全排解。我们不能不把性的冲动看做一股力量，好比发酵的力量一般，这不只是一个比喻，恐怕也是一个事实，自生理学发达以后，这方面学者的见解确已渐渐地公认性冲动是一种体内的发酵作用，由不止一种的强有力的酵母发出，而其表现的方式又可以变化无穷，有健康的，也有病态的，有正常的。也有反常的，有时候并且可以反常到一种程度，让我们几乎看不出它和性欲有什么关系，不过无论方式如何，有一点是相同，即我们尽管可以在相当限度以内加以控制，加以利导，但决不能把它完全抑制或抹杀。这样一个对性冲动的观念，把它完全看作一股动的力量，而不是静的事物，虽还比较新颖，其实前人也早已隐约看到，精神病理学家安斯蒂在半个世纪前已经运用这个看法来解释不只一种的精神病态，这几种病态后来大部叫作神经衰弱。兴登也曾把它发挥过，特别是在某些道德方面。后来在自动恋的观念里也有它的成分，如果性冲动不是一股内在的活力，自动恋的种种现象自无法解释。到了弗洛伊德，不用说，这观念更遇上了一位能手，弗氏更把它发挥得曲尽其妙。

我刚才说，性冲动是"一些强烈的酵母的发酵作用所产生的一种动力"。这说法还失诸模糊隐约。如果我们要为它下一个更准确的界说，我们不妨换一种口气说："性爱的人格是建筑在一个三边有密切联系的三角上的，这三边是大脑、内分泌系统和自主神经机构。自主神经机构是比较处于背景之中而不大显露的，但其重要性似乎不减于其他两边。不妨在这里解说一下，这机构包括消化系统、循环系统、呼吸系统、泌尿系统、许多的分泌腺以及这些系统所附带的中枢神经核。这个机构所管制与调节的可以说是生命的全部基本功能。在心理学者中，康普夫（Kempf）对行为中自主的因素，一向认为极有意义，未可等闲视之，因为我们行为里有此成因，所以在生活环境中，我们会发生他称之为两种富有驱策性的动作的趋向，而让我们或取或舍，或趋或避，可以分别叫作趋利的强制（acquisitive compulsion）与避害的强制（avertive compulsion）。这两种强制的动作大部分是归这自主的神经机构负责的。我们的动物界的祖先很早就有这个机构，因此，遇到危险，就知痛苦，因此要解除痛苦，就知所舍弃，知所闪避，及舍弃与闪避成功，痛苦就可以解除，生命借此得以维持延展，于是这些动作的倾向以及主持这种动作的机构得以保留而传授给高等动物，并且终于传授到我们身上。这一番见解可以帮我们的忙，把身心两方面的因果关系联系起来，而使我们了解为什么一个个体在活动上归根结蒂是一个单位，一个分不开的基体。

　　它还帮着一种忙，就是教我们对所谓的"意志"，所谓的"情欲"，或总起来所谓的"欲"，即精神分析派所称的libido，或哲学家讲到性冲动时喜欢引用的"志"——也就是叔本华（Schopenhauer）所说的"志"（will），从此可以有一个更精确的观念，英国文学家卡莱尔（Carlyle）很早也说过："我们所听说的各位上帝里，唯一最著名的一位也就是德国文字源流家格里姆（Grimm）所能考见到最早的痕迹的一位，那就是叫作意志的上帝了（God Wunsch或God Will）。"

从1912年以后弗洛伊德运用他那一支生动灵活的笔，对于因性生活的困难而足以引起神经病态的各式各样的条件与环境，都曾加以仔细探讨。而他这一番探讨的结果，比起别人来，要特别见得有意义。因为，他虽然是精神分析派心理学的一位开山祖师，其见识比较广博，议论比较周密，往往处于一个超脱的地位，而不落一般精神分析派的窠臼，不被此派门户之争的支配。弗氏在这方面也作过一番分类的尝试，但他自己也承认这种分类是不满意的，因为它未必尽合医学诊断的立场。而所谓不合，指的是在同类的例子里，其病态所由发生的条件或情境未必完全一致，或某一病态的例子的条件或情境往往因时因地而有变迁，甚至于在同一时间之内，即有若干不同的条件或情境存在。不过无论如何，这种分类是有用的，至少它可以让我们知道，这些条件或情境是些什么。这分类里包括四个项目。

第一项足以发生神经病态的性情境是最简单而显然的，也是大多数人多少总要经历到一些而无可避免的，那就是性欲的克制或拒绝，或足以造成克制与拒绝行为的情境。一个当事人只需身外有一个实际的对象，使他得以满足性爱的需要，这个人原是很健康的，可以丝毫没有病态的表示。但如情境转变，对象散失，而同时又别无适当的补偿的事物，神经病态也许就会发生。不过即使在这种境遇下，一面对性欲不得不克制，一面又要维持相当的健康，事实上也还有可能的两条路：一条是把精神上紧张的力量转移到实际工作或事业活动上去，假以时日，也许在工作的机会里终于找到了一个可以满足性欲的实际的对象。第二条路是如果这对象始终没有着落，当事人也许可以把克制着的性欲升华为另一种力量，而把它运用到与性欲不相干的精神的事物上去。不过这种转变的过程，搞不好会发生另一种倾向，就是容格所说的内转的倾向（introversion），就是抑制着的性冲动并不真正升华，而其力量的消散从实际的种种路线转进想象的种种路线，于是当事人的心理活动大都围于一个梦想（dream-wishes）的境界。

第二项的例子里，当事人的病态是比较内在的，而不是外露的，他的病态的发生，根本并不因为外界的环境起了什么变化以致剥夺了他满足性欲的机会，逼迫他踏上禁欲的路，而是因为他自己的力不从心。外部的机会与对象是有的，当事人想觅取这种机会与对象的愿望与努力也是有的，不幸的是他有许多内在的困难，使他对于身外的环境、不能作适当的适应，即使有适应之心，实无适应之力，或有力而不足，于是虽明知什么是正常的满足性欲的方法，虽也曾用过一番心力，无奈他自身的条件实在不足以相副，以致心劳日拙的结果，终于成为病态。

第三项包括因发育停滞或发育受了抑制以至发生的种种病态。这一项实在是第二项的扩充，所不同的是其中的例子更趋极端罢了。所以在理论上实无另分一项的必要。就一般身心的发育而论，这一项里的当事人，也许已过了青年期而进入了成年期，但是他的性心理的发育没有同步共进，以至于他所认为可以满足性欲的事物始终没有脱离幼稚的阶段；当事人也未尝不自知此种脱节的现象，也未尝不竭力设法克服这种幼稚的冲动与避免幼稚的满足方法，但事实上却不可能，或绝少成效，因此内心便发生冲突，积久而成为一种病态。

第四项里，我们发现所有的例子原先都是健康的，到了后来才发生病态，而其所由发生的原因又与外界的环境并不相干，至少是没有什么直接的关系。一个人在生命的整个过程中，总要经过几个关口。每个关口必要牵涉到一些生理上的变化，例如春机萌发，又如月经绝止。其间一部分的变化便是性欲的分量增加或减少。而无论增减，势必暂时波及甚至破坏原有生理上的平衡与和谐，即势必影响到健康。并且给足以引起神经病态的各种外缘一个良好的机会。到此时，或欲力增强而环境不许其随在的满足，例如在春机萌发的时候，又或性欲的兴趣虽无大变化，而满足性欲的能力则已大减，例如在绝经的时候，或外因内缘，不相凑合，或兴趣能力，不相呼应，也就成为生病的原因了。性欲的分量固然不容易衡量，不过，就个人而论，它是可以增减的，而此种相对的增减便足以引起困难，使当事人穷于应付。

弗氏这个分类虽没有客观医学诊断的佐证而只有抽象分析的价值，但也足够把所有的神经病态归纳起来，自然有它的方便之处。

我们要治疗种种因性欲而发生的神经病态与精神病态，或更进一步想从卫生方面预防各种病态的发生，这个分类也可以给一些比较最准确的途径，而对于事先预防，比起事后治疗更加有用。

无论一个人的完天体质如何健康，他在一生之中，多少不免要经历一些性生活的困难或病态。在生命的过程里，他一面要应付内在的生理上的变迁，一面要适应外部环境上的变化。而于内外两种变化之间，又不得不随在谋一种协调与和谐的关系。一有疏忽，上述的四种病态的一种或几种，即乘机窃发，而此种疏忽既无法完全避免，病态也就不能绝对不发生了。如果一个人遗传上更有些不健全的倾向，则这种困难或病态自难免变本加厉。性冲动是一股力量，在某种程度上还可以说是一股无可限量的力量，一个寻常的人，甚至一个超出寻常的人，要不断挣扎看来控制驾驭这股力量，本来不易，加上驾驭的人与被驾驭的力又都在不断变动，而双方所处的环境也是不断在那里变化，其间危难的发生与不可避免，当然更是意料中的事了；这还是就正常的性冲动而论，或就当事人力求其正常发展的例子而论，如果遇到根本不大正常的例子，未来陷阱之多自更可想而知了。

前面说如果一个人的性冲动根本不正常，问题自然更加复杂。所谓不正常，一是指分量大多大少；二是指欲力的出路异常，甚至为寻常意想所不及；三是指性冲动已经有了确切的变态方式，并且这方式有时还有些先天的根据。方式是比较具体的东西，也许不适宜用先天二字，但如果遗传的趋势教它不能不终于采取这一方式，我们也还不妨说这方式是先天赋予的，而不是后天习得。

　　讨论到这里，我们大体上应该明白，本书卷首对"性"之一词或弗洛伊德所称的"欲"之一词虽没有下什么准确的定义，我们至此可以知道，越是往下研析，这名词的含义便越显得深广。弗氏自己经过几十年的潜心研究后，对于性这个同或欲这个词的含义，也是越看越宽，而一部分最初做过弗氏门弟子的精神分析家更青出于蓝地把欲这个词看得无所不包，甚至于到一个极端，把原来狭义的性冲动反而小看起来。韦尔斯（F. L.Wells）也是这样。他把欲这个词的内容扩大以后，主张不用"性爱"（erotic）一词，而用"享乐"（hedonic）一词，不用"自动恋"（auto-erotic），而用"自动享乐"（auto-hedonic）。伯特（CyriI Burt）曾经提醒我们，这种把性或欲的观念扩大的倾向是和近代心理学的一般趋势相符合的。近代心理学对我们从动物祖先所遗传下来的种种内在的行为倾向似乎有一种新的看法，就是认为它们均是从一个源头出发，为同一生命的冲动力所产生，它们不过是同一源泉的众多支流，许多从一股原始的大动力特殊分化出来的众多小股的动力罢了。麦图格在他最近一部书中，也把他以前关于本能的分类看得较活动了许多，甚至可以说他对本能的观念已经有一种化零为整的新趋势，认为各种本能原是造化的伟大目的的一部分而已。"这伟大目的是一切生物所以取得生命的原因。它的前程，它的用意，我们目前所能模糊看到的，或加以名状而得其仿佛的，就是继续不断地绵延更长的生命与增加更多的生命而已。"

我们同时也可以注意到容格在这方面的观点。容氏也曾经把欲这个词的含义扩展得很大，比弗洛伊德最初所了解的性欲之欲要大许多，因此曾经招致过同辈的不少批评。不过我们仔细想来，经他扩展以后，所谓欲（libido），实际上又回复到了古代原有的对于"一般的情欲"（passion or desire in general）的观点。这样一来，也就变做相当于叔本华的"志"（will）和柏格森的"生命的驱策力"（elan vital）。而伯特对于欲这个词的界说，也就因此得以大加扩充，认为它是从一切本能发出来的一股笼统的意志的力量。

我们在前面里难得用到本能这个词。讲到性本能，我们总是说性冲动，但如果要用本能这个词的话，我们以为最好是把它看作比情绪更来得原始与基本的一种东西。而修正一部分人的看法，认为情绪是本能的一个中心的成分，或本能中一部分的内容就是情绪，因为那是不恰当的。凡是讲到本能，我们联想所及，与其想到一些情绪的系统，不如想到一些意志的系统，因为后者是较为近情。加尼特（Garnett）有过这样一个看法，我们十分赞同。即能所联系着的冲动是一种很基本的意志作用。

弗洛伊德的学说认为心理的范围至广，其上层属于意识部分，其下层尚有寻常知觉所不及的部分，弗氏叫作下意识或潜意识（unconscious），其影响之大，弗氏也以为不在意识部分之下。而据弗氏的意见（1918年提出），生命中本能的成分实在就是这下意识部分的核心。下意识，包括这本能的核心在内，便是一种原始的心理活动范围，相当于人类以外的动物的智能，不过到了人类，又加上一层理智的意识的机构罢了。因此弗氏又说：抑制的作用就使我们退回到这一本能的阶段，所以我们的文化越高，我们的创造越丰富，我们的代价，即抑制的需要越大，而神经病态的机会也越多。

　　谈到这里，我们又回到以前讨论过的张弛的原则或收放的原则了。自由表达是放，克己自制是收。文明社会中固非此不成，动物生活也要靠它维系。我们这一层看法就和一般的精神分析家以及精神病理学者的看法不一。笔者在以前已经说过，从事于精神病理学的人，根据他们自己特殊的经验，通常只看见抑制的危险，抑制足以致病，特别是神经病态，而不见其为物理的一种自然趋势，也不见其为生命的两大原则之一，显然这那是失之偏颇的。

　　我以为只要在正常的范围以内，即只要不过分，而当事者又是一个健全的人的话，张弛收放，表达抑制，二者互为消长，更迭用事的结果，是无害的，并且是健全的，甚至为生命所必需。这一点我们必须得清楚明白。如说下意识的活动与意识的活动一定是不相容的，或不和谐的，或虽不一定，而不相容的机会为多，那实在是歪曲了事实。倘若有人在此，他的下意识不断地要与他的意识发生龃龉，那真是大不幸了。我们但需稍稍地用心观察，可知就我们中绝大多数人而论，这决不是事实。我们也只需把自己晚上做的梦参考一下，因为梦是能够最亲切地把下意识的活动揭开给我们看的一种东西。笔者敢断定，大多数正常的人所经历的梦境里，不断地总有一部分是白天经验的重演，白天意识界的事实与情绪的再度铺陈，有时并且铺陈得更美满，更温柔。不错，有时候梦境是一番潜在的不和谐的启示，不过同时我们也应承认，两层意识界的和谐，也未尝不可从梦境中获取证验，只可惜常人的心理特别容易注意到不和谐的事物，而对于和谐的事物，反而熟视无睹了。我们对于梦境，平常也但知注意到它浮面的一些光景，且以为已足，而对于它蕴藏着的内容与意义反而容易忽略过去，否则这一类错误与片面的见解也就不会发生了。

第二节　升华

　　一个健全人的表达与抑制的持平，无论怎样大体上维持得如何得法，时常总还会发生一些困难，而在一个不健全的人，这种困难更不免成为无法排解的危机。

　　一个普通而常有人提出的补救方法是升华（sublimation）。不过提出的人通常提得太容易、太随便、不太费吹灰之力。这固然是由于一种很寻常的误解，以为性欲的压力是很容易忽置不间或挥之便去的。对某些少数人，这也许可以。但就多数人而论，我们早就看到，即使有百炼成钢的意志与毅力，也是不可能的。劳力工作的磨损或心理兴趣的转移，都不管用。中等学校的校长们大都深信集体的体育运动有很大的用处，似可像缓绳的野马，阻止性欲的活跃。其实不然，除非把运动增加到一个过火的程度，使学生疲惫不堪，更不再有余剩的精力来"胡思乱想"，但这又是很有害处的。有人说过，在学校里，最著名的运动员往往也就是最浪荡而不修边幅的人。这也不是，那也不是，那么我们又能够做些什么呢？

在答复这问题以前，我们必须先得弄明白，我们到底要做些什么。如果，我们像加尼特一样，相信性欲之所以为一种本能与性欲之所以为一种胃口或嗜好，实在是可以分得清楚的（加氏批评弗氏，说他往往把二者混为一谈），就本能而论，本能的激发是必须靠外缘的，有可以满足性欲的外缘存在，内在的本能才得以唤起，只有这样，倘可以避免这种外缘，问题不就很简么？不过就胃口或嗜好而论，就不同了，胃口的形成，是由于内因，而不由于外缘。好比饮食，一个人到了相当时候，自然要饿，初不论外界有没有可吃的东西；所以性欲的外缘尽管可以闪躲，而性欲的胃口总是要发生的。又如琼斯的述论，我们在这里感到关切的，并不是狭义的性欲，而是"性本能的许多个别的生物学的成分，也就是许多不同的幼稚的倾向。这些成分或倾向到了后来成为性欲的基础以及许多不属于性欲的兴趣的张本……其所以能如此的缘故，大概由于性力量的特殊转移，从一个原来的兴趣领域转入了另一个领域。"琼氏这一番话虽有参考价值，但同时，我们也必须记住：升华的需要，大多在一个人的幼年是不发生的。日本人松本的研究指出睾丸里的间隙细胞（interstitial cell），既然在一个人出生后不久便进入休止状态，一直要到春机萌发期过后才重新开始活动，可知一个人在幼年时似乎不会有很强烈的性兴趣的必然。我们应当补充一句，我们到如今对性冲动的所有来源，还没有能明确知道，间隙细胞的分泌作用不过是一个来源罢了。同时，女人的性兴趣起初也往往是潜伏的，或散漫得茫无头绪，有时一直要到三十岁光景才集中起来，才尖锐化。话虽如此，升华的问题迟早总不免要发生，而对遗传良好操行稳称的人，这问题更得迫切。

希腊哲学家柏拉图说过：恋爱是一棵向上生长的树。我们不知这句话究应作何解释，如果说，恋爱之所以为一棵树，根子虽种在地上，长在人间，而开出来的花朵，却美得好比"天上"的花一般，这样一个比方可以说是很实在而可以证明的一个真理。诗人历来都了解这个真理，并且不断地引作他们诗歌的题材。但丁诗中的女主角贝雅特里齐（Beatrice）实际上不过是佛罗伦萨的一个女人，但到了但丁手里，一经想象的渲染，却成了他进入天堂的向导。即此富有代表性的一例，已足征很寻常的一个性对象的吸引，会怎样蜕变而为一番精神活动的强有力的刺激。

升华之所以成为一套理论，有人曾经加以考据，认为不但可以追溯到柏拉图，并且可以推源到更富有科学精神的亚里士多德。德国文艺批评家莱辛（Lessing）认为亚氏的"涤化论"或回肠荡气之论（katharsis）指的是"一般情绪或情欲的转变而为合乎道德的行为意向"。不过莱氏这番解释似乎是不对的。亚氏讲这一套理论的时候，心目中指的不过是怜悯或恐惧一类的情绪，经过一度抒发以后，心中稍稍觉得舒适罢了。事实上怕与性的情绪不很相干。而加尼特也很正确地说过，这只不过是一种情绪的宣泄，宣泄决不是升华。

其实一直到基督教上场，升华的概念才慢慢形成，在世人的想象中才逐渐具体化。如从这方面加以追溯，可知最早创说的人是一位隐遁在埃及沙漠地带的早期教父，叫作麻卡流士（Abba Macarius the Great）。依据一部分人的看法，他也是"基督教国家里第一个科学的神秘主义者"。昂德希尔（Evelyn Underhill）在《神秘之道》（*The Mystic Way*）一书中曾经介绍过麻卡流士的观点，说一个人的灵魂的实质是可以逐渐转变的（灵魂在他心目中并不是一种绝对的非物质的东西），灵魂原先是很重浊而趋于下坠的，但一经神圣的火烧炼以后，就渐渐变为更纯粹而精神的了。他指出："灵魂好比五金，仍在火里就失掉了它们自然的硬性，并且越是在熔炉里留存得久，越是在火焰的不断烧炼之下，就越软化。"火烧着是痛楚的，但它也就是天上的光，而对于麻卡流士，光与生命原是一回事。在这里，我们可以说真正找到了近代所了解的升华的观念了。麻卡流士的说法也许还不够确切，但在当时，已经要算再确切没有的了。麻卡流士是圣巴西勒（St.Basil）的朋友，圣巴西勒是基督教中心传统里的一位领袖。

因此，麻卡流士这一番见解后来成为基督教神秘主义的一部分，不断地在神秘主义者的言行中表现出来。再后，热那亚的圣卡特琳（St.Catharine of Genoa）的涤罪地狱论（doctrine of purgatory）就建筑在这一番理论上。罪孽就等于灵魂生了锈，只有地狱之火才可以把这层锈燃烧净尽。

前面所引的观点里，我们还没见"升华"的名称。到了后来，在诗人的歌篇里，接着又在道德家的作品里，我们才确确实实地读到这个名称。而这一类作品说到升华的时候，倒是与宗教的教义并不相干。所谓升华，就原有的意义而言，指的是用热力，把一种质料，从我们普通认为比较粗糙、比较重浊、比较成块状物的状态化为我们认为比较越超、比较轻清的气体状态。这样一个过程好像很有诗意，于是诗人就把它利用，来象征我们精神生活里的一个仿佛相同的过程。在十七世纪初年，他们利用得最多。例如戴维斯（Davies）在他那首《灵魂的不朽》的诗里就有这样一句："资升华的妙法，变肉体成为精神。"同时，散文作家在宗教和其他方面也抓住这个观念。例如泰勒（Jeremy Taylor）在他的作品里说到"把婚姻升华成一个圣礼（sacrament）"。又如夏福兹贝瑞（Shaftesbury）在1711年讲到人生某些淳朴的通则，称人生的方式原是重浊的，但如"借重一种精神的化学，不难升华"而为更高超的方式。又如，到了 1816 年，皮科克（Peacock）也说到"那种热烈的升华作用就是伟大与力量的源泉"，这样一个用法就和我们现今的用法更相近了。后来叔本华对于这个观念也相当重视。

　　在性心理学的范围内，所谓升华包括两点：一是生理上的性冲动，或狭义的"欲"，是可以转变成比较高尚的精神活动的一些动力。二是欲力既已转变，就不再成为一个迫切生理上的要求。这样一个升华的观念目前已经成为一部分通俗的心理学识，流传得很广。不过采纳这个观念的人似乎不一定了解所谓升华的过程，即仅就其物理的本义而论，是必须消耗许多力量的，如果进一步而就其比喻的或精神的意义而言，则尤其是言之不难，而行之维艰。"升华"也许不只是个名词，而确实代表着一种由粗入细、由质入文、由生理的冲动变为心理的力量的过程，而此种力量的消耗大致相当于欲力的消耗，而消耗后所获得的满足亦差足以替代性欲的满足。这我们也许可以接受。不过，我们应该承认：这样一番转变，虽非不可能，却是不容易的，也不是亟切可以期望成功的，并且也许不是人人可能，而只是少数神经组织比常人为细腻的人才真正可能。性心理学的作家中，希尔虚弗尔德便轻易不肯接受升华的观念，他主张用另外一个名词来代表类似升华的现象，叫作"性的当量"（sexual equivalent）。他并且否认绝欲的人所产生的科学文艺的作品比不绝欲的人所产生的更为优异卓越。他只承认只有在宗教家和从事剧烈的体力工作的人中，我们才可以找到升华的作用。

不过，弗洛伊德是承认升华的，他甚至准备下一个异常概括的论调，即整个的文明是由一切本能的力量升华而成，而所谓一切本能自包括性本能在内。他指示给我们看，并且用他惯用的口气称：性冲动是最富有可塑性的，教它方也可以，教它圆也可以，甚至于它的对象，我们也随时可以替它转换。他以为各式各样的人中，也许艺术家升华的本领要特别大。

近年以来，精神分析学派的人很想对升华的观念作一番更精确的解释，下一个更准确的定义，同时又想把它和别的可以相混的心理过程更明白地划分开来。

例如格洛弗（Edward Glover）就是一位。他曾经有过一度很冗长且细密的讨论。他的议论可以说是属于"形而上心理学"（metapsycho1ogy，大致即心理学的形而上学）的范围，对普通读者未必会引起多大兴趣，不过他的主要结论还是值得参考的。他认为升华的观念虽至今还是模糊不清，我们因而也不便依据它作什么肯定的推论，但只是引用升华的名词，是没有什么不合理的。

不用说，就日常生活而论，我们即使不了解升华的过程，即升华之际，力的转变究属是怎样一回事，也没有什么很大的关系。不过，我们应承认，这过程大体上是发生在意识的境界以下的。所以，我们的意志尽管可以跟随它，却不足以控制它，促进它的完成。还有一点也很重要，就是我们不要把升华作用和欲力的改道相混。要应知升华以后，性欲应该不再是性欲，而欲力改道后，性欲依然是性欲，不过另换了出路罢了。我们也不要把升华作用和病态的象征或代用品混淆起来。我们应知不讲升华则已，否则这其中所发生的变化必须是从幽谷进入乔木，而不是从乔木退入幽谷，其中一定得假定着一个更高的文化水准。好比一个患窃恋的人把偷窃的行为替代了性的活动，这一完成决不能叫作升华。要不是因为确乎有人似是而非地提出过这种例子，认为是升华的证据，我们这一段话原是无需说得的。

有几个精神分析学派的学者采纳了弗洛伊德的"文明由于性欲升华"的一部分理论，又把它引申到了极度。如瑞士的一个支派（有一个时期它的代表人物是梅德）认为升华的结果将来可以创造出一个"精神综合"（psycho-synthesis）的局面，甚至一个新的宗教。在这一宗教里，人的灵魂和但丁的一样也被引导着，自地狱进入涤罪所，再从涤罪所入天堂。所不同的是，但丁诗中的向导即诗人到此换了一个医生罢了！

意大利的精神治疗学家阿萨奇奥利（Assagioli）的见解比较要中和得多。他认为如果一方面性欲是过分的强烈，而一方面正常满足的机会又是过分的难得，在这样一个杯水车薪似的太不相称的局势下，升华是有很大价值的。高水平的心理活动和低水平的性欲冲动也许有些因果关系，但阿氏以为如果把一切高水准的心理活动全部推溯到若干单纯的冲动上去，似乎也是不大妥当的。在实际的治疗方面，他也不太用直接的精神分析法，而用他所称的自动升华法（auto-sublimation）。他指出：自动升华的结果虽然不能用仪器来量，或在熏满了炭墨的记纹鼓上用忽上忽下的一根曲线表示出来，然而却是一样的真实，一样的有效。他又清楚地指给我们看，一个人要真正获取升华的益处，首先必须纠正他对性的观念决不能再把它看作兽性的表现而引为可耻，因此非力加抑制不可。这种错误的观念存在一天，即一天得不到升华的效果。这自然也是很对的。在他看来，性的冲动虽然强烈，也不难把它和高水准的情绪活动与理智活动联系起来，而转移它的出路。如果能把工作或职业的性质完全改变一下，能完全转进一种真正有创造性的业务，则升华尤易收效，因为艺术的创造和性的升华，关系最深且切。这种关系的究竟，我们目前虽还不太了解，但其存在总是体会得到的。希尔虚弗尔德有次提到西文中genus 一词与genius一词盖出一源，前者指生殖，指物类，后者指天才，指创造；生殖与物类是欲力未经升华的结果，天才与创造则为欲力既经升华的效用，与此可以相互印证。阿氏又引歌剧家瓦格纳的巨著《特里斯坦》为升华结果的最神奇一例，其通篇作品中都充满着作者对女人维森唐克（Mathilde Wesendonck）的热烈情爱的火焰，如果作者在实际生活里得以顺利地满足他的热爱，这部巨著便不会与后人相见了。

阿萨奇奥利这些阐论也可以帮着提醒我们，让我们知道升华的功用也正还有它的限制。依据热力学的第二条法则："没有一种机会可以把所有接收到的热力转变成为工作。只有这热力的一小部分是转变成工作的。其余全都发散出去成为废弃的热力。"如今我们讨论到升华，我们也是把一个有机体当作一件正在运转的机器来看。所以，我们不得不承认总有一部分性的力量要"发散出去而成为废弃的热力"。至于废弃之后究竟作何方式。我们可以存而不论。就是但丁在他写《神圣的喜剧》时，也还有他的妻子和家庭。

弗洛伊德在他的《导论演讲集》中也曾说得很对："一个普通的人所能吸收的未经满足的欲力的分量是有限的。欲力的可塑性同自由流动性固然很大，但不是人人能始终加以维持或充分加以保留的。因此，升华的结果至多只能消耗一部分的欲力而已。这还是就一般的人而论，就如升华的能力本来不大的人而言，那就更又当别论了。"

总之，在一方面，升华的可能，升华的价值，升华的深远意义是值得我们牢记的。在另一方面，我们也应记住：即使升华成为事实，而当其进行之际，总有一部分的性冲动为升华所不及而剩下来，这种留余的欲力或从比较健全而原始的途径发散出去，或另寻不正常的出路而形成各式的神经变态。